- 国家社科基金《幸福老龄化导向下的老年照料供需联动机制与政策支持研究》（2021, 21BSH139）资助项目
- 济南市市校融合发展战略工程项目：市校共建现代产业发展研究院助推济南高质量发展（JNSX2023027）资助
- 济南大学出版基金资助

财智睿读

幸福老龄化导向下的
老年照料供需联动机制研究

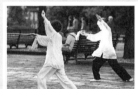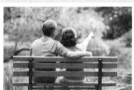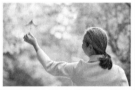

刘西国◎著

U0244270

中国财经出版传媒集团

经济科学出版社
Economic Science Press

·北京·

图书在版编目（CIP）数据

幸福老龄化导向下的老年照料供需联动机制研究／
刘西国著. -- 北京：经济科学出版社，2024.9.
ISBN 978 - 7 - 5218 - 6310 - 9

Ⅰ. R473.59；D669.6

中国国家版本馆 CIP 数据核字第 20243U83U8 号

责任编辑：郑诗南
责任校对：郑淑艳
责任印制：范　艳

幸福老龄化导向下的老年照料供需联动机制研究
XINGFU LAOLINGHUA DAOXIANGXIA DE LAONIAN
ZHAOLIAO GONGXU LIANDONG JIZHI YANJIU
刘西国　著
经济科学出版社出版、发行　新华书店经销
社址：北京市海淀区阜成路甲 28 号　邮编：100142
总编部电话：010 - 88191217　发行部电话：010 - 88191522
网址：www.esp.com.cn
电子邮箱：esp@ esp.com.cn
天猫网店：经济科学出版社旗舰店
网址：http://jjkxcbs.tmall.com
北京季蜂印刷有限公司印装
710×1000　16 开　21.25 印张　310000 字
2024 年 9 月第 1 版　2024 年 9 月第 1 次印刷
ISBN 978 - 7 - 5218 - 6310 - 9　定价：115.00 元
（图书出现印装问题，本社负责调换。电话：010 - 88191545）
（版权所有　侵权必究　打击盗版　举报热线：010 - 88191661
QQ：2242791300　营销中心电话：010 - 88191537
电子邮箱：dbts@ esp.com.cn）

目　　录

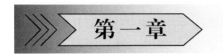

幸福老龄化问题的提出
与相关理论分析

古往今来，对幸福的追求一直是人类的终极目标。美国班布里奇研究生院（Bainbridge Graduate Institute）创始人吉福德·平肖（Gifford Pinchot）指出："如果不是为了生活幸福，我们发展经济和拼命工作的目的何在？"[①]

对幸福的追求是人类永恒的主题，也是学者们关注的热点话题。陈惠雄和薄德祥（2020）认为，追求快乐、避免痛苦是人类理性行为的终极表现，对物质的追求只是实现快乐目标的工具与手段。

"幸福感"作为一种主观感受，反映了政治、经济、社会、文化对人们的影响，被广泛用来评价医疗卫生、社会福利等方面的政策效果，能够引导政策的设计与制定。但联合国 2012 年发布的首份《世界幸福报告》中，中国幸福指数列第 121 位，该份报告涵盖 2005～2011 年 7 年时间，调查了 156 个国家。2013 年发布的第二份报告中中国排名上升至第 93 位（Helliwell et al.，2017）。而 2018～2020 年的报告显示，中国居民幸福感排名连续三年下降，在参与排名的 156 个国家中，这三

[①] 熊毅. 幸福行为经济学 [M]. 北京：经济科学出版社，2016.

年的排名依次为第 86 名、第 93 名和第 94 名。令人欣慰的是，2021 年和 2022 年中国排名分别上升至第 84 位和第 72 位①。

提高中国国民幸福指数有很多政策选项，构建幸福老龄化社会是其中既有现实紧迫性，又具可行性的策略之一。因为，中国老龄化现象严重，老年人口基数大、比例高，如果能在解决人口老龄化问题的同时，注重老年人幸福感的提升，那么，就可以既保障老年人晚年生命质量，又能提高国民的整体幸福指数。

基于此，本章将回答如下问题：第一，阐释新时代构建幸福老龄化社会的必要性和迫切性；第二，介绍影响幸福感的心理因素；第三，综述幸福老龄化问题的学术研究现状。

第一节　新时代构建幸福老龄化社会的必要性

随着社会经济的快速发展和居民物质财富的不断积累，"幸福感"作为"隐形的国民财富"在全球范围内得到广泛关注，而制度不完善导致的贫富差距过大，冲减了财富对幸福的促进作用，多数国家呈现高收入低幸福现象（崔巍和邱丽颖，2019）。国家统计局数据显示，2020年中国居民人均可支配收入基尼系数为 0.468，而且 2012～2020 年 9 年间基尼系数基本维持在 0.47 附近，达到新中国成立后的 70 多年的最高值，也高于国际警戒线 0.4。这一现象反映出党的十九大报告提出的"中国特色社会主义进入了新时代，中国社会主要矛盾已经转化为人民日益增长的美好生活需要和不平衡不充分的发展之间的矛盾"论断准确把握了中国社会的根本矛盾。

随着居民幸福感提升缓慢以及全球人口老龄化现象的日益严重，"幸福老龄化"正逐步成为国家治理重要内容（邓大松和杨晶，2019）。

---

① 2021 全球幸福指数国家/地区排行榜［EB/OL］. 买购网，https：//www. maigoo. com/news/586083. html.

如，新加坡在 2016 年 8 月推出了"幸福老龄化行动计划"。但近年来，中国因"供需失配"等原因出现了"幸福悖论"现象：各方养老投入持续增加，老年人幸福感却没有提升，甚至出现下降，老年人抑郁症患病率和自杀率不断上升，其中，部分老年人因担心家庭照料拖累子女而自杀（贺雪峰，2019），亟须构建基于中国制度和文化传统的照料模式。

中国不但是老年人口最多的国家，还是老年人口比例最高的国家之一。联合国 2019 年预测，中国 65 岁及以上老年人比例将由 2010 年的 7% 上升到 2050 年的 26%，老年人口抚养比（65 岁以上老年人口与劳动年龄人口数之比）将由 2010 年的 1∶9.9 上升到 2050 年的 1∶2.3。国家卫生健康委员会、全国老龄办发布的《2020 年度国家老龄事业发展公报》显示，截至 2020 年 11 月 1 日零时，全国（不含港澳台）老年人口抚养比为 19.70%，比 2010 年提高 7.80 个百分点[①]。抚养比越高，意味着适龄劳动力人均抚养的老年人人数越多，养老负担越重。因此，老龄化问题日益严重背景下，构建中国的幸福老龄化社会，对建设国民幸福社会意义重大。

一、幸福的内涵及特征

（一）幸福的内涵

到底什么是幸福？国内外学者提出了各自的观点，但普遍认为幸福是一种主观感受，与个人的追求、欲望相关，同时受到外界诸多因素的影响。

1. 中国社会的幸福观

中国人自古以来就非常重视对幸福的研究。儒家、道家、法家都有

---

① 田晓航. 我国老年人口抚养比为 19.70%［N/OL］. 新华网，2021 - 10 - 19. http：//www. news. cn/Politics/2021 - 10/19/c - 1127973090. htm.

自己的幸福观。儒家追求道德理性的满足，道家追求无知无欲、逍遥自在，法家通过趋利避害追求幸福。由于全社会对儒术的推崇，儒家的幸福观成为中国传统幸福观的基本框架。中国第一部述及幸福的著作是《尚书·洪范》，认为"寿、富、康宁、攸好德、考终命"之五福齐至就是幸福。"修好德"即是生性仁善而且宽厚宁静；"考终命"意为善终，亦即安详而且自在地离开人间。此后，东汉的桓谭在《新论·辩惑第十三》中将"考终命"改为"五福：寿、富、贵、安乐、子孙众多"①。《礼记·中庸·第十四章》写道："素富贵，行乎富贵，素贫贱，行乎贫贱，素夷狄，行乎夷狄，素患难，行乎患难，君子无入而不自得焉。"劝慰世人处在什么地位就做什么地位应该做的事，地位高贵，就做高贵之人该做之事，地位贫贱，就做地位贫贱之人该做的事，地处偏远，就做偏远之地该做的事，处在患难之中，就做患难之中该做的事，君子无论处在何种情况，都应安然自得。概而言之，就是劝慰世人遇到挫折不可悲伤难过，而应"自得其乐"。《论语·先进》中的"莫春者，春服既成，冠者五六人，童子六七人，浴乎沂，风乎舞雩，咏而归"描写了一种令人向往的、洒脱的幸福生活场景。《孟子·尽心上》则描述了一种更高层次的幸福："父母俱存，兄弟无故，一乐也；仰不愧于天，俯不怍于人，二乐也；得天下英才而教育之，三乐也。"佛教《阿含经》总结了人生八苦：生苦、老苦、病苦、死苦、怨憎恚苦、恩爱别苦、所求不得苦、五阴炽盛苦，提倡通过修行，消除对人世认知的无明和妄见，方可体会人间快乐。

近代中国学者严复、康有为等改良派倡导"求乐免苦"的功利主义幸福观。"五四"时期的李大钊、陈独秀等新文化运动倡导者提出了"平等、自由、民主、幸福"的幸福观②。

新中国成立以后到改革开放之前，在计划经济统筹社会资源的制约下，国家宏观调控影响着国民经济和精神文化的发展趋势，导致此阶段

① 张建伟. 我国老年居民主观幸福感影响因素研究［D］. 济南：山东大学，2014.
② 邓先奇. 社会幸福论［D］. 武汉：华中科技大学，2012.

国人的幸福观从以道德约束为核心，向以政治约束为核心的方向发展。改革开放之后到 20 世纪末，以政治思想为核心的集体幸福感依然存在极大的惯性，但是重视现实中个人物质生活变化，尝试从物质财富和政治生活中寻求满足感的行为开始增多，这为后期幸福观从单一化向复杂化、从迷茫化向混乱化的转型提供了前提①。

进入 21 世纪以来，全球化的巨大影响和中国改革开放所带来的巨大社会变迁，使国家经济总量显著提升，国家综合国力日益增强，人民生活水平总体实现小康水平，也带来了幸福观的变革。《CCTV 中国经济生活大调查》自 2006 年发起，调查内容涉及中国家庭的宏观经济感受、消费投资行为与预期、民生困难和幸福感。新世纪中国幸福观的多元化进入成熟期，"幸福"一词成为老百姓的口头禅，"祝你幸福!""你一定要幸福"等句子已经成为人们祝福他人和自己的真实表达②。由于人们思想活动的独立性、选择性、多变性、差异性明显增强，引发幸福观念的重大变化。"奋斗者是精神上富足的人，也是最懂得幸福和最享受幸福的人。"③"只有奋斗的人生才称得上幸福的人生"④ 等幸福观体现了新时代的特征。

2. 西方社会的幸福观

幸福经济学研究者傅春红等学者对欧美国家关于幸福问题的认识，在《幸福经济学选读（欧美分册)》中做了系统而详尽的介绍，时间跨度从公元前 400 年至 2010 年（傅红春和蒲德祥，2014；傅红春等，2018)。

萨缪尔森（Samuelson，1967）提出"幸福 = 效用/欲望"，亚当·斯密的《国富论》告诉人们如何获得"效用"，他的《道德情操论》则告诉人们如何使"欲望"在道德规范约束下有所节制。

---

① 吕仙利. 当今社会需要什么样的幸福观 [N/OL]. 人民网 – 人民论坛，http://theory. people. com. cn/n1/2016/1008/c40531 – 28759052. html.
② 徐凤莉. 当代中国人幸福观的变迁与培育 [D]. 沈阳：辽宁大学，2016.
③ 习近平. 在新春团拜会上的讲话 [N]. 人民日报，2018 – 02 – 15.
④ 习近平. 在 2018 年春节团拜会上的讲话 [N]. 光明日报，2018 – 02 – 15（02).

前美国心理学学会主席马丁·塞利格曼教授认为可持续的幸福＝幸福的基因＋生活的环境＋自己可控制的心理因素①。如何获得幸福这种高品质生命状态的象征（Layard R，2008；宋志颖，2007），马丁·塞利格曼教授认为必须具备5个条件：积极情绪、投入、人际关系、意义和目的、成就②。

2004年，美国哲学与医学双料博士廉·伯恩斯坦在《财富的诞生》中写道："影响幸福的最强有力的一个要素是个体感知到的控制自己生活的能力。世界范围内的调查——从阿根廷到津巴布韦——清晰地显示出，个体独立与幸福之间存在着切实的联系。"③

越来越多的学者认为，财富增长未必带来幸福。美国经济学家、2001年诺贝尔经济学奖获得者斯蒂格里茨在《自由市场的坠落》中写道："金钱并不重要，它永远不会带给你幸福。利用上帝赐予你的才能为他人服务，那将使你感到满足。"④ 1998年诺贝尔奖得主阿马蒂亚·森（2012）和2002年诺贝尔经济学奖得主丹尼尔·卡尼曼（2012）是这一观点的代表人物。英国著名古典经济学家、"节欲论"倡导者那索·威廉·西尼尔（1790～1864年）在《政治经济学大纲》中写道："财富只是生活的一方面，而幸福（包含福利、道德、财富等问题）则是全方位的，我们不能将两者混淆。""政府最主要的职责在于提供安全，安全是最大的幸福，这也是人们在不合群的努力中最容易取得的。"⑤

（二）幸福的特征

幸福，也称作幸福感，是一种主观感受，具有主观性、非竞争性、非物质性。法国经济学家西斯蒙第（1773～1842年）在《政治经济学

①② Seligman MEP. Strengths of character and well-being［J］. Journal of Social and Clinical Psychology，2010（23）：603–619.

③ 伯恩斯坦. 财富的诞生［M］. 易晖等译. 北京：中国财政经济出版社，2007.

④ 斯蒂格里茨. 自由市场的坠落［M］. 李俊青，杨玲玲等译. 北京：机械工业出版社，2011.

⑤ 那索·威廉·西尼尔. 政治经济学大纲［M］. 蔡受百译. 北京：商务印书馆，1977.

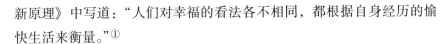

新原理》中写道:"人们对幸福的看法各不相同,都根据自身经历的愉快生活来衡量。"①

1. 主观性

英国学者约翰·格雷(1799~1883年)在《格雷文集》中写道:"人是有生命的活东西,是有精神和讲道德的动物,他的幸福在于适当地锻炼和满足他的一切感觉、爱好和精神力量。因此,幸福的艺术就包含着对人的一切欲望的考虑。"②

穆瑞·牛顿·罗斯巴德(1926~1995年)是美国犹太裔经济学家、历史学家、自然法理论家、政治理论家,是奥地利经济学派的知名学者,他在《人、经济与国家》中写道:"绝对没有度量幸福或者满意度增减的可能,认识到这一点至关重要。不仅是不同人之间的满足变化无法度量、比较;就算是某一个人,也不可能度量其幸福的变化。但一个人可以知道他是否以及会否更快乐。"③

2. 非竞争性

即一个人幸福感的增加,并不会导致其他人幸福感的减少。一个人有两个苹果,给了别人一个,他就只剩下一个苹果了;如果这个人把自己的幸福分享给另一个人,别人得到了幸福,而他自己的幸福并不会减少。对于此类现象,大卫·休谟(1711~1776年)在《休谟经济论文选(1748~1758)》中写道:"人人都应当能享受自己劳动的成果……正是这种平等十分适合于人类的天性,它增进穷人的幸福,却丝毫无损于富人的幸福。"④

亚当·斯密(1723~1790年)在《道德情操论》中写道:"相互关心使得彼此幸福。""人类幸福的主要部分来自被人所爱的意识。"

---

① 西斯蒙第.政治经济学新原理 [M].何钦译.北京:商务印书馆,2007.
② 约翰·格雷.人类幸福论 [M].张草纫译.北京:商务印书馆,1963.
③ 穆瑞·牛顿·罗斯巴德.人、经济与国家 [M].董子云等译.杭州:浙江大学出版社,2015.
④ 大卫·休谟.休谟经济论文选 [M].陈玮译.北京:商务印书馆,1984.

"人类天然地被赋予一种追求社会幸福和保护社会的欲望。""人们的安全和幸福在一定程度上都依赖于国家的繁荣和安全。"①

傅立叶（1772～1837年）在《傅立叶选集（1803～1830）》中写道："为了使富人幸福，就必须让穷人们享受各种不同程度的幸福。"②

3. 非物质性

一个人的幸福与他所拥有的物质财富多寡没有必然联系。伊斯特林（1974）在《经济增长是否改善了人类的命运？一些经验证据》一文中提出的"伊斯特林悖论（幸福悖论）"就是对这一现象的生动写照。该结论引起了学术界的广泛讨论，之后的很多研究主要围绕伊斯特林悖论而展开（王艳萍，2017）。英国经济学家汤普逊（1775～1833年）在《最能促进人类幸福的财富分配原理的研究》中写道："生产财富的唯一理由，终归是因为它能增加谋求幸福的手段；而财富之所以应该这样分配而不那样分配，唯一理由也就是用这一种分配方式比用另一种分配方式能够生产出更多的生产对象和增加更多的幸福。""生产财富的唯一合理的目的是增加幸福。"但财富的生成未必增加幸福，比如分配制度可能对幸福的影响更大，"一切制度和法律的唯一目的应该是增进社会全体的幸福。"③

英国经济学家、发展经济学的成就者刘易斯（1915～1991年）在《经济增长理论》中写道："幸福来自一个人对生活的看法：随遇而安、乐观开朗和不为未来担心。财富增加的财力如超过财富增加的欲望，会增加幸福，但情况不一定如此，还没有证据表明，富人比穷人幸福，或者个人的幸福会随着收入的增加而增加。"伊斯特布鲁克（2005）认为，"期望物质带给你幸福，那你注定要感到不幸。"

1976年，西托夫斯基（Scitovsky，1976）极富思想性、开拓性的著

---

① 亚当·斯密. 道德情操论 [M]. 蒋自强等译. 北京：商务印书馆，1972.

② 傅立叶. 傅立叶选集（第一卷）[M]. 赵俊欣等译. 北京：商务印书馆，1979.

③ [英]威廉·汤普逊. 最能促进人类幸福的财富分配原理的研究 [M]. 何慕李译. 北京：商务印书馆，1986.

作《无快乐的经济》包含无穷的睿智思想，提出人需要满足两种本能追求：舒适与刺激。刺激有利于我们保持精神的觉醒度，在兴奋与松弛间进行调整。"无聊不会为劳作的人带来问题，它只给有闲者惹出麻烦。""收入与快乐没有密切的关联。原因之一在于快乐与社会地位关系大，与个人绝对收入关系小。原因之二是收入常常是做不愉快事情的报酬，收入高意味着做不愉快的事情多。"[①]

中国道家思想创始人老子认为，世间的混乱与不幸缘于人们对物质生活的追求、欲望的膨胀，使人丧失了自己的本性。他认为最好的社会是"鸡犬之声相闻，民至老死不相往来"，这就是他著名的"小国寡民"思想。

二、构建幸福老龄化社会的必要性

国际社会对国民幸福的研究远早于中国。美国加利福尼亚大学著名人口经济学家伊琳斯特是最早对主观快乐进行理论研究的当代经济学家。1976 年，美国斯坦福大学经济学家西托夫斯基出版了最负盛名的《无快乐的经济》一书。20 世纪末，荷兰的《幸福研究》杂志创刊。21 世纪初，《牛津幸福手册》问世，这些都极大地丰富了幸福研究的理论交流与实证分析。

20 世纪 70 年代，不丹王国国王吉格梅·辛格·旺楚克首创国民幸福总值（GNH，Gross National Happiness）概念，因此，不丹王国是世界上第一个将国民幸福的提升作为施政目标的国家。GNH 注重社会经济的可持续发展、均衡发展，为人们提供物质生活保障；注重环境保护；注重民族文化的保护与推广；把为人民谋福利的政府作为善治政府的标准[②]。英、美、法等欧美发达国家也将幸福研究融入政府决策考虑

---

① 西托夫斯基. 无快乐的经济学：人类获得满足的心理学 ［M］. 高永平译. 北京：中国人民大学出版社，2008.

② 夏金华. 从不丹"国民幸福总值"看中国的环境保护与经济发展 ［J］. 毛泽东邓小平理论研究，2007（5）：65.

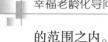

的范围之内。

2008 年，时任法国总统萨科齐组织斯蒂格里茨、阿马蒂亚·森等20 多位经济学家进行"以幸福测度经济进步"的国家项目研究；2010年，英国首相卡梅伦借鉴不丹王国国王 1970 年提出的 GNH 概念，下令在英国实施 GNH 核算计划。

新加坡在 2016 年推出了"幸福老龄化行动计划"。新加坡的"人口老龄化"社会建设拒绝西方福利国家的道路，构建了独树一帜的社会保障与福利制度。新加坡社会认为"人生求乐的方法，莫过于尊重劳动。一切乐境，都可由劳动得来，一切苦境，都可由劳动解脱。"新加坡的这一做法，与马克思的"幸福的源泉在于劳动、实践"的幸福观不谋而合。新加坡政府想方设法让老年人在活得健康的同时继续工作、学习和成长，计划在 2016～2026 年建设 10 个预购组屋项目，将把护老设施和托儿所规划在一起，增进跨代互动和交流。新加坡教育部将在全国教科书内容中加入与老龄化相关内容，灌输年轻一代关爱和尊重长辈的意识，营造跨代和谐的社会化养老氛围。[①] 中国部分社区也开始了类似的尝试，例如将社区医院、养老院和幼儿园相邻而建，但不足之处是并未发现养老院的老年人和幼儿园的孩子有跨代互动和交流。

（一）幸福是人类社会的共同追求

西方学者为了引起全社会对幸福问题的重视，对幸福的重要性进行了广泛而深刻的论述，主要围绕幸福是什么、幸福的本质、如何获得幸福三个方面展开（傅红春和蒲德祥，2014），而且西方对幸福问题的关注早在公元前就已经开始：公元前 4 世纪，色诺芬在《经济论雅典的收入》中写道："将来共享的幸福之一，就是在老年能够得到最好的帮手和最好的赡养。""所有的人都希望自己幸福"[②]。

---

① 异域：新加坡推出 30 亿"幸福老龄化行动计划" ［EB/OL］. 今日头条，https://www.toutiao.com/article/6262107813980406274/.

② 色诺芬. 经济论雅典的收入 ［M］. 张伯健，陆大年译. 北京：商务印书馆，1961.

亚里士多德把幸福看作最高的善，霍尔巴赫（法国 18 世纪著名哲学家）认为人的本性是设法使自己幸福（冯俊科，2011）。法国空想社会主义的著名代表人物昂利·圣西门（1760～1825 年）在《圣西门选集》中写道："人们只有在满足自己的身心需要之后，才能成为幸福的人。""人们只有一个目的、一个志向和一个希望，那就是使人人幸福。""建立一个使社会的一切成员都能够得到最大幸福的政治社会，是人们面临的一项最重大的和最难于完成的事业。"①

1714 年，伯纳德·曼德维尔（1670～1733 年）在《蜜蜂的寓言：私人的恶德，公众的利益》中写道："人们研究的首要课题、他们最关心的事情，乃是外在的表现，而其目标总是指向获取现世的幸福。""一切立法者都必须考虑两个主要问题：第一，在他们能支配的事务中，能够造福社会的究竟是什么？第二，人类天性中哪些激情或属性能促进社会的福祉，哪些会妨碍社会的福祉。"②

1798 年，马尔萨斯（1766～1834 年）在《人口原理》中写道："谁也不会否认增加人类的幸福是重要的。"③ 欧文（1771～1858 年）在《欧文选集》中说："人的幸福只有在身体健康和精神安宁的基础上才能建立起来。""人生来就具有谋求幸福的欲望，这种欲望是他一切行动的基本原因，是终身都有的；用一般人的话来说，这便是人的利己心。""人类的一切努力的目的在于获得幸福。""人最重要的事情就在于发现苦难的根源和幸福的根源，消除苦难的根源，牢牢地创造幸福的根源。""有理性的政府一心谋求治下居民的幸福。""人类的和平和幸福，在各国现今政府（如果他们有正确的认识，而且愿意采取这样的行为方式）的领导下，通过伟大的光荣改革，可以比较容易和迅速地实

---

① ［法］昂利·圣西门. 圣西门选集（第一卷）［M］. 王燕生等译. 北京：商务印书馆，1979.
② ［英］伯纳德·曼德维尔. 蜜蜂的寓言：私人的恶德，公众的利益［M］. 肖聿译. 北京：中国社会科学出版社，2002.
③ ［英］马尔萨斯. 人口原理［M］. 朱泱，胡企林，朱和中译. 北京：商务印书馆，1996.

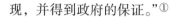

现，并得到政府的保证。"①

法国经济学家西斯蒙第（1773～1842年）在《政治经济学新原理》中强调："财富应该保证人们的生活，或者使人们幸福。""护理人身体的劳动也为某个国家增加幸福，却永远不能成为国家的资本。"②。西斯蒙第在《政治经济学研究》中说道："政府的职责，就是让所有的居民，享受政府赋予的最大幸福。"③。美国经济学家、新制度学派的领军人物加尔布雷思（1908～2006年）在《富裕社会》中写道："追求幸福是一个值得称赞的社会目标。"④

英国著名哲学家、逻辑学家和经济学家约翰·斯图亚特·穆勒（1806～1873年）在《政治经济学原理》中写道："政府如果真心要最大限度地增进国民幸福，就应承担人民无力做的事情。"英国顶尖经济学家莱亚德（2005）在《不幸福的经济学》中指出："边沁认为最好的社会就是其中的公民最幸福的社会。也因此，最好的政策就是能产生最大幸福的政策。""幸福是最终的目标，因为幸福不像其他的目标，它的好处是毫无疑问的。如果我们被问到为什么幸福很重要，我们给不出其他外在理由，因为它就是很重要。如同美国独立宣言所说，它是'不言自明'的目标"。"最幸福的社会就是最好的社会，这点不证自明。"⑤

弗雷德里克·巴斯夏（1801～1850年）是19世纪上半叶欧洲大陆最负盛名的经济自由主义旗手，他在《和谐经济论》中写道："人类之所以成为人类，就在于追求幸福、逃避困苦的天性。""利己与利他远非某些人所说的彼此冲突，它们可以结合起来共同发挥，去实现同一个目标：幸福。""人的本性所具有的两个动力（利己和利他）为了相同

---

① ［英］马尔萨斯. 人口原理 ［M］. 朱泱，胡企林，朱和中译. 北京：商务印书馆，1996.

② ［法］西斯蒙第. 政治经济学新原理 ［M］. 何钦译. 北京：商务印书馆，2007.

③ ［法］西斯蒙第. 政治经济学研究 ［M］. 胡尧步，李直，李玉民译. 北京：商务印书馆，1989.

④ ［美］加尔布雷思. 富裕社会 ［M］. 赵勇译. 南京：江苏人民出版社，2009.

⑤ ［英］约翰·穆勒. 政治经济学原理 ［M］. 赵荣潜，等译. 北京：商务印书馆，1991.

的结果而共同发挥作用，去实现同一个目标：幸福。"①

路德维希·冯·米塞斯（1881～1973 年）是欧洲大陆最杰出的经济理论家之一，他在《人类行为的经济学分析》中写道："无论如何，把人类行为定义为争取幸福的过程，这一说法应该没有充足的反对意见。"②

（二）人民幸福是中国梦的重要组成部分

进入 21 世纪，"经济有增长，幸福无提高"现象引起中国各方关注，学界与政界开始重视幸福问题的研究（陈惠雄和蒲德祥，2020）。2002 年，全国统计大会上有学者提出国民幸福指数核算问题。2003 年以后，部分地区的统计局、城市/农村调查队开始了简单的幸福指数调查。2005 年 10 月，《光明日报》经济理论版开辟"经济学视野中的幸福与快乐"理论专题。2006 年，时任国家主席胡锦涛在耶鲁大学发表演讲时提到"关注人的生活质量、发展潜能和幸福指数"③。2010 年温家宝在全国人民代表大会的报告中提出"我们所做的一切都是要让人民生活得更加幸福、更有尊严，让社会更加公正、更加和谐。"④ 2007 年开始，中国每年进行一次"中国最具幸福感城市"评选。2011 年，中国有 100 多个城市提出要建设"幸福城市"。2013 年，国家主席习近平阐述中国梦时指出"要实现国家富强、民族振兴、人民幸福"⑤。习近平在十八届中央政治局常委同中外记者见面会上提出："人民对美好生活的向往，就是我们的奋斗目标。"⑥

① ［法］巴斯夏. 和谐经济论（上、下册）［M］. 章爱民译. 北京：机械工业出版社，2010.
② ［奥地利］米塞斯. 人类行为的经济学分析（上、下卷）［M］. 聂薇，裴艳丽译. 广州：广州经济出版社，2010.
③ "幸福中国"呼之欲出，新指标或成十二五转型密钥［N/OL］. 中国新闻网，2011 - 03 - 01，https：//www. chinanews. com. cn/gn/2011/03 - 01/2875705. shtml.
④ 温总理一个月内三提"尊严"：两会热议、海内外关注［N/OL］. 中国经济网，2010 - 03 - 14，http：//www. ce. cn/xwzx/gnsz/szyw/201003/14/t20100314_21115748. shtml.
⑤ 习近平在第十二届全国人民代表大会第一次会议上的讲话［N/OL］. 人民网 - 人民日报，2013 - 03 - 18，http：//jhsjk. people. cn/article/20819130.
⑥ 习近平：人民对美好生活的向往就是我们的奋斗目标［N/OL］. 人民网 - 人民日报，2012 - 11 - 16，http：//jhsjk. people. cn/article/19596022.

　　随着中国老龄化问题凸显，近年来，中国共产党和政府日益关注老年人的幸福感提升问题。党的十九大报告提出"要构建养老、孝老、敬老政策体系和社会环境""要增强人民的获得感、幸福感、安全感"。健康是影响老年人幸福感的重要因素，中共中央、国务院2016年10月发布的《"健康中国2030"规划纲要》，将"推进健康中国建设"纳入国家战略，并提出"至2030年中国人均预期寿命将达到79.0岁，人均健康预期寿命显著提高"的远景目标，这是国家规划中首次明确将健康预期寿命作为政策指标。习近平总书记在党的十九大报告中也强调未来老龄工作的目标是"提高老年人生活和生命质量、维护老年人尊严和权利"。

　　2021年8月24日，习近平总书记在河北承德考察时指出，满足老年人多方面需求，让老年人能有一个幸福美满的晚年，是各级党委和政府的重要责任。[①]

三、中国老年人幸福感现状

　　大量研究发现，中国经济的巨大成就解决了物质养老难题，社会变迁却带来了"精神贫困"，核心、空巢家庭的涌现，使得孤独感成为老年人实现"幸福梦"的主要威胁（王希华和周华发，2010）。空巢老年人尤其需要精神上的尊重、情感上的慰藉、心理上的满足（穆光中，2002）。空巢老年人孤独、抑郁、健康的风险远高于其他老年人（Ronald et al.，2006）。1992～2000年，中国老年人孤独感水平大幅度上升（Yang & Victor，2008）。闫志民等（2014）利用1995～2011年数据，发现中国老年人孤独感水平随年代的变迁呈上升趋势。尤其在中国广大农村，极少数失能老年人因晚年得不到照料而生活凄惨，虽然是极少数，但会让其他老年人对自身的未来感到担忧，这种凄惨的场景会笼

---

　　① 习近平强调推动老龄事业全面协调可持续发展［N/OL］. 人民网－人民日报，2016－05－29，http：//jhsjk. people. cn/article/28387539.

罩在村庄上空和老年人心头（贺雪峰，2019）。

有统计发现，1990~2019 年，中国 60 岁以上老年人抑郁症发病率显著上升（郭芮绮等，2022）。2018 年中国农村 50 岁及以上女性抑郁症状检出率为 39.1%，男性为 24.1%（杨明旭，2022）。80 岁以上老年人的抑郁症合并患病率远高于其他人群，达到 30.3%（Li D et al.，2014）。张保利等 2010 年对在北京市随机抽取的 1985 名老年人进行心理健康筛查，有 22.02% 的老年人出现焦虑症状，25.34% 的老年人有抑郁症状。

20 世纪 80 年代后期至 90 年代初期，中国老年人抑郁症发病率只有 3.86%，远远低于欧洲国家的 12%（Chen et al.，1999），这主要得益于人口流动性水平低，86.1% 的老年人与子女或者孙子女同住，老年人更容易获得家人照料（Lei，Xiaoyan，et al.，2014）。然而，到了 2011 年，中国抑郁症状较为严重的老年人上升到 33.1%[1]。可见，快速老龄化不仅给社会养老带来养老金给付等经济压力，还会因为缺乏足够的日常照料而对老年人精神健康和心理健康产生不利影响，从而降低老年人口的福利水平。

社会转型使得家庭核心化，家庭规模越来越小，子女与父母异地居住，家庭保障功能降低，老年人安全感降低。利用 CHARLS 2013 年追踪调查数据，许敏兰（2019）发现，城市老年人的幸福感高于农村老年人，东部地区老年人幸福感高于西部地区老年人，原因之一就是落后地区的年轻人外出的比例远高于其他地区。

1994 年，荷兰社会流行病学家安东·昆斯特（Anton Kunst）、社会学家奥克马·库伦和鲁特·维恩霍文（Okma - Keulen & Ruut Veen-hoven）提出"幸福预期寿命"概念。鲁特·维恩霍文于 1996 年提出幸福预期寿命简洁算法，即通过一个国家 0 岁人口的平均预期寿命与平均

---

① Wang W, Liu Y, Ji D, et al. The association between functional disability and depressive symptoms among older adults: Findings from the China Health and Retirement Longitudinal Study (CHARLS) [J]. Journal of Affective Disorders, 2024: 351.

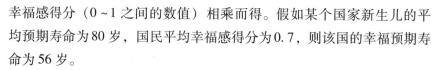

幸福感得分（0~1之间的数值）相乘而得。假如某个国家新生儿的平均预期寿命为80岁，国民平均幸福感得分为0.7，则该国的幸福预期寿命为56岁。

结合"幸福预期寿命"理论来看，中国60岁及以上老年人幸福水平随年龄不断上升，因为尽管幸福预期寿命随年龄不断下降，但其占余寿比重是不断上升的。以2015年为例，60岁人口幸福预期寿命为15.82年，占余寿比重为77.27%；80岁人口幸福预期寿命为5.84年，占余寿比重上升至81.26%，并且随着年份的变动老年人幸福预期寿命占余寿比重不断提高，即存在"不幸福压缩"，60岁人口幸福预期寿命占余寿比重在2005年、2008年、2010年、2012年、2015年分别为48.48%、65.36%、74.88%、75.34%和77.27%，10年间增加了28.79%（陈卫和段媛媛，2018）。

第二节　幸福感差异的心理学理论解释

已有文献对影响幸福感的因素进行了广泛而深入的研究，这些影响因素包括政治、经济、文化、社会及个体特征等许多方面。但让人困惑的是，即便是上述因素非常相近的两个个体，其幸福感也可能相差很大。为了解释这一异象，学者们将视线转向了心理学。

幸福问题在过去一直是哲学研究的范畴，后来，幸福的经验研究不仅是经济学的研究对象，更属于心理学的领域（Argyle，1987）。资源优化配置时，应以幸福感最大化为标准，减少市场失灵带来的负外部性对幸福感的影响。20世纪后期，心理学家和经济学家开始联姻，诞生了幸福经济学，经济学家开始大规模研究幸福决定因素，并提出了锚定效应、禀赋效应等理论来解释幸福现象，熊毅在《幸福行为经济学》一书中对相关理论进行了详细的梳理与分析（熊毅，2016），这些理论启发学者及政策制定者，要想科学评价和提升老年人幸福感必须考虑心理因素对幸福感的影响。

一、心理账户理论

心理账户（mental account）理论用来解释传统经济学不能解释的异象，人们习惯于把财富按照不同用途划归不同的账户进行管理，"打酱油的钱不能买醋"，专款专用。心理账户不同，其记账方式和运算规则亦不同，而且记账方式和运算规则也不同于会计学的记账方式和记账规则，决策方式和决策结果也不同于经济学预期，违背了最简单的理性经济法则。该理论由芝加哥大学教授塞勒提出，它与锚定效应和前景理论一起，并称为行为经济学的三大理论基石（熊毅，2016）。

（一）心理支出账户

心理账户的设置可以从收入和支出两方面进行。从支出方面看，可以分为衣、食、住、行、娱乐、健身、旅游等支出账户。一般来说，当一个账户的钱花完以后，人们往往不会动用其他账户的钱，也就是说不同账户之间的钱是不能流动的，账户中的钱具有"专款专用"的意味。否则，东挪西借会破坏账户之间的独立性，破坏每个账户的稳定性，这样会让人心里感到焦虑、紧张。塞勒因此认为，对于一个人来说，最好的礼物就是送给他那些他自己不舍得花钱买的东西。

（二）心理收入账户

收入来源不同，人们的消费倾向和风险偏好也就不同。通俗地说，就是轻松获得的收入，人们消费起来比较洒脱，没有内疚感或心理压力；如果是千辛万苦获得的收入，人们消费起来则谨慎得多，心理压力也较大。塞勒和约翰逊将此称为"赌场盈利效应（house money effect）"：赢了钱的时候，赌客用这个心理账户里的钱的时候，就会认为反正是赢来的钱，输掉也无所谓。可真输掉后，他们又会反事实思维，去假想没有输掉当初赢的那些钱该多好（熊毅，2016）。

赌场盈利效应表明，人们往往是将意外之财花掉，而将辛苦之钱存起来，政府在稳定和调控宏观经济时可以利用这一特征。比如，在消费不足时，政府往往会利用扩张性财政政策刺激消费，也就是通过减税增加收入，进而增加消费。然而，减税方式不同，人们对收入增加的感受也不同，因而增加的消费也不同。例如，如果增加的收入让人感觉是意外之财，这样增加的消费也会多一些。

（三）心理账户运算

我们还可以利用心理账户运算提升老年人幸福感，因为人们对于金额相等的收益与损失的感受是不对称的，比如老年人遭受 500 元损失带来的痛苦远远大于收获 500 元所带来的幸福。

心理账户运算中的价值函数具有相对性、递减性和非对称性。

所谓相对性，是指参照点选择不同，人们对于结果的认知也不同。比如，老年人因为某事损失了 10000 元，心里很难过，此时，家人可以用善意的谎言告诉老年人，其他的地方某位老年人因为同样的原因损失了 20000 元，那么老年人的心理账户就会将其划入收益而非损失，进而感受到些许安慰，而非痛苦不已。

所谓递减性，是指随着基础数据逐渐变大，同样差额的收益或损失对老年人的心理影响是递减的。

所谓非对称性，是指对于相同的决策结果，如果表述不同，对于人们的心理感受会有不同的影响。

（四）禀赋效应

禀赋效应是指人们不愿意放弃已经拥有的事物，即前面述及的人们对于损失更加敏感的心理，也被称为"拥有效应"。对于同一样东西，同一个人，当其拥有该东西时要比未拥有时给出的价值评价更高，所以老年人不愿意放弃已有的东西。对于家里许多无用的东西老年人都不舍扔掉，仅拥有就能产生效用，放弃意味着损失。因为，这些看似无用的东西，包含着老年人的情感在里面，老年人经历过物资紧张的年代，"破家值万贯"是生活留给他们的宝贵经验，节俭也是他们养成的良好美德。如果子女强行将老年人的这些东西扔掉，给老年人带来的痛苦感，要大于拥有这件东西的幸福感。有些家庭的地下室就是用来放那些留着无用、弃之可惜的物品，虽然最终也是扔掉，这一现象也体现了禀赋效应。

（五）收益与损失边际

塞勒在心理账户的研究中，根据价值函数的特征，对同一账户中收益与损失组合的偏好情况，做了进一步分析，发现分开收益和合并损失更有利于幸福感的提升。所谓分开收益原则，比如养老金按月领取带给老年人的幸福感，远远高于一次性领取全年养老金所带来的幸福感。合并损失原则是指合并损失的心理体验更好，比如可以把多个坏消息集中起来一次性告诉老年人，而不是隔三岔五地告诉老年人一个坏消息，让人崩溃，所谓长痛不如短痛。

二、比较效应

幸福感的影响因素众多，经济只是其中的一个因素。而且，经济与幸福的关系还存在伊琳斯特所讲的"幸福悖论"现象：经济发展不一定带来幸福感的提升，甚至会带来幸福感的下降。另外，根据幸福行为经济学的观点，幸福还会受到周围人的影响，存在"比较效应"（熊毅，2016）。比如，一个人会因为别人的失败而高兴，特别是其嫉妒的人遭到的失败和不幸（Lockwood，2002）。

在评价一个对象时，可以依据决策情景的不同，将评价模式分为两种：无比较对象的单独评价模式；有比较对象的联合评价模式。评价模式不同，人们对同一对象的关注点也会不同。单独评价更看重公平，联合评价更注重效率。一位老年人，如果可以每月领取300元养老金，他的邻居每月同样领取300元，他就会感觉很公平，毫无怨言。如果他领500元，而他的邻居领700元，他就会因为感觉不公平而气愤。虽然他自己领取的金额增加了，但幸福感反而降低。但如果把上述两个方案放到一起，进行联合评价，发现自己的福利增加了，可能怨言就会减少，幸福感上升，比如，让老年人在（300 元，300 元）和（500 元，700 元）两个方案之间进行选择，那么他选择（500 元，700 元）时因为不公平感带给他的怨言会少一点。

人们不仅会进行纵向比较，将自己当前的状况与过去相比，而且也会进行横向比较，将自己的状况与他人相比（Lyubomirsky，2001）。单纯地同自己的过去相比，如果发现自己的状况变好了，则会感觉到幸福。当一个人评价他人表现时，不可能不把他人与自己比较（Gilbert et al.，1995），比如，见到一位非常有吸引力的同性之后，人们就会觉得自己缺乏吸引力，相反，看到一位相貌平平的同性之后，人们就不大会有这种感觉（Brown et al.，1992）。

深藏于人性中的、根深蒂固的比较意识，使得人们即使在保健方面也喜欢比较。比如，一个人可能有着较高绝对收入和保健水平，但与周围邻居相比却处于相对贫困者，也就是说邻居的收入和保健水平比他还高，那么，这个人的健康状况也要比另一个虽然绝对贫困，但和邻居相比却是相对富有者的健康状况低很多；换句话说，就是收入和保障的相对水平对死亡率的影响要大于收入和保健的绝对水平（Wilkinson，1997；Deaton，2003）。这一现象体现了比较效应对健康的重要影响，对于幸福感也不例外。你的幸福取决于你的邻居。

因此，中国经济发达地区老年人的幸福感未必高于经济不发达地区的老年人，可能的原因是，经济发达地区贫富差距更大，不公平感更强烈，也可能是富裕之后的老年人有更多的精神层面的需求，追求的东西更多，需求更难以满足，所谓吃不饱饭的时代只有一个烦恼，吃饱饭的时代有很多个烦恼。因此，今天有些人怀念改革开放前的贫穷时代，认为那个时候的人压力小、烦恼少，脸上的笑容都是发自内心的。这一现象也体现了比较效应对幸福感的影响，因为今天的互联网高度发达，人们可以足不出户就能看到外面的精彩世界，看到和别人的差距，压力自然增加。过去封闭的时代人们之所以感觉过得很开心，原因之一就是大家了解外面的机会很少，所谓没有对比就没有伤害。

（一）　向上比较

人们一般倾向于向上选择比较对象，而比较对象的选择对幸福感影响很大。攀比心理可以归因于向上比较倾向，结果导致奢靡之风盛行，幸福感下降。向上比较的结果就是体验到一种相对剥夺（relative deprivation）：当人们将自己的处境与某种标准或某种参照物相比较而发现自己有权享有但实际并未享有，就会有种权力被剥夺的感觉，这种感觉会产生愤怒、怨恨或不满等消极情绪。例如，老年人看到其他老年人有一辆老年代步车，他认为他也应该有这样的一辆车，但实际他并不拥有，由此产生不满或不幸福。

相对剥夺理论可以解释在贫富差距大的社会或国家里，为什么人们的幸福感很低、犯罪率很高（Hagerty，2000）。尤其在信息时代，人们可以通过多种渠道了解外面的世界。既有比自己过得好的人，也有不如自己的人，而"向上比较"心理让老年人更容易和比自己过得好的人比较，由此，物质欲望就会不断上升，自己也会产生越来越多的不满。如果一个人同时也能和过得不如自己的人进行比较，幸福感就会自然上升。许多人用"比上不足，比下有余"来安慰自己就是这个道理。

（二）　相近比较

更多的时候，人们倾向于和自己身边具有可比性的人进行比较，比较的结果对自己幸福感影响更大。20世纪美国思想家门肯有句名言："富有的男人就是年薪比他的妹夫高出100美元的人。"朋友的成功比陌生人的成功威胁更大（Marsh et al.，2000），人们最嫉妒的是那些既是同行中的佼佼者又是情敌的人（Desteno & Salovery，1996）。各种比赛中，铜牌获得者一般比银牌获得者更开心，因为铜牌获得者往往会和没有得到奖牌的人比较，庆幸自己稍有失误可能会与奖牌无缘，成为众多无奖牌运动员中的一员，所以感觉非常幸福。而银牌获得者却会反事实思维，一直在设想如果自己发挥得再好一点，就会赢得金牌，取得最完美的结果，由此，一直在纠结、反思自己哪里做得不好，毫无获奖的喜悦。

我们常见的另一个例子是，竞争激烈的组织成员之间，喜欢将自己的收入和同事比较，一旦发现工作能力、劳动付出等各方面都差不多的同事，其收入高于自己，即便自己的收入比上个月提高了，其幸福感也会急剧降低，这也是为什么有些单位实行薪酬保密制度的原因。不公平感是影响幸福感极为重要的因素，"不患寡而患不均"即是这种心理。改革开放后，中国老百姓的生活水平有了极大提高，但社会局部的不公平现象也普遍存在，由此出现了"端起碗吃肉，放下筷子骂娘"现象。

现实生活中一个具体的例子就是农村贫困家庭的认定。大家都生活在同一个村庄，彼此的家境大家都非常熟悉，假设某位老年人 A 的家庭境况和另一位老年人 B 的家庭极其相似，如果 A 家庭被评定为贫困户，那么 B 家庭的老年人自然觉得自己也该被评为贫困户，进而得到扶贫资金。如果如 B 所愿，B 真的被评为贫困户，B 就会感到幸福。相反，如果和 A 情况类似的家庭评上了贫困户而 B 没有评上，B 就会感到深深的痛苦，不满情绪油然而生，甚至会抵消其他福利政策带来的幸福感。

国外也有类似的例子。西方妇女解放运动使得女性在工资待遇及工作机会方面与男性已无明显差别，但女性的幸福感却未因此提升。可能的原因是，女性在选择比较对象时，不是和自己的过去相比，而是和身边的男性相比，进而产生不满。

（三）收入比较

收入是生活水平的重要保障，更是衡量自我价值的工具和指标。一个月挣了多少钱不重要，重要的是其他人挣了多少钱。从进化心理学角度看，男性为了吸引异性，尤其喜欢炫耀自己的财富比其他男性多。可以说，相对收入影响了人们的幸福感。"二战"期间，尽管经济状况不佳，尽管人们的收入下降了，但因为大家的收入都下降了，自己的相对收入基本未变，人们并未因为收入减少而感到不满。

（四）交替对比

将多种选择的利弊进行比较，可使一些选项产生更多的或失去更多的吸引力，这就是交替对比产生的不同结果。从传统经济学视角，对事物的选择不应受到与事物无关因素的影响，也不应受到评价方式的影响，但心理学的实验发现事实并非如此，而是存在"中杯效应"（心理学家做实验时，分别设置了大、中、小三种杯子的饮料，性价比相同，结果发现消费者选择中杯的最多）。比如，人们在购买商品时，面临大、中、小三种型号的商品，往往会选择中号商品，而忘了自己的真实需求。中杯效应反映出人们的一种普遍心理，喜欢折中而不喜欢走极端，行为经济学家将此偏好称为厌恶极端。

比如，老年照料服务方面，可以提供如表 1－1 所示三种方式以供选择：

表 1－1　　　　　　　　老年照料服务交替对比

项目	服务 A	服务 B	服务 C
服务地点	居家	居家	居家
服务内容	生活照料	生活照料	生活照料
个人自付	200 元/次	100 元/次	50 元/次
服务频率	每周 1 次	每周 1 次	每周 1 次
服务持续时间	每次 4 小时	每次 2 小时	每次 1 小时

表 1－1 中，三种服务的价格一样，都是 50 元/小时。但老年人可能会觉得服务 A 费用太高，用不了 4 个小时的照料服务，又觉得服务 C 时间太短，担心满足不了需求。最终，选择服务 B 的最多，体现了"中杯效应"。

上述现象给我们的启示就是通过增加老年人的选择机会，可以改变其偏好。比如，为了引导居家养老，可以设置如表 1－2 所示的服务项目供老年人选择。

表 1 – 2　　　　　　　　　　　精神慰藉交替对比

项目	服务 A	服务 B	服务 C
服务地点	居家（家人）	居家（专业人员）	社区（专业人员）
服务内容	精神慰藉	精神慰藉	精神慰藉
个人自付	机会成本 100 元/次 财政补贴 100 元/次	50 元/次 财政补贴 50 元/次	20 元/次 财政补贴 20 元/次
服务频率	每周 1 次	每周 1 次	每 1 周 1 次
服务持续时间	每次 ≤4 小时	每次 ≤4 小时	每次 ≤4 小时

　　假设表 1 – 2 的三种服务方式到年底都会得到政府一次性集中发放的财政补贴。三种服务的内容、频率、持续时间、服务质量都一样。从经济学角度，三种服务老年人支付的费用都是 0 元（因为三种情况下，财政补贴的钱恰好等于需要个人支付给提供照料服务的专业人员的费用。）。但事实上，老年人很可能感觉服务 A 成本太高而舍不得消费，服务 C 成本太低，担心质量没有保障。最终，选择服务 B 的老年人最多。

　　当然，选择也并非越多越好。过多的选择会产生选择焦虑，过度纠结会降低幸福感。人们喜欢进行比较，但人们不喜欢进行复杂的比较，复杂的比较会让人感到茫然、不安和焦虑，结果可能放弃选择。

三、适应效应

　　适应效应是指一成不变或一再重复的状态会让人的敏感性降低，感觉迟钝、僵化。枯燥的生活会降低人们的幸福感，生活需要刺激、变化来保鲜。大量存在的适应效应加上社会对适应效应的不重视，严重影响老年人幸福感的增进。幸福感与适应性负相关，比如人们第一次消费某种商品所产生的快乐幸福感，要远大于后来消费同种商品所产生的快乐，原因在于通过第一次消费已经产生了适应性，也就是没了新鲜感。西托夫斯基（Scitovsky，1976）的研究表明，脉冲式变化带给人们的刺激，能提升人们的幸福感。

　　人类有着很强的适应性，但却没有认识到，因此，人们常常会低估自己的适应能力，结果会严重高估事件所带来的幸福或者痛苦的持久性，这种现象被称为"持久性偏见（durability bias）"（Wilson & Gilbert，2003）。实现既定目标只会带来短暂的快乐，积极情感痕迹的消失，远比人们预期的快得多。比如，你升职了，但这种幸福感很快就消失了，幸福的持久性很短。人们都认为薪酬增加是一件很幸福的事，但事实是，人们很快就适应了薪酬增加带来的快乐，幸福水平很快就会恢复到以前的状态，这些都是适应效应的表现。而且，这种幸福感往往在得到加薪消息之时最为强烈，加薪之后幸福感很快消失，即偏好漂移（van Praag，1971）。

　　《人的欲望与经济满足》是西托夫斯基于1986年出版的一部名著，作者认为人的需求及其满足来源于：个人舒适、社会舒适、刺激。这一理论可以很好地解释最富裕的美国犯罪率也最高，以及个别盗窃犯本身经济条件和家境很好却喜欢盗窃等现象，这些人的犯罪动机之一就是寻求刺激。但"人对刺激的需求是有限的，增加了这一种就减少了那一种。长远地看，艺术是很好的刺激替代。不要技巧的刺激往往外部伤害性大，没有技巧者也往往寻求伤害性更大的刺激。教育不能改变人的本能，但可以为本能提供新的满足渠道。"作者由此质疑资本主义的可持续性，因为资本主义的成功依靠的是以价格为导向的富有弹性的制度，包括个人经济弹性（比如，国民收入较低的时候大家对工作不太挑剔，有钱挣就行），以及整体系统根据环境变迁进行调整，增强对适应者的依赖。但是这种弹性随个人财富的普遍增长而降低，比如，富裕的消费者为了面子可以接受很高的个人成本，部分人即便失业也不接受不体面的工作等现象，都将导致系统弹性的减弱（郑也夫，2006）。这些在今天看来仍然充满大智慧的观点在当时并未引起学者的关注，直到1993年在伦敦召开了一次相关问题的研讨会，情况才有所改变。

　　在一个落后的社会，只要处于相对富裕，人们就会感到幸福；相反，在一个富裕的社会，由于人们对这种富裕的适应，加之收入差距巨

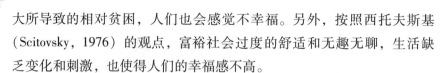

大所导致的相对贫困，人们也会感觉不幸福。另外，按照西托夫斯基（Scitovsky，1976）的观点，富裕社会过度的舒适和无趣无聊，生活缺乏变化和刺激，也使得人们的幸福感不高。

（一）适应的双重性

虽然适应效应能让人们的幸福很短暂，但也让痛苦很短暂，这就是适应的双重性。人们对于消极事件的适应能力远远超过人们的想象，我们低估了人们抗打击的能力，吉尔伯特和威尔逊（2003）将其称为免疫忽视现象，而且，重大消极事件可以激活我们的心理防御机制（吉尔伯特，2004）。心理防御机制的激活使得人们有着极强的恢复力，重大消极事件引发的痛苦持续时间更短，更容易让人们振作起来，越挫越勇。

由此可见，遇到挫折和打击未必全是坏事，激活心理防御机制能够增强人的抗打击能力，使人变得坚强，有利于降低生活中的琐事和烦心事对幸福感的冲击。类似的例子，就是偶尔的发热感冒会激活人体免疫系统，更有利于身体健康。

（二）适应效应与资源配置

将资源更多地配置到幸福感高而适应性弱的方面，可以增进整个社会的幸福感。比如，如果养老机构所处环境噪声污染很严重，极大地影响了老年人的生活和幸福感，而且具有持续作用。长期处于噪声之中，还会引起血压持续升高（Glass et al.，1977）。如果处于噪声量大且间歇性的噪声之中，即使人们已经适应了，也会保持高度的警觉，由此会加重中枢神经系统的紧张症状（Glass et al.，1977），即老年人对噪声的适应性很差，且噪声对老年人幸福感影响很大。如果将有限的资源用来进行噪声治理，则对于幸福感的提升将会产生很大的边际效用。

（三）程序效用

也称过程效用，即制度实施过程给人们带来的幸福感。制度实施过程能够带给人们积极的自我感，满足人们自主、关系、胜任等内在的心理需要。

（四）记忆可得性偏差

也称为"快乐不对称"，人们对于积极情感和消极情感的记忆不同，进而影响人们的幸福感。人们对某项事情的记忆结果存在差异，人们更容易记住未完成的工作（消极事件），更容易忘记已完成的工作（积极事件）。也就是消极事件可以积累，积极事件却不能。

（五）信息可得性偏差

容易得到的信息，更容易给人留下深刻的印象，进而认为此类事件更容易发生。比如，老年人会从那些鲜明、生动、很容易形象化的事件中得出上述结论（Sherman et al.，1985），并会认为此类事件发生的频率高。信息可得性偏差的存在可以解释这样两个事实：生动有趣的奇闻逸事往往比枯燥乏味的统计数据更容易激起人们的兴趣，更容易吸引人们关注，也更容易让人们记住；人们感知的风险与真实的风险往往差异非常大（Allison et al.，1992）。信息可得性偏差还会影响人们对负罪、遗憾、挫败和欣慰的体验，严重影响幸福感。

（六）反事实思维

就是习惯于想象某种没有出现的结果的思维（counterfactual thinking），对没有发生的事情进行心理模拟。当我们很容易想象出某一事件的可能结果的时候，就容易出现这一心理现象（Kahneman & Miller，1986），而且多与后悔密切相关，这是由具有负面情绪的事件激发出来的。比如，如果某人以一分之差考试失败，他就很容易想象出（信息可得性）如果多考一分的结果（上行反事实思维），此时，会感到更大的遗憾。一旦出现反事实思维，就会激起更强的反事实思维，形成恶性循环。比如，某人会继续设想考试成功以后会如何如何，而且喜欢设想考试成功带来的各种有利的结果，比如可以上个好大学，好大学毕业可以找个好工作等，这种反事实思维可能导致沮丧，甚至抑郁。

事实本身越重要，反事实思维强度就越大（Roese & Hur，1997）。反事实思维是一种本能，有利有弊。比如，某人考试正好卡线，不多不少，顺利通过考试，那么他就会想，如果少考一分就麻烦了（下行反事实思维），真是万幸！这种反事实思维能够增加人们的幸福感。

可以看出，幸福感的测量是个棘手的问题，跟老年人的心理素质、思维习惯、看问题的角度都有关系，它会因老年人一时的心情、一时的状态的改变而改变，也可能因为某一突发事件而改变，具有高度的不确定性。

四、公平偏好

行为经济学实验表明，公平是人们的一种普遍心理需求，也是人类的崇高追求，社会公平与否对人们的幸福感影响极大。

心理学实验表明，在情感、社会因素的驱使下，人们明知利益最大化的最优策略也可能不会选择这一最优策略，比如，很多人不会因为金钱而放弃尊严。对于老年人的经济支持和日常照料，应当考虑到老年人的心理感受，不能认为给了必要的赡养费、必要的照料，老年人就心满意足了，我们要让老年人感受到尊重，感受到存在感。人们也会为了公平放弃一部分自己的利益。具有公平偏好的行为人，他们的公平行为可能会约束其他人的利己行为，进而极大地增进收益分配的公平程度，最后可能实现社会福利的帕累托改进。

社会福利就是为了实现社会公平，也是"企图调节和缓和难以驾驭的市场力量所带来的残酷后果的政治雄心中产生的（Kuhnle，2010）。"公平带来幸福的典型就是北欧国家。北欧号称"人间天堂"：社会安定、团结，社会压力比较小。一个国家贫富差距越小，社会也就越团结，也就会有更多的信任和合作，人们的幸福感也就越强。相反，在一个不平等的社会，社会关系质量较差，社会分裂成马赛克，人际冲突、争斗不断，会极大程度地影响人们的幸福感。《中共中央关于制定国民经济和社会发展第十四个五年规划和二〇三五年远景目标的建议》首提的扎实推动共同富裕，为幸福老龄化实现提供了制度保障。

不平等影响信任，信任又会进一步影响幸福感。马里兰大学政治学家埃克里·尤斯兰纳（Eric Uslaner）在《信任的道德基础》一书中认为，收入不平等是信任的"主要杀手"。信任不仅影响到个人幸福，还会影响他人的幸福，比如，信任通过影响家庭关系来影响幸福感。弗兰克的研究表明，在美国收入差距大的地方，离婚率也是最高的。中国政府为了提高社会信任度，加大了信息公开透明度，加强了对各项工作的监督，比如，村务公开。现在，养老金的发放、政府养老福利品的发放都能做到公开、公平、公正，极大地提高了老年人幸福感。

五、锚定效应

传统经济学认为，理性人在决策时不会受到毫无意义数字的影响。但由卡尼曼和特沃斯基教授提出的锚定效应（anchoring effect）认为，参照点的选择会受无关数字的影响，反映了一种非常典型的心理偏差，表现为人们在评估时，会将完全无关的信息考虑在内（Zou & Soman，2003）。比如排队购买电影票时，已经排了很长时间的队，那么，影响你决定是否继续排队的因素往往不是你前面还有多少人，而是你后面跟了多少人。后面人数越多，放弃排队的可能性越小。实际上，后面有多少人排队对你还需要排多久的队并无关系，属于无关信息，但却严重影响到你的决策。

中国改革开放 40 多年来，人们的收入水平大幅度增加，但有些人的幸福感并没有明显增加。在美国、日本、瑞典和芬兰这些富裕的国家，自杀率并不比贫困国家低。与此类似，在同一个国家中，富裕群体与贫困群体的自杀率大致相当（熊毅，2016）。由此，鉴于比较效应等心理因素的影响，我们在想方设法提升居民幸福感的时候就不能仅关注物质手段，更要考虑心理手段，尽量降低幸福悖论（happiness paradox）现象发生的概率。

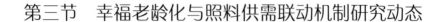

第三节　幸福老龄化与照料供需联动机制研究动态

实现国民幸福，无论如何都不能忽视不管是规模还是比重都越来越高的老年人群体的幸福问题。由此，如何构建幸福老龄化社会，吸引了越来越多学者的关注。

一、国内外相关研究的学术史梳理及研究动态

（一）幸福经济学与幸福老龄化

幸福经济学起源于伊斯特林（1974）在《经济增长是否改善了人类的命运？一些经验证据》一文中提出的"伊斯特林悖论（幸福悖论）"。该结论引起了学术界的广泛讨论，之后的很多研究主要围绕伊斯特林悖论而展开（王艳萍，2017）。2012 年起，联合国可持续发展方案联盟（UNSDSN）每年出版的《世界幸福报告》对各国政府制定改善人民生活的政策和方针起到了非常可靠的指导作用。幸福经济学的研究内容可简单概括为幸福测量和幸福分析（MacKerron，2012）。

比较常见的幸福感测度方法有三种：自陈量表（Aiken，2002）、经验取样法（Schwartz et al.，1999）和日重现法（Kahneman et al.，2004）。代表性的幸福感评价体系则包括世界价值观调查学会的"世界价值观调查"、联合国的"全球幸福指数报告"（张兴祥等，2018）、法国"经济表现和社会进步委员会"设计的幸福测定的 8 维度与 12 条建议等。文献越来越倾向于使用自我报告的幸福（自陈量表）（Deaton & Stone，2013），本书采用自陈量表测度老年人幸福感。

幸福分析方面，文献普遍认为幸福感是心理健康重要的衡量指标，也可以说心理健康有助于幸福感的提升。20 世纪 50 年代兴起的社区心理健康服务已被世界各国证明是一种降低心理问题、预防复发和维持心

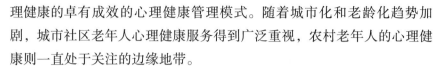

理健康的卓有成效的心理健康管理模式。随着城市化和老龄化趋势加剧，城市社区老年人心理健康服务得到广泛重视，农村老年人的心理健康则一直处于关注的边缘地带。

国外对于社区老年人心理健康提升途径的政策支持及学术研究开展较早，研究成果也颇为丰硕，包括《计划和发展社区老年人心理健康服务的观点》（Dagon，1982）、《以社区为基础的老年人心理健康服务：护理满足需求》（Graman，1992）等。这些成果主要开展如下研究：一是相关政策法规的研究，如美国的《社区心理健康中心法案》、英国的《国家老年人心理健康服务纲要》等。二是关于服务内容、服务模式、专业队伍等方面的研究。如今，欧美发达国家已经构建相对成熟的社区老年人心理健康服务体系。特别是英国，其具备完备的社区老年人心理健康服务体系、完善的服务机构和服务模式（潘孝富，2019）。2005年美国《时代》周刊出版"The Science of Happiness"（幸福科学）专辑，将近代关于幸福科学的研究成果进行总结（Lambert C，2018）。

国内学者对于心理健康服务、社区心理健康服务的研究很多，但鲜有对社区老年人心理健康服务的研究，从幸福老龄化角度进行研究的则少之又少。

截至目前，很少有文献以"幸福老龄化"为研究主题，已有相关文献也多以老年人幸福感影响因素为研究内容。对幸福感影响因素进行较为系统、全面分析的是美国辛辛那提大学的"美国梦综合指数"和本杰明等（Benjamin et al.，2014）构建的幸福指数（张兴祥等，2018）。

（二）老年照料需求与供给研究

养老的核心问题是失能老年人照料。20世纪80年代，伴随对长期照料制度的进一步研究，老年照料需求评估在欧美兴起。随着失能、失智老年人的增加，学者们也开始了对中国照料需求的研究（谢立黎，2019；张红凤，2019），发现照料需求存在显著的"空间结构""类别结构""供求结构"差异，并因需求表达机制严重缺失导致供需失衡，

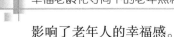

影响了老年人的幸福感。

"老年人的情绪感受"已经成为国际照料服务的四大目标之一。目前，国际上常用的照料学模式为照料服务设定了 4 项行动目标（Hogan P & Hogan L，2018）：老年人身体功能提升、康复目标达成、日常积极情绪增加、心理压力降低。不过这一模式仍然以"健康养老"为基本内容，"积极养老"的"主动性"不够，老年人基本是"被动"的"接受"，未能将老年人"内在"的生命力充分调动起来（宋志颖，2019）。

2000 年，世界卫生组织（WHO）发布《建立老年人长期照顾政策的国际共识》报告，就已经提出对于失能老年人提供"长期照料"的过程中要优先满足其照料偏好，尽最大可能提高其生活质量，使其能够实现独立、自主、参与、个人充实和人类尊严（宋志颖，2014）。对于失能老年人尚且要求提供上述照料服务，对于非失能老年人更要考虑其高质量生活需求。要实现幸福老龄化，可以从五个维度实施幸福生命管理，挖掘生命潜力。这五个维度分别是：（1）关注老年人的观念、目标与梦想；（2）激发老年人的生命激情、乐观的生活态度、亲和力和正能量；（3）给予老年人为社会做贡献的机会；（4）扩大生命的影响力；（5）提高老年人的健康品质和生命长寿（宋志颖，2016）。

关于照料供给，文献主要存在三种研究思路：（1）侧重考察供给结构变迁（封进等，2017；刘畅等，2017）；（2）侧重考察供给方式变迁（杨建海等，2018）；（3）侧重国内外比较，借鉴韩国、日本、英国等国家养老的合理做法（汪波，2016；张川川和陈斌开，2014）。从研究方法来看，包括实地调查、案例分析、跨国制度比较等。已有研究关注到照料者类别不同是否影响老年人照料满足感（孙金明，2018），但这些研究往往将最重要的照料主体——老年人子女笼统地归为一类，事实上，子女因为性别、城乡、家庭角色方面的差异导致其照料供给可能存在较大差异（杜鹏等，2014；闫萍，2019）。

已有研究认为中国的养老照料供需失衡。因为养老需求存在显著的"空间结构""类别结构""供求结构"差异，以及养老需求表达机制严重缺失导致供需失衡（于书伟，2018），最终导致供给效率低下、公众满意度低（国家发改委，2015；肖云和随淑敏，2017）。可以通过六种社会心理学理论，对养老需求行为进行解释，包括连续性理论（Atchley R C，1989）、社会行为模式理论（Andersen et al.，1973）、心理抗拒理论（Brehm J W，1966）、归因理论（Kelley，1967）、公平理论（Adams & J Stacey，1965）和个人自尊威胁理论。影响老年人养老需求的因素则包括人口社会学因素、服务传递机制、非正式照顾和文化规范四类（崔树义和田杨，2017；林文亿，2015）。

养老供给存在的问题包括供给总量不足、供给种类少、重日常生活照料轻健康服务供给、服务设施有限、政策供给不足、资金保障与专业人员缺乏，以及城乡间、地区间、人群间需求差异明显等（穆光宗，2012；邬沧萍和杜鹏，2012；胡湛和彭希哲，2018）。

（三）应用联动机制解决照料供需失衡的研究

理论方面，很少有文献从"供需联动"视角研究如何解决有效供给问题，但提出了通过"精准养老"来解决养老供需失衡。理论界关于"养老精准供给"，文献主要分为间接论述和直接论述两类（赵向红，2018）。在间接论述方面，穆光宗（2005）根据老年人年龄段，将中国老年人群体细分为轻老年、中老年和老老年三个阶段，根据老年人需求内容和需求层次，将需求分为生存、感情、发展、价值、归宿五个方面，为医疗服务的精准供给提供了思路。考虑到中国养老需求多元化、养老需求快速增长而公共养老服务供给滞后、家庭养老功能式微的矛盾，有文献提出从供给视角实现精准供给（叶颖刚，2016；李俏和郭凯凯，2016）。在直接论述方面，文献提出正确合理区分老年人养老需求，因人而异、因地制宜提供差异化服务。比如，志愿者、养老机构、社区日间照料中心等可以定期收集老年人的需求信息，收集方式可以采用问卷、聊天、大数据分析等，然后制定差异化照料方案（王子林和朱星岩，2016）。

实践方面，有文献提出采用信息化手段调查照料需求，将照料供需信息获取与互联网融合已达成共识，并对如何让"互联网＋"、人工智能、大数据、云计算养老从概念走向现实，开展了热烈而积极的研究（于潇和孙悦，2017）。人工智能养老存在的主要问题是供需匹配度不高、设备可靠性不强、设备智能化程度低、适老化水平低；导致需求侧老年人参与度不高、体验感差、购买力不强、消费不主动（孔伟艳，2018）。总体上看，中国人工智能养老服务发展程度不高，但前景良好（孙文灿，2015；郭丽娜等，2016）。还有文献提出可以研发、引进养老需求评估工具。目前，被广泛采用的评估工具是美国开发的"居民评估工具"，可以较好识别老年人需求（睢党臣和曹献雨，2018）。

（四）老年人照料服务供给相关支持政策研究

已有文献从解决照料资源稀缺性与照料需求多样化的矛盾入手，研究新的照料资源的创造、选择和分配（刘二鹏等，2019）。王莉等（2019）对世界各国照料支持政策进行了对比研究，发现各国决策者日益重视照料者价值，而中国对照料者的直接支持尚未形成。李俊（2018）、李连友等（2019）从理论上论述了国家与家庭的福利责任划分，概括了发达国家在支持照料者方面的经验及其对中国的启示，建议从政策原则、政策理念、目标对象、内容框架、运行机制等方面重构养老公共政策体系。

（五）幸福感测度与幸福感影响因素研究

幸福感测度研究。测度主观幸福感，是幸福研究领域一个非常重要的话题，各国已经开发出许多测度方法与评价体系。

1. 幸福感测度方法

比较常见的幸福感测度方法有三种：第一种是自陈量表，即通过被调查者自行回答调查问卷的问题，自行总结关于幸福的判断或感受（Aiken，2002）；第二种是经验取样法，通过收集被调查者某段时期内实际生活环境中的真实数据，并以此作为经验进行取样（Schwartz et al.，1999）；第三种是日重现法，就是"重现"当天的幸福感，也就是要求受访者对于一天当中特殊的时间段进行评分（Kahneman et al.，2004）。

2. 幸福感评价体系与幸福感影响因素

幸福感评价体系包括世界价值观调查学会的"世界价值观调查"、联合国的"全球幸福指数报告"（张兴祥等，2018）、法国政府设立的"经济表现和社会进步委员会"设计的幸福测定的 8 维度与 12 条建议等。文献越来越倾向于使用自我报告的幸福（Deaton & Stone，2013）。

对于幸福感影响因素的研究多数经济学文献偏好实证研究。李涛等（2011）、罗楚亮（2006）、闫丙金（2012）等学者在其代表性文献中提出，收入状况、职业、居住条件、物价水平、繁忙程度、城市化水平、环境污染等都会影响幸福感。社会学对于老年人幸福感的研究则偏向于强调运用社会网络（社会资本）的视角，突出亲情、友情、信仰之力、邻里守望之情等社会支持、社会参与的功用（Diener et al.，1999）。人口学则研究包括财富在内的诸多变量对幸福的影响，这一做法与经济学类似，如，格雷厄姆和佩蒂纳托（Graham & Pettinato，2001）发现，收入水平、经济增长、心理行为、健康状况、生活质量都能显著影响个体幸福感。中国的养老供给以家庭为主，因此，许多文献关注家庭代际转移在老年人幸福感形成中的作用。文献将代际转移划分为经济支持、日常照料及精神慰藉三部分（石人炳，2012），并分别从老年人自我效能感、心理平衡感、权威感、互惠能力、家庭稳定和睦的视角，研究代际转移对幸福感的影响（Cong & Silverstein，2008；宋璐，2015；贺志峰，2011；张文娟和李树苗，2005；Ling Xu & Iris Chil，2011；Heller et al.，1991）。还有文献认为与子女同住可以实现直接的经济资源共享、生活上的相互照料和代际情感的交流，促进幸福感的增强（Hansen，2012；Frey & Stutter，2006；Pushkar，2014；Zhang，2004；Zimmer & Korinek，2010；Burnette & Mui，1996；Hughes & Waite，2002；Garcia et al.，2005；Murphy et al.，2007；穆澄潭和原新，2016）。

另外，社会支持是老年人主观幸福感的保护性因素，社会支持可及性越强，老年人幸福感也越强（陈宏吉等，2015）。学者们也从福利经济学的角度研究了社会养老对老年人幸福感的影响，并建议以幸福感和满意度作为社会养老支出的重要依据，兼顾效率和公平（殷金鹏，2016）。

（六）对现有文献的评价

已有文献为本书联动机制构建及对策研究提供了参考。其不足表现在：（1）强调家庭照料的重要性，忽视了老年人对家庭照料的真实需求及其对幸福感可能产生的不利影响的研究。虽然中国相关政策和传统文化都强调家庭养老的重要性，但家庭养老功能式微的现实使得"常回家看看"等家庭照料活动反而给部分老年人带来心理负担。（2）缺乏如何通过联动机制解决照料困境的研究。家庭照料提供者"心有余而力不足"背景下，社区照料、机构照料与家庭照料之间可能存在可替代性或互补性，而已有文献缺乏对这一内容的研究。（3）关于家庭照料制度安排的研究存在"一刀切"现象，缺少对重点人群以及照料者自身需求的识别与关注，并将养老和长期照料混为一谈使得政策焦点不清、政策导向出偏。（4）重供给、轻需求，重物质、轻情感，重技术、轻体验。关注智慧养老等技术手段的研究，却忽视老年人应用技术手段存在障碍而导致的需求表达"边缘化"问题。

二、本书相对于已有研究的独到学术价值和应用价值

检索国家社科基金项目库（截至 2021 年 9 月 1 日），社会学学科已立项项目与"老年照料/照料"相关的研究重点分别是"家庭照料的社会支持"和"长期照料服务体系构建"，研究视角主要是照料供给。尚无项目从改善老年人心理健康视角，聚焦老年人内心真实需求，研究如何借助智能技术通过供需联动解决照料资源稀缺、供需失配，进而构建幸福老龄化社会问题。因此，相较已有研究，本书的主要研究内容具有较强的创新性：如何发现老年人对于照料的真实需求？满足这些需求尚

存在哪些困难？是否存在替代品或互补品解决上述困难？如果存在替代品或互补品，如何建立供需联动机制？政策如何支持供需联动？其学术价值及应用价值如下。

（一）学术价值

（1）本书主张"未富先老"背景下通过供需联动实现供需匹配，通过满足老年人异质性需求而提高其幸福感、减少"幸福悖论"现象，可以丰富幸福经济学的内涵和外延。

（2）"照料需求可替代性或互补性"研究，可以拓宽"养老"问题研究新视野，丰富和发展供需理论。

（二）应用价值

（1）本书的研究成果有助于政府实现"要增强人民的获得感、幸福感、安全感"承诺，为提升老年人晚年生活质量、有尊严地生活提供理论、实证、经验支持和策略参考。

（2）有助于缓解老龄化社会带来的挑战。以需求为导向的"供需联动机制"有助于各供给主体优势互补、优化资源配置，对于解决养老资源不足困境、构建幸福老龄化社会具有重要现实意义。

三、研究内容

（一）研究对象

主要研究：如何发现老年人对于照料的真实需求？满足这些需求尚存在哪些困难？是否存在替代品或互补品解决上述困难？如果存在替代品或互补品，如何建立供需联动机制？政策如何支持供需联动？

（二）总体框架

本书的研究框架如图 1 - 1 所示。

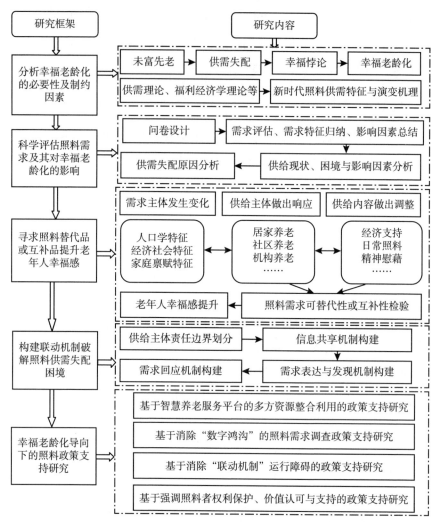

图1-1 本书研究框架思路

1. 幸福老龄化问题提出与相关理论分析

重点研究新时代构建幸福老龄化社会的必要性、可行性。（1）通过理论分析和文献梳理及归纳，剖析幸福感的内涵、多维度特征及其动态性、异质性以及构建幸福老龄化社会的必要性、可行性。（2）阐释新时代照料需求与供给的特征、演变机理，重点分析家庭照料、机构照

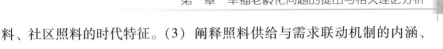

料、社区照料的时代特征。(3) 阐释照料供给与需求联动机制的内涵、构成要素、构建原则与必要性。

2. 照料需求评估及供需困境对幸福老龄化的影响

以实现幸福老龄化为目标,研究如何通过问卷调查识别照料需求、供需匹配障碍。借鉴的基础上,创新性地设计"照料需求评估问卷"。该问卷包括三部分:(1) 基本情况调查。借鉴美国、芬兰等国家的"居民需求评估工具"指标设置,结合中国国情设置老年人身心健康状况、家庭状况、生活状况等相关问题及备选答案。(2) 照料需求调查。设计基于离散选择实验(discrete choice experiment,DCE)的照料需求问卷,再结合本问卷调查结果,综合判断何种照料能够提升老年人幸福感。(3) 以不同"照料需求"为因变量,采用广义多层线性模型(generalized hierarchical linear model,GHLM)分别研究新时代照料需求影响因素及特征,总结新时代照料供需困境、供需失配原因、对幸福老龄化的影响及可能的解决路径。

3. 基于幸福感提升的照料需求可替代性或互补性研究

寻找照料替代品和互补品,以解决照料资源不足及幸福感提升问题。(1) 以"幸福感"为因变量,利用结构方程模型(structural equation modeling,SEM),分别研究医院、24 小时照料中心、日间照料中心、日间老年医院、托老所、志愿者、社区和家庭等照料供给主体提供的日常照料、精神慰藉等对老年人幸福感的影响。(2) 以"幸福感"为因变量,建立赫克曼—多层线性模型(Heckman-HLM)研究各类照料以及经济支持、精神慰藉对于满足照料需求的可替代性或互补性。(3) 利用复制动态方程对供需双方、供给主体之间博弈的演化过程进行分析,探寻均衡策略的稳定性及影响因素,着力分析隐含在供需背后的博弈关系。

4. 构建以幸福感提升为导向的照料供需联动机制制约因素分析

基于目标导向原则、效率原则、整体性原则、激励相容原则、环境适应原则,研究建立老年人、社区、机构和家庭"四位一体"联动机制影响因素。包括（1）需求表达过程中存在的问题、原因。（2）需求发现过程中存在的问题、原因。（3）构建联动机制的环境分析、要素分析和运行分析。重点分析智能技术在老年人群特别是农村老年人群应用的制约因素以及由此产生"数字鸿沟"问题。

5. **基于幸福老龄化实现的照料供需联动机制构建**

在分析联动机制制约因素的基础上，研究如何构建联动机制。（1）构建照料需求表达与发现机制。研究如何通过"信息化调查、建档立卡、动态调整"对照料需求进行精准识别。（2）构建照料需求回应机制。研究如何通过"瞄准照料服务对象、因人施策、确定供给主体、明确供给责任"实现精准供给。其中，供给主体包括24小时照料中心、日间照料中心、村级幸福院、托老所和家庭等。

6. **幸福老龄化导向下的照料供需联动政策支持研究**

研究如何通过政策支持，确保联动机制发挥作用，包括对智慧养老平台的支持和对照料者的支持等。利用正则匹配技术爬取相关政策，按照政策时间顺序分析政策主题演化，并借鉴英国、美国、德国、法国、新加坡、日本和澳大利亚等国家的《国家家庭照料者支持计划》《喘息法案》《照料者支持策略》等提出相关政策建议。（1）照料供给国外经验分析。梳理政策内容、政策效能、经验及启示。（2）本土支持政策构建分析。结合新时代养老供需困境和国际实践经验，基于智慧养老理念，构建供需联动的政策支持，包括智慧养老平台建设、老年照料需求调查以及照料者权利保护、价值认可与支持等，并运用公共政策仿真软件模拟实验，优化政策路径，降低政策风险。

（三）重点难点

1. 本书预期突破的重点

（1）照料需求评估问卷设计。在区域发展不均衡、阶层分化严重、养老需求与供给具有阶层多样性、区域差异性、发展动态性、可替代性的背景下，照料需求评估是精准供给的前提。（2）照料需求的可替代

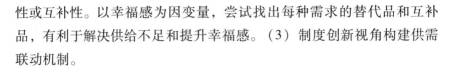

性或互补性。以幸福感为因变量，尝试找出每种需求的替代品和互补品，有利于解决供给不足和提升幸福感。（3）制度创新视角构建供需联动机制。

2. 本书的难点

能够提升老年人幸福感的照料需求的识别。老年人可能会顾及家庭成员的感受、周围邻居的看法而影响其内心真实想法的表达，最终影响调查数据的真实性。为此，本书将介绍基于离散选择实验（DCE）的需求调查问卷和基本情况调查问卷，根据这两部分综合判断老年人需求。

（四）主要目标

1. 学术目标

通过调查与文献分析，确认如下学术目标：（1）厘清老年人照料需求偏好及其演变规律，总结照料需求的阶层多样性、区域差异性、发展动态性。（2）厘清各照料主体照料供给过程中存在的困难及原因，总结新时代经济结构转型周期中照料供给的演化趋势。（3）通过实证研究，分析不同照料需求之间的可替代性或互补性。

2. 应用目标

（1）通过"照料需求评估问卷"，精准识别老年人物质需求与精神需求，破解"幸福悖论"，探索幸福老龄化实现路径。（2）通过"供需联动机制"，实现照料供给精准化和资源效用最大化，探索"未富先老""未备先老"背景下解决养老困境的可能方案。

四、创新之处

（一）学术思想及研究视角创新

影响老年人幸福感的核心问题不在于"养"的缺位，而在于主体性需求的满足。联合国《世界幸福报告》显示中国居民幸福感排名

2018～2020 年连续 3 年下降、老年人抑郁症患病率和自杀率不断上升以及"未富先老"背景下，从满足老年人照料需求视角提出中国"幸福老龄化"构想，主张"雪中送炭"式而非"锦上添花"式供给，实现"好钢用在刀刃上"、养老资源边际效用最大化。

（二）学术观点创新

中国老年照料供需失配，影响老年人幸福感，亟待构建供需联动机制。中国家庭养老功能式微，应当结合家庭照料禀赋稀缺、照料者"心有余而力不足"的现实，以需求为导向，通过供需联动机制进行供给侧改革，借助智能技术及时了解老年人内心需求及其异质性，避免照料行为"一刀切"现象。提出应用幸福行为经济学理论进行照料政策设计与照料供给。而且，智能时代老年人存在"数字鸿沟"问题，联动机制需破除"科技崇拜"，需求调查应线上线下相结合。

（三）研究方法与内容的创新

设计基于离散选择实验（DCE）的照料需求调查问卷识别老年人内心真实需求，并利用 GHLM 模型、Heckman - HLM 模型、SEM 模型克服实证分析中的生态学谬误、样本选择偏误和潜变量等问题。改变已有研究在传统逻辑框架内探讨家庭养老途径的做法，基于家庭养老功能变迁与发展视角，通过供需联动机制，着力破解养老公共政策存在去家庭化与再家庭化矛盾。

小　结

人们都有追求幸福是的权力和愿望，政府应当将构建幸福社会作为执政的终极目标。作为老年人口规模最大、深度老龄化的中国，老年人人口占总人口的比重越来越高，实现幸福老龄化是建设幸福社会的应有之义。

本章分析了幸福的内涵、特征，中国社会及西方社会的幸福观，并从心理学理论视角解释了幸福感差异的原因。幸福是一种主观感受，与个人的追求、欲望相关，同时受到外界诸多因素的影响。幸福具有主观性、非竞争性、非物质性。幸福感存在比较效应、适应效应与公平偏好。

已有文献为本书联动机制构建及对策研究提供了参考。其不足表现在：（1）强调家庭照料的重要性，忽视老年人对家庭照料的真实需求及其对幸福感可能产生不利影响的研究。（2）缺乏如何通过联动机制解决照料困境的研究。（3）关于家庭照料制度安排的研究存在"一刀切"现象，缺少对重点人群以及照料者自身需求的识别与关注，并将养老和长期照料混为一谈，使得政策焦点不清、政策导向出偏。（4）重供给、轻需求，重物质、轻情感，重技术、轻体验。关注智慧养老等技术手段的研究，忽视老年人应用技术手段障碍导致的需求表达"边缘化"问题。"老年人的情绪感受"已经成为国际照料服务的四大目标之一，国际上常用的照料学模式为照料服务设定了4项行动目标：老年人身体功能提升、康复目标达成、日常积极情绪增加、心理压力降低。不过这一模式仍然以"健康养老"为基本内容，"积极养老"的"主动性"不够，老年人基本是"被动"地"接受"，未能将老年人"内在"的生命力充分调动起来。

相较已有研究，本书主要研究：如何发现老年人对于照料的真实需求？满足这些需求尚存在哪些困难？是否存在替代品或互补品解决上述困难？如果存在替代品或互补品，如何建立供需联动机制？政策如何支持供需联动？

第二章

中国家庭老年照料的需求与供给特征

根据第一章的分析，心理学理论中的比较效应、适应效应、心理账户、公平偏好、锚定效应等心理因素对幸福感的影响远远高于经济因素。作为偏好儒家家文化的中国老年人，对于家庭照料的偏好程度高于对社区照料、机构照料的偏好。因此，有必要回顾中国家庭照料禀赋的变化规律、总结新时代中国家庭照料者特征、新时代中国老年人照料需求特征、照料需求影响因素及照料供需困境，为照料政策的设计提供依据。

关注家庭照料缘于沉重的养老压力要求中国必须大力发展家庭照料：老年人或其家庭对于养老机构提供的照料服务购买力不强，有效需求不足，更多的老年人选择家庭养老，但4—2—1型的家庭结构（4位老人、2位年轻夫妇和1个孩子）、人口大量流动以及大量空巢家庭的存在，又不利于家庭提供长期照料。尤其在人口老龄化日益深度化、经济社会转型带来的冲击日益凸显背景下，研究居家养老"举足轻重"与家庭养老"功能式微"的矛盾，对于推动幸福老龄化社会建设，具有重要理论意义和实践价值。

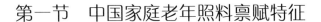

第一节　中国家庭老年照料禀赋特征

　　家庭照料属于时间密集型和人力密集型活动，而无论是时间还是人力都属于现代家庭的稀缺资源。人口流动增加了子女照料父母的难度，以老年人与成年子女见面的机会为例，美国老年人与子女最后一次见面在"今天或昨天"的比例由1962年的51%下降到1984年的34%，而在"30天前"与子女最后一次见面的比例由1962年的14%上升1984年的21%（石人炳，2008），说明老年人与子女见面频率越来越低，见面越来越难。对于中国广大农村来说，青壮年绝大部分外出务工，老年人与子女见面的频率更低，大部分老年人一般是逢年过节的时候才有机会与子女见面，而因为在外发展得不好，或者为了加班费，或者顾及脸面，几年不回家的年轻人也不罕见。

　　中国的养老是以家庭为基础的，家庭养老包括代际间的经济支持、日常照料和精神慰藉，但当前老年人对家庭养老越来越不满意，其最主要的原因是家庭养老观念的淡化，"父母在，不远游"的束缚被彻底打破，因此，如何让老年家庭照料的基础地位得以巩固值得研究。

一、家庭照料举足轻重

　　家庭是社会的基本单位。从古至今，中国家庭都承担着养育子孙后代、赡养老年人的职责。在家庭照料功能式微和照料功能社会化的背景下，虽然大力发展正式照料可以在一定程度上缓解家庭照料压力，但家庭成员仍然是照料责任的主要承担者（Levine et al.，2006；Roberto, et al.，2008）。即便在社会照料发展较早、照料制度较完善的西方国家，家庭照料仍然处于无可替代的地位，50%左右的家庭长期照料由成年子女为失能老年人提供（Pickard et al.，2007）。2009年，英国61%的成年人为非同住者提供照料，老年父母是照料的主要受益者，50岁以上美国人中，向家庭成员或朋友提供老年照料支持的比例高达38%～

66%，其中，25%～33%的50岁以上美国人每周至少提供一次照料援助（吴帆，2017），可以说，家人一直都是老年照料的主力，只是这种情况在中国更为明显（张翼，2013）。

老年人偏好家庭照料并非全部缘于社会照料的可及性差，而是主要缘于对家庭照料的认可。美国退休人士协会（AARP）2005年调查发现，约85%的美国老年人表示他们更愿意住在自己熟悉的环境中，非正式照护服务开始成为老年人的首选方式（丁建定和倪赤丹，2021）。政策制定者也逐渐认识到家庭照料所具有的不可替代优势，如经济合作与发展组织（OECD）国家有关老年人长期照料服务项目开始转向基于家庭照料的服务，绝大多数OECD成员国67%～80%的家庭照料由女性承担（Jacobzone，1999），发展中国家的这一比例为95%（Mayhew，2000）。在美国，主要照料者是老年人的配偶和女儿；受传统孝道和家庭文化的影响，韩国失能老年人的主要照料者是儿媳。比较而言，女性是家庭照料的主力，男性则以经济支持和协助照料为主（吴帆，2017）。但是，传统的家庭照料支持在21世纪遇到了前所未有的而且难以逆转的挑战，亟待解决家庭照料价值的重新回归的问题。

由于我国人口老龄化工作起步晚、基础差，"未富先老""未备先老"是中国老龄化社会的明显特征，因此，中国老年照料对于家庭的依赖程度远远高于西方国家，老年家庭照料负担的迅速增加对中国家庭的影响更为明显、更具冲击性（曾毅等，2012），中国高龄老年人完全需要他人照料的平均时间为92天，这一时间长度对于养老资源短缺的中国家庭是严重挑战（战捷，2004）。中国关于老年人家庭照料者的支持政策还很少，政策供给明显不足，严重滞后于老龄化发展速度和家庭养老需求的增长速度。

据联合国《世界人口展望：2015年修订版》预测，全球60岁及以上的人口2030年末将达到14亿，比2015年增长56%，2100年末中国老年人口抚养比将比2015年增长5倍。这一趋势将大大增加家庭养老负担，并增强预防性储蓄动机，而且越来越多的社会财富被用于养老和医疗保障，不利于经济增长。由此，中国政府提出了构建"居家养老为基础"的养老服务体系建设方案，学者们相应地提出了90%居家养老、7%社区

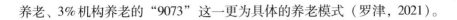

养老、3% 机构养老的"9073"这一更为具体的养老模式（罗津，2021）。

二、家庭照料功能式微

　　家庭是历史的产物，社会、经济、文化、人口、观念的变化，必然带来家庭特征和职能的变化。中国 21 世纪初期的老年人平均每个家庭有 5～6 个子女，而 2015 年之后步入老年人群的家庭平均不到 2 个子女，严重削弱了中国老年家庭照料的基础。同时，人口流动性的增强加速了家庭空巢化发展，"空巢"老年人面临无人照料窘况（伍海霞和王广州，2021）。出生率的变化使家庭户内部各代人口数量发生相对变化，导致家庭结构和关系发生变化。而且，人口迁移流动大潮加剧了家庭户的分化，从另一个方面显著改变了家庭户的规模和类型结构。

　　图 2－1 显示，中国平均家户人口数已经从 1953 年的 4.33 下降到 2020 年的 2.62，家庭核心化趋势明显。1990 年之前家户人数基本是 4 人户及以上，但是从 2000 年开始，家户人数从 3.44 人快速下降到 2020 年的 2.62 人。这种家庭规模的变化只能粗略地描述中国家庭户的一些表面变化，没有将其与人口变化联系起来，但也基本反映出家庭养老功能的减弱以及三代、四代同堂的比例在严重下降。

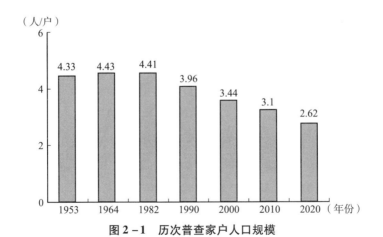

图 2－1　历次普查家户人口规模

资料来源：国家统计局网站。

图 2 - 2 中，劳动年龄（15 ~ 64 岁）人口数 2010 年占比 70.14%，
2020 年则快速降到 63.35%。在此期间，需要照料的老年人口（65 岁
及以上）则从 8.87% 上升到 13.50%。一升一降，使得老年人口抚养比
（65 岁以上人口数/劳动年龄人口数）快速上升。

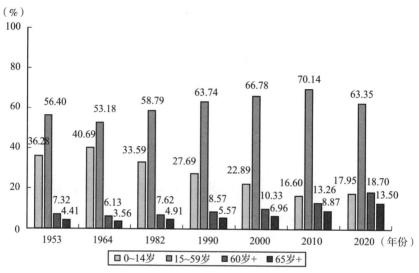

图 2 - 2　历次普查全国人口年龄构成

资料来源：国家统计局网站。

表 2 - 1 描述了 2011 ~ 2019 年 9 年间中国老年人口抚养比的变化。
2011 年以来，老年人口抚养比逐年加速上升，尤其 2016 年以后，老年
人口抚养比每年都按 1% 的速度增加。

表 2 - 1　　　　　　　　　　中国老年人口抚养比　　　　　　　单位：%

项目	2011 年	2012 年	2013 年	2014 年	2015 年	2016 年	2017 年	2018 年	2019 年
抚养比	12.3	12.7	13.1	13.7	14.3	15.0	15.9	16.8	17.8

资料来源：国家统计局网站。

图 2 - 3 表明，中国人口增速从 1982 年开始急速下降，加速了人口老龄化现象。图 2 - 4 展示 2000～2020 年，中国人口流动性越来越强，由 2020 年的 1.2107 亿增加到 3.7582 亿，10 年间增长了 200%，人口流动进一步削弱了家庭的照料功能。

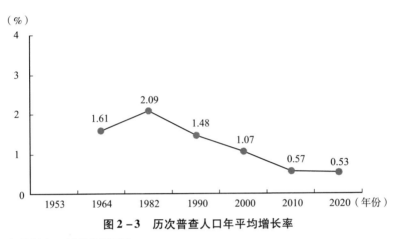

图 2 - 3　历次普查人口年平均增长率

资料来源：国家统计局网站。

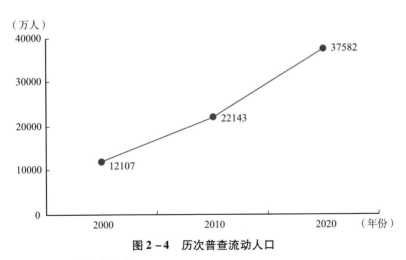

图 2 - 4　历次普查流动人口

资料来源：国家统计局网站。

图 2-5 显示，中国人口城镇化率由 1953 年的 13.26% 增加到 2020 年的 63.89%，1990 年开始加速上升，尤其是 2010~2020 年，10 年时间上升了 24.3%。人口城镇化意味着更多的农村人离开家乡加入城市，这里面以年轻人为主，有大学毕业的农村孩子留在了城市，也有农村进城务工的年轻人在城市买房落户的，而他们的父母则大多留在了农村，成了"留守"老年人、"空巢"老年人。可以说，中国的快速城镇化进一步弱化了农村家庭的养老功能。

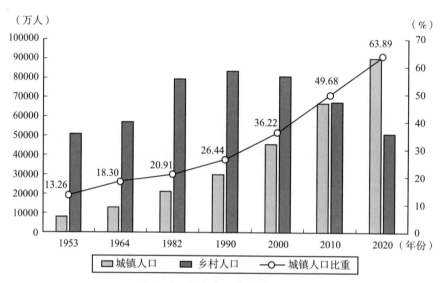

图 2-5　历次人口普查城乡人口

资料来源：国家统计局网站。

图 2-6 则从受教育程度视角解释了家庭养老功能弱化的原因。随着受教育程度的提高，年轻一代的独立性越来越强，独立发展能力增强，流动性增强，也更容易接受西方自由思想，不愿为家庭所累，不婚思想、丁克思想影响了中国的出生率，晚婚晚育、大龄剩男剩女现象加剧了人口老龄化，弱化了家庭照料功能。2021 年中国国家卫生健康委进行了生育意愿调查，结果显示，育龄妇女生育意愿越来越低，2021 年打算生育子女数平均为 1.64 个，而 2019 年为 1.73 个，2017 年为

1.76 个，连年降低，作为生育主体的"90 后""00 后"的生育意愿平均则仅为 1.54 个和 1.48 个（中共卫健委党组，2022）。

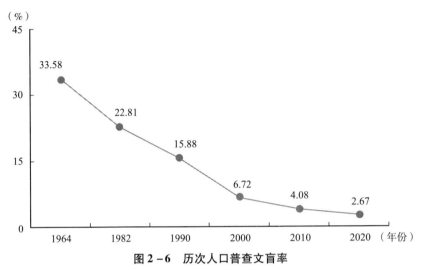

图 2－6 历次人口普查文盲率

资料来源：国家统计局网站。

三、中国家庭家户特征

郭志刚（2010）根据历次人口普查及中国 1% 人口抽样调查的原始数据样本进行分析发现，1990 年生活在单身户中的人口比例随年龄提高而增加。这种增长的原因因年龄不同而不同：在年轻段是因为随着年龄增长独立生活能力增强，在老年段则是因为离婚或丧偶。只有夫妇二人的夫妇户人口比例在年龄变化趋势上呈"马鞍型"：结婚至孩子出生阶段的夫妇二人户时间跨度短暂且比例小，随着孩子出生很快变为二代户；之后，子女成年离家独自生活，夫妇二人户比例增大，此时的夫妇二人户即为"空巢"家庭户，且持续时间长。夫妇户所占比例会随着高龄丧偶概率增加和生活自理能力下降而需要与后代同住。

1990 年，三代及以上户类型在少儿人口和青壮年人口中都占有显著的位置，对老年人口而言则已成为主要的家庭户类型，标志着主干家

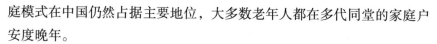

庭模式在中国仍然占据主要地位，大多数老年人都在多代同堂的家庭户安度晚年。

2000 年，单身户的人口比例较 1990 年有所提高，但在高龄段有所下降。2005 年，单身户人口比例显著增加，高龄段单身户比例继续明显下降。可能是年轻人单身主义观念的变化导致单身越来越多。2000 年，一对夫妇户人口比例显著增加，到 2005 年这个比例的增加已经使 1990 年时的"马鞍型"不见了。由于老年夫妇户就是"空巢"家庭，可见"空巢"的年龄越来越提前，"空巢"期越来越长。这种情况可能是生育量减少、生育期缩短、夫妇共同存活水平提高导致的。在家庭模式方面则反映出社会核心家庭模式的影响力也在增强，在一定程度上体现了主干家庭模式的一种新现象：伴随大批独生子女进入结婚成家的年龄，许多独生子女夫妇在与其中一方父母共同生活的同时，就无法与另一方父母同住，导致老年夫妇户比例越来越大。

隔代户的人口比例有了明显变化。1990 年这一比例很低，2000 年有所增加，2005 年有显著增加，其根本原因是流动人口增加，产生大量留守儿童，老年人要替子女照看孩子。这一现象有利于老年人将来一旦失去自理能力，可以心安理得地得到子女的照料，减轻老年人的内疚感，进而提升幸福感。

郭志刚（2010）通过对比 1990 年、2000 年和 2005 年数据，发现三代及以上户（主干家庭）比例大幅度减少，夫妇户比例先升后降，二代户比例先降后升，单身户比例及隔代户比例则显著增加。1990 年以前，大约 70% 的老年人与后代生活在一起，意味着"空巢"老年人不到 30%。1990 年以后，与后代共同生活的老年人比例在迅速下降，"空巢"老年人快速上升，意味着传统多代同堂家庭模式在削弱之中，失去了千百年来在中国社会所占据的绝对主导地位，核心化家庭（一对夫妻和未成年子女一起生活）在社会中的地位快速上升，但三代户和二代户的重要性尚未易位。

中国老年人口户居安排方面，1982 年二代以上户的比例为 73.06%，1990 年为 72.49%，2000 年为 65.78%，2005 年为 56.73%，年轻子女与老年人同住的比例越来越低，而且这一比例下降的速度越来越快，说明家庭养老的功能越来越弱。空巢家庭户的比例1982年为25.58%，1990年为26.86%，2000年为33.43%，2005年为41.16%，这一现象印证了二代户的变化趋势（郭志刚，2010）。

为了判断中国老年人居住模式的变化是否具有时代特征，可以将中国老年人的居住模式的变化水平与同属东方文化的日本进行比较。1960年日本65岁以上老年人与子女同住的比例为87.3%，1980年为69.8%（张萍，1984），1997年为54.3%（Kim et al.，2001）。日本共同社2018年4月19日报道，日本国立社会保障与人口问题研究所公布的各都道府县"日本家庭数未来估算"显示，到2040年，65岁以上老年人为户主的家庭中，独居比例将在所有都道府县均超过30%，东京等15个都道府县将达到40%以上[①]。可见，无论是中国还是日本，与子女同住或愿意与子女同住的老年人比例都在不同程度地降低。

第二节　新时代中国家庭照料特征

在"未富先老""未备先老"、中国家庭养老需求与日俱增背景下，家庭照料是化解养老压力的重要资源和手段。为此，有必要了解中国家庭中"谁最可能提供照料""谁在提供照料"以及"提供了怎样的照料"等问题，为政策制定提供经验证据。

关于照料者特征，不同国家由于社会文化、福利制度的不同，主要照料者也有所不同。史薇和李伟旭（2014）通过对北京市西城区失能老年人调查发现，子女和配偶是失能老年人最主要的照料者，两者之和为81%。其中，男性失能老年人的照料者以配偶为主，女性失能老年人的照料者以子女为主。照料者为此付出了精力、时间、机会和健康，

---

① 统计：2040年日本独居家庭将达四成［N/OL］.中国新闻网，2018-01-13，https://www.chinanews.com.cn/gj/2018/01-13/8423093.shtml.

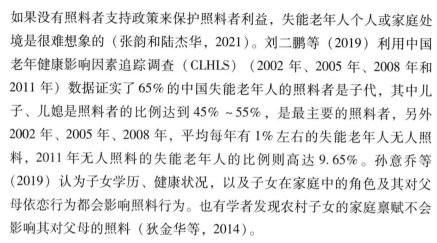

如果没有照料者支持政策来保护照料者利益，失能老年人个人或家庭处境是很难想象的（张韵和陆杰华，2021）。刘二鹏等（2019）利用中国老年健康影响因素追踪调查（CLHLS）（2002 年、2005 年、2008 年和 2011 年）数据证实了 65% 的中国失能老年人的照料者是子代，其中儿子、儿媳是照料者的比例达到 45% ~ 55%，是最主要的照料者，另外 2002 年、2005 年、2008 年，平均每年有 1% 左右的失能老年人无人照料，2011 年无人照料的失能老年人的比例则高达 9.65%。孙意乔等（2019）认为子女学历、健康状况，以及子女在家庭中的角色及其对父母依恋行为都会影响照料行为。也有学者发现农村子女的家庭禀赋不会影响其对父母的照料（狄金华等，2014）。

　　总体来看，已有文献主要关注照料者身份（配偶、子女、亲戚朋友等），以及影响照料者提供照料的因素，包括照料者父母的因素和被照料者的因素，但缺少对照料者特征的全面分析，而且已有研究对失能老年人等特殊群体的家庭照料者更为关注，忽视了家庭照料已经成为现代家庭的普遍特征，导致对家庭照料者现状系统性研究不足。另外，已有研究可能因为数据及统计技术原因，未能详尽解决"谁在提供照料""提供了怎样的照料"及"谁更可能提供照料"问题，更没有回答照料的深度与广度问题。同时，已有文献基本是将高层次数据（家庭或村庄特征数据）和低层次数据（个体特征数据）直接放在一起进行回归，会高估个体特征的影响程度，容易产生生态学谬误。

　　基于此，我们利用 CHARLS 2018 全国追踪调查数据对照料者特征开展全面分析，包括"谁在提供照料""提供了怎样的照料"及"谁更可能提供照料"问题。该结果对于评估照料者负担、厘清失能老年人照料需求、制定照料喘息服务制度具有一定的参考意义。该数据由北京大学国家发展研究院负责，2011 年开展全国基线调查，2013 年、2015 年和 2018 年开展了追踪调查。首先采用 PPS 抽样法（probability proportionate to size sampling，按规模大小成比例的概率抽样）调查了 28 个省、自治区、直辖市的 150 个县级单位、450 个村级单位，约 1 万户家庭中的 1.7 万人，^① 基本满足了全国的代表性要求；其次，不同于其他养老相关的全国性数据基本都是把 60 岁以上的老年人作为调查对象，该数据还包括了 45 岁以上的被调查者。事实上，家庭老年人照料者既包括 60 岁以下的中青年人，也包括 60 岁以上的老年人；最后，该数据包含的信息丰富，既包括子女信息，也包括老年人信息和家庭信息。

本书所研究的失能老年人是指 60 岁及以上、因为功能受损（生理或心理）导致生活部分或完全不能自理、需要他人协助才能完成日常生活，而且照料时间在 3 个月以上的老年人（Michael & Befit，2004；唐钧，2014）。照料属于硬性需求，包括饮食起居等日常照料、精神慰藉照料、医疗护理照料、康复训练等（施巍巍，2012；陈晶莹，2003），照料地点可以是家庭、社区和养老机构照料等（裴晓梅，2010）。

一、研究方法

用如下三个变量作为衡量"家庭老年人照料"变量："CF004. 过去一年，您或您配偶有没有在日常活动（或其他活动）方面给您父母或您配偶的父母提供帮助（例如家务劳动、做饭、洗衣、外出、购物和财务管理）？""CF005. 过去一年，您自己大约花几周，每周花多少时间来照看您的父母和岳父母（或公公婆婆）？"和"CF006. 过去一年，您的配偶大约花几周，每周花多少时间来照看您的父母和岳父母（或公公婆婆）？"

为测量"谁更可能提供照料"，即照料者特征对照料强度的影响，我们以照料强度为因变量，照料者特征为自变量，进行回归分析。由于 CHARLS 数据中调查了"花多少时间（周、小时）来照看父母和岳父母（或公公婆婆）"因此本书将这一数据作为家庭老年照料强度的变量，而照料时间的长短既与照料者个体特征有关，也与家庭特征有关，

---

① 考虑到调查难度，CHARLS 没有收集西藏等省、自治区、直辖市的数据。具体名单见表 4 - 3。

因此采用多层线性模型（hierarchical linear model，HLM）进行回归分析（周鹏，2020）。

具体来说，家庭老年"照料与否"的差异只是 1 周或每周 1 小时的差异（因为本书将"过去一年照料时间短于 1 周或每周照料时间小于 1 小时"界定为"未提供照料"），因此我们直接检验家庭老年照料强度的影响因素就可以识别"谁更有可能提供某种照料"。通常，对于每一对同住夫妇而言，并不需要两人同时为同一位失能老年人提供照料，即便同时提供照料，二人的照料强度也应该有差异，也就是说，在回归分析时家庭特征和个体特征处于不同层次。对于两个层次的变量有三种处理方法，第一种方法是仅对家庭特征变量进行回归，但这样就难以体现照料者个体特征，此时，根据回归结果只能推断家庭层面的情况，无法推断个体层面情况，否则会犯"生态学谬误"，该谬误也称为层次谬误或区群谬误，比较常见的情形就是用高层次数据/群体特征进行研究却用低层次单位/个体特征做结论，具有"以全概偏"特征。第二种方法是用个体层次的信息试图解释高层次现象，也称还原论错误，属于"以偏概全"。第三种方法是直接将高层次数据和低层次数据一起进行普通最小二乘法（ordinary least square，OLS）回归，但由于高、低层次数据之间的交互影响，无法满足 OLS 关于误差项独立和同方差要求（廖小利，2019）。

基于上述原因，本书采用 HLM 模型如式（2 - 1）~ 式（2 - 3）所示：

空模型 $$y_{ij} = \beta_{0j} + \varepsilon_{ij} \qquad (2-1)$$

第一层　个体层次 $$y_{ij} = \beta_{0j} + \beta_{1j}x_{1ij} + \varepsilon_{ij} \qquad (2-2)$$

第二层　村庄层次 $$\beta_{0j} = \gamma_{00} + \gamma_{01}G_{1j} + \delta_{0j} \qquad (2-3)$$

$$\beta_{1j} = \gamma_{10} + \gamma_{11}G_{1j} + \delta_{1j}$$

其对应的混合固定效应模型为式（2 - 4）：

$$y_{ij} = (\gamma_{00} + \gamma_{01}G_{1j} + \gamma_{10}x_{1ij} + \gamma_{11}G_{1j}x_{1ij}) + (\delta_{0j} + \delta_{1j}x_{ij} + \varepsilon_{ij}) \qquad (2-4)$$

其中，y_{ij} 表示家庭老年照料强度，x_{1ij} 表示家庭内照料者个体特征，G_{ij} 是家庭特征变量。

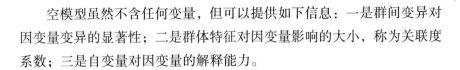

空模型虽然不含任何变量，但可以提供如下信息：一是群间变异对因变量变异的显著性；二是群体特征对因变量影响的大小，称为关联度系数；三是自变量对因变量的解释能力。

二、研究发现

（一）照料者提供家庭老年照料的特征

1. 照料者提供家庭老年人照料的广度与深度

利用 CHARLS 2018 数据库中的"CF 提供照料时间"数据，剔除"CF004 过去一年，您或您配偶有没有在日常活动方面给您父母或您配偶的父母提供帮助？"这个问题上数据缺失的样本，最终得到 1951 个数据，其中 55.51% 的家庭存在家庭老年人照料，44.49% 的家庭虽然有老年人，但子辈并未参与老年人照料，具体情况见表 2 - 2。

表 2 - 2　　家庭老年人照料的参与广度（家庭维度[a]，N = 1951）

是否照顾老年人	频数	频率（%）	累计频率（%）
是	1083	55.51	55.51
否	868	44.49	100

注：a. 根据问卷中父亲、母亲、岳父（公公）、岳母（婆婆）健康状况统计所得，将自评健康状况"不好"或者"很不好"的父辈界定为需要照料，得到有父辈需要照料的子辈家庭共 1951 户。

我们不但要从家庭层面了解家庭老年人照料情况，还要从个体层面了解相关信息，因为部分子辈是以个体而非夫妻的形式存在着，而且即便以夫妻的形式存在，也有可能夫妻双方中只有一人参与家庭老年人照料。因此，本部分进一步分析个体层面参与家庭老年人照料的情况。

从表 2 - 3 的结果来看，在 3471 例存在家庭老年人照料风险的子辈个体中，有 48.75% 的个体在过去一年中照料老年人的时间在 1 周以上且每周照料 1 小时以上（照料时间低于这一标准的本书视为未提供家庭照料）。对比表 2 - 2，个体层面参与照料的比例较家庭层面低 7% 左右，可能的原因是有配偶的家庭当中，夫妻双方可能只有一人参与了照料。

表 2 - 3　　　　家庭老年人照料的参与广度（个体层面[a]，N = 3471）

是否照顾老年人	频数	频率（%）	累计频率（%）
是[b]	1692	48.75	48.75
否[c]	1779	51.25	100

注：a. 有父辈需要照料的子辈家庭共 1951 户，照料者中有配偶的 1790 户，无配偶者 1951 - 612 = 161 户，因此，具有照料风险者 1790 × 2 + 161 = 3471 人。b. 数据并未直接提供个体层面是否照顾老年人的信息。根据夫妇中的一方照料老年人的周数大于 1 且每周大于 1 小时的频数之和作为照料老年人的频数。978 位受访者和 714 位受访者配偶，共 1692 人提供了家庭老年人照料。c. 这里的"否"指的是个体提供的照料不超过 1 周数或者每周不超过 1 小时。

表 2 - 2 和表 2 - 3 回答了照料广度，表 2 - 4 和表 2 - 5 则展示了子辈在过去一年给老年人提供照料的周数以及每周提供照料的小时数。从表 2 - 4 和表 2 - 5 可以看出，在所有参与照料老年人的子辈当中，有 34% 的子辈提供了全年照料，43% 的子辈全年提供了 48 周及以上的照料，照料负担繁重。

表 2 - 4　　　　过去一年家庭老年人照料的参与深度/照顾周数
（个体层面，N = 1641）

照顾周数	频数	频率（%）	累计频率（%）
52	563	34	34
48	140	9	43
2	109	7	50
12	103	6	56
4	90	5	61
8	80	5	66
50	66	4	70

续表

照顾周数	频数	频率（%）	累计频率（%）
3	64	4	74
26	51	3	77
16	38	2	79
……	……	……	……

注："照顾周数"从1～52周不等，这里仅选取频数较多者并按频数高低进行降序排列。

表2-5　过去一年家庭老年人照料的参与深度/每周照顾小时数

（个体层面，N = 1648）

每周照顾小时数	频数	频率（%）	累计频率（%）
2	156	9.47	9.47
14	121	7.34	16.81
3	102	6.19	23
7	98	5.95	28.95
5	89	5.40	34.35
10	89	5.40	39.75
8	87	5.28	45.03
4	81	4.92	49.95
6	74	4.49	54.44
12	71	4.31	58.75
……	……	……	……

注："照顾小时数"从1～168小时不等，这里仅选取频数较多者并按频数高低进行降序排列，其均值为65小时。

表2-5中每周的照料时间方面，每周照料时间出现频率最多的是14小时，相当于每天2小时，这种情况占所有照料者个体比例为7.34%。每天2小时的照料看似时间不算长，但对于照料者来说，其心

理压力却很高，因为在没有提供照料的时间内，并不能完全放松，而是需要心里一直惦记着照料对象。

2. 照顾了多少老年人

从表 2-6 可以看出，72.78% 的家庭照料 1 位老年人，21.84% 的家庭需要照顾 2 位老年人，对这部分家庭来说是一个严重的挑战，94.62% 的家庭照料的老年人数量不超过 2 位，照料 4 位老年人的家庭仅占 0.97%，但随着时间的推移，这一比例会逐渐提高。

表 2-6   家庭老年人照料被照料者数量（家庭层面，N = 1951[a]）

照料了多少父辈	频数	频率（%）	累计频率（%）
1	1420	72.78	72.78
2	426	21.84	94.62
3	86	4.41	99.03
4	19	0.97	100

（二）谁在提供照料

表 2-7 和表 2-8 揭示了中国家庭老年照料者的家庭特征和照料者的个体特征。家庭特征方面，有文献将户口和婚姻状况作为个体信息，但本书认为将户口和婚姻状况理解为家庭信息更合适，一是因为夫妻双方绝大多数情况下应该在同一户口本上，二是因为夫妻双方的婚姻状况信息肯定是完全一样的。

表 2-7 显示，农村家庭参与老年人照料的比率远远高于非农村家庭，这可能有两方面的原因：一是受访者家庭是农业户口的多于非农业户口的；二是农村家庭相较于非农村家庭就业机会更少，照料成本更低。婚姻状况方面，已婚并与配偶同住的家庭占了绝大多数，夫妻二人共担照料，此类照料者相对照料压力较小。照料者家庭年平均收入较低，但收入分布较为离散，标准差高达 43948 元。

表 2 - 7　　　　　　家庭老年人照料者的家庭特征（N = 1083[a]）

变量	分类/单位	频数/均值	频率/标准差	累计频率/最小值	有效频率/最大值
户口	农业户口及统一户口	703	64.97	64.97	
	非农业户口	379	35.03	100	
婚姻状况	已婚并与配偶同住	903	83.38	83.38	
	已婚但因工作等原因未同住	103	9.51	92.89	
	离异或离异	28	2.59	95.48	
	丧偶	49	4.52	100	
家庭年收入	元	7669	43948	- 300000	1210002

注：a. 数据匹配合并中的损失及各变量上的数据缺失，导致了具体变量上案例数小于表 2 - 2 中的 1083 户。

表 2 - 8 显示了家庭老年人照料者的个体特征。从性别分布来看，女性占全部照料者 60.30%，仍然是照料主体。这一结果与斯通（Stone，1987）和乔木（Takagi，2013）的研究结果相吻合。女性之所以成为家庭老年人照料的主体可能与中国"男主外、女主内"的文化传统有关，也可能与女性在劳动力市场较男性缺乏竞争力有关。当然，女性在家庭老年人照料方面投入的时间与精力也进一步限制了女性的发展。

表 2 - 8　　　　　　家庭老年人照料者的个体特征（N = 1690[a]）

变量	分类/单位	频数/均值	频率/标准差	累计频率/最小值	有效频率/最大值
性别	男	671	39.70	39.70	
	女	1019	60.30	100	
学历	小学及以下	459	43.84	43.84	
	初中	297	28.37	72.21	
	高中	176	16.80	89.01	
	中专及以上	115	10.98	100	
年龄[b]	岁	52.19	6.21	36	85

注：a. 由于缺失值数量不同，故每个变量的案例数都小于 1692 个案例。b. 调查对象是 45 岁及以上中老年人，但其配偶的年龄可能会低于 45 岁。

就学历构成来看，初中及以下低学历者占全部照料者 72.21%，可能的原因是低学历者照料老年人的机会成本较低。照料者的平均年龄 52 岁，验证了照料需求与家庭生命周期高度相关的观点（吴凡，2017）。从年龄看，照料者大多属于中年，属于上有老下有小的"夹心层"。

（三）谁更可能提供照料

我们以照料强度为因变量，照料者特征为自变量，进行回归分析。分层模型包括 3 个子模型，其中的"零模型（空模型）"用来判断采用 HLM 模型的必要性，即用来检验分层效应。如表 2 - 9 所示，家庭层次的方差为 29.473，个体层次方差为 3.761，由此组内相关系数为 $29.473/(29.473 + 3.761) = 88.68\%$，说明家庭照料老年人的时间差异 89% 是由家庭变量决定的，也说明在对家庭老年人照料时间进行建模时必须考虑个体与家庭数据的分层问题。

表 2 - 9　　　　　　　　回归分析——谁更可能提供照料

变量	零模型		随机系数模型		随机截距模型	
	系数	标准差	系数	标准差	系数	标准差
性别（男性 =1，女性 =0）			- 2.983 **	1.391	- 4.783 ***	1.695
年龄			0.076	0.107	0.380 ***	0.123
学历（小学及以下为对照组）						
初中			0.296	1.581	0.335	2.034
高中			6.084 ***	2.205	7.491 ***	2.718
中专及以上			12.076 ***	3.133	15.122 ***	3.114
婚居（已婚与配偶同住为对照组）					13.428 ***	2.665
已婚但未与配偶同住					9.277 **	4.582
离异					- 3.723	2.974

续表

变量	零模型		随机系数模型		随机截距模型	
	系数	标准差	系数	标准差	系数	标准差
丧偶					0.096	1.966
户口（农业户口为对照组）	7.834 ***	0.479	3.818	5.716	-13.922 **	7.188
var（_cons）	29.473		28.001		59.983	
var（Residual）	3.761		9.389		2.367	

注：***、** 分别表示在 1% 和 5% 水平上显著。

随机截距模型显示，女性照料老年人所花费的时间较男性多 4.78 小时，并在 1% 水平上统计显著；年龄对照料老年人所花费时间有显著影响，年龄每增加 1 岁，每周提供的照料时间会增加 0.38 小时，这一关系已经被其他学者验证，如，吴凡（2017）利用第三期中国妇女社会调查数据发现照料者的年龄分布与照料时间呈正向关系。

学历越高照顾老年人所花费时间越多，并在 1% 水平上统计显著，可能的原因是高学历者一般经济状况较好，而根据前面分析，照料者的评价年龄为 52 岁，意味着高学历者一旦退休或即将退休时，有足够的时间来照料老年人，而无须为生计奔波。婚姻状况能显著影响对老年人照料的投入，和已婚并与配偶同住的子辈相比，分居或离异者会花费更多时间照料老年人，可能的原因是该群体的照料者没有家庭的拖累，有足够的精力来照料老年人。照料投入不存在明显的城乡差异。

三、研究结论与建议

家庭老年人照料在代际关系中意义重大，对于代际相互作用起到了桥梁作用，也是社会转型过程中不可忽视的重要因素，是父辈老化、子辈发展过程中必须面对的问题。因此，实证分析"谁在提供照料""提供了怎样的照料""谁更可能提供照料"等问题具有基础性意义。本书研究结论如下：

第一，家庭照料压力巨大。就"谁在提供照料"而言，家庭照料是一种广泛存在。48.75%的个体在过去一年提供了照料，55.51%的家庭（或自己或配偶或双方）提供了照料，其广泛性与年龄、性别、学历、婚姻状况、户口等无关。照料者平均年龄52岁，其父辈年龄基本在80岁左右，意味着只要家庭有失能老年人，50%的受访者需要参与照料。就"提供了怎样的照料"而言，家庭老年人照料是一种深度参与，34%的照料者全年提供照料，22%以上的照料者每周提供8小时以上的照料。绝大部分照料者（78%）过去一年要照料一位老年人。

第二，照料者存在异质性。就"谁更可能提供照料"而言，女性、高学历者、分居和离异者更可能提供高强度照料。为照料者提供必要的帮助与支持刻不容缓，需要政府对这种需求做出政策回应。国际上通行的对家庭照料者的支持包括经济支持、情感支持、照料技能、信息支持、及时灵活的照料替代服务。各个国家关于家庭照料者支持政策虽有差异，但都有一项最为关键的政策，那就是最大限度地帮助处于就业状态的照料者尤其是女性就业者如何兼顾照料和工作。

结合中国情况、借鉴他国经验及本节研究结论，提出如下建议：

第一，重新界定救助对象救助标准，实现精准救助。国家的救助和补贴应杜绝平均主义和"摊大饼"，应向失能老年人家庭、女性照料者家庭、分居和离异者家庭倾斜。这种"雪中送炭"式救助和补贴要比"锦上添花"式救助和补贴更能发挥养老资金的边际效用、优化资源配置。政府应改革传统的救助对象分类标准（当前以老年人家庭经济状况为主要分类标准），应当结合老年人的失能状况、家庭禀赋等各方面情况，重新界定救助对象救助标准。如此，既可以减轻失能老年人的心理负担，又能补偿照料者的机会成本。这一思路在天津、青岛等地方已经开始尝试，根据家庭情况和失能程度，每月补助金额50～500元不等。政府通过增加社会保障或经济补贴支持照料者的做法被广泛采用，比如，加拿大政府对照料时间达到一定标准的照料者提供免税津贴，收入越低津贴越多。

另外，还需要从社会性别视角设计家庭老年人照料者支持政策。在中国，女性是家庭照料的主角，是工作—家庭平衡关系中最紧张的群体，在工作—家庭平衡政策中应特别关注女性的需求。比如，为照料老年人的职业女性提供工作时间更为灵活的岗位；就业政策和收入分配方面考虑家庭照料对职业生涯的不利影响等。

　　第二，出台"带薪照料假"。政府应出台相关休假政策，用人单位每年必须提供一定的带薪照料假，以照料失能老年人。英国在1989年的政府白皮书《照料他人》中就提出给照料者提供实际的支持，第一次把健康与社会照料政策中长期被忽视的照料者放到了中心位置。2005年4月1日开始，英格兰和威尔士致力于给照顾者提供包括信息、工作机会、教育与终身学习等支持。2008年德国推出了灵活的工作安排，家庭照料者每年可以因为照料老年人而享受10天的"不辞而别"。而且，照料者所在公司规模如果在15人以上，每年可以有6个月的"停薪留职"，以平衡照料与工作的冲突（李俊，2018）。中国的山西、福建、湖北、广西、四川、河南等地此前已经零星出台了"独生子女照料假"，但因为假期较短（最长的是山西省，为15天）、政策力度不大，没有引起太大关注。

　　第三，为照料者提供喘息服务。为了将照料者暂时从繁重的照料任务中解脱出来，减轻其精神压力，许多国家提供了多种形式的替代服务，让照料者获得短期的喘息机会，使家庭照料者身心得以放松，增进照料者健康及其社交机会。这种替代服务可由专门机构或其他专业人士提供，也可以由社区志愿者提供，既可以到老年人所在家庭提供替代服务，也可以将老年人送到日间照料中心、养老院等地方。

　　第四，成立"照料者协会"等非营利组织，向家庭照料者提供照料方面的信息与技能支持。社会组织或团体开展照料方面的技能培训，从而提升照料的效果与效率。如美国的家庭照料者联盟（FCA）、全国照料中心（NCC），英国的照料者协会（CA）等都属于提供照料相关法律事务咨询、照料技能指导的非营利组织。目前，中国尚缺少类似组织，需要政府政策引导。

第三节　新时代中国老年人照料需求特征

中共中央、国务院 2019 年印发的《国家积极应对人口老龄化中长期规划》将"积极应对人口老龄化"确定为重大国家战略，这一战略的核心问题是养老，而养老的核心问题是失能老年人照料。因此，科学分析照料需求的特征，对于正确评估照料需求具有重要意义。

老年人的照料需求与其日常生活自理能力高度相关。日常生活自理能力（activity of dalily living，ADL）和工具性活动能力（instrumental activity of dalily living，IADL）能够反映老年人独立进行日常生活的能力，常用来衡量老年人健康水平。本部分的分析基于基本日常生活自理能力进行。

本书重点关注照料需求主体——失能老年人的照料需求，采用国内外通行的 Karz 量表（即 ADLs 量表）进行失能老年人界定，采用北京大学健康老龄与发展研究中心开展的"中国老年健康和家庭幸福调查（CLHLS - HF）"［原名"中国老年健康调查（CLHLS）"］2018 年数据。该数据关于老年人日常活动能力（ADLs）的数据有 6 项。只要受访者回答的 E1 - E6 六项基本日常活动中有一项"无法独立完成"即被划为"失能"状态（宋靓珺和杨玲，2020）。比如，"E1 您洗澡时是否需要他人帮助（包括擦洗上身或下身）？"答案选项包括"1. 不需要任何帮助（跳到 E2）；2. 某一部位需要帮助；3. 两个部位以上需要帮助。"如果受访者选择 2 或者 3，则将该老年人界定为"失能老年人"，即需要照料的老年人。对照料需求的判断，通过问卷调查得到的结论，要比根据老年人的失能状况做出的判断更可靠，即人的主观判断有时比客观判断更有意义，因为"未得到帮助"不等于"不需要"。犹如"自评健康"可能比体检得出的结论更能反映受访者的真实健康状态。

一、新时代照料需求特征

我们以 CLHLS - HF 2018 年调查数据为分析对象，6 项日常活动中，只要有一项需要帮助，即界定为需要照料。剔除 13 名年龄 60 岁以下的受访者。

图 2 - 7 统计了 2002～2018 年 17 年期间 6 项照料需求的变化情况（1998 年和 2000 年的调查对象是 80 岁及以上老年人，和后续调查的范围不同，考虑到可比性，绘图时剔除了这两年。1998 年和 2000 年有此项需求的失能老年人比例分别为 31.57% 和 30.06%，明显高于其他年份，原因是 1998 年和 2000 年的调查对象是 80 岁及以上老年人，而其他年份调查的老年人还包括 60 岁及以上老年人，而后者的失能程度肯定低于前者）。图 2 - 7 反映 6 项照料需求都具有略微上升的趋势，波动的原因是追踪调查中有死亡或者失访的老年人，以及新增的受访者。图 2 - 7 表明，失能老年人对洗澡方面的照料需求最高 [E1 您洗澡时是否需要他人帮助（包括擦洗上身或下身）?]，有 23% 左右的失能老年人有该项需求，并呈现略微上升趋势，可能是随着年龄增长，老年人需要更多照料，也可能是老年人越来越重视个人卫生，晚年生命质量在提高。照料需求最少的是大小便，大小便属于个人生理问题，其他人难以帮助，除非需要排尿管等。

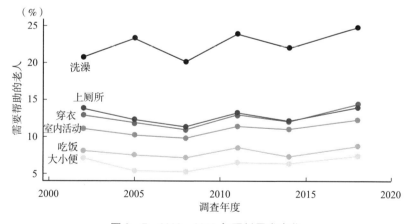

图 2 - 7 2002～2018 年照料需求变化

资料来源：笔者根据"中国老年健康和家庭幸福调查（CLHLS - HF）"2002～2018 年数据绘制。

图2-8 描绘的是城乡失能老年人对社区照料服务的需求。可以发现城市和农村老年人对于社区照料服务需求没有明显差异，无论城市还是农村，老年人最希望得到的照料服务是看病、送药以及提供保健知识，反映出老年人最渴望的是健康照料，而且城市老年人比农村老年人更在意健康。8 项具体的社区服务项目中，老年人需求最低的是日常购物。图2-8 的结果提示社区老年人照料服务中心应该把医疗卫生服务作为工作重心。

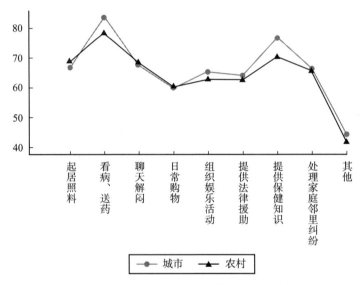

图2-8　失能老年人社区照料服务需求城乡差异

资料来源：笔者根据"中国老年健康和家庭幸福调查（CLHLS-HF）"2018 年数据绘制。

二、照料需求特征

（一）单项照料需求情况

表2-10 统计的是1998~2018 年洗澡照料需求的变化情况。表2-10 也反映出"两个部位以上需要帮助"的失能老年人人数远远高于"某

一部位需要帮助"的人数,说明洗澡照料需求最强烈、最必要。随着年龄增长,老年人自理能力下降,洗澡时"某一部位需要照料"的比例下降,"两个以上部位需要照料"的比例上升,但二者合计的比例基本在22%左右(1998年和2000年除外),反映出在洗澡方面失能较为严重。

表 2 - 10　　　　　　　　洗澡照料需求变化　　　　　单位:%

是否需照料	1998 年	2000 年	2002 年	2005 年	2008 年	2011 年	2014 年	2018 年
某一部位需要照料	11.83	10.95	10.00	7.41	6.05	5.85	5.48	5.86
两个以上部位需要照料	19.74	19.11	10.76	15.89	14.11	18.07	16.57	18.97
合计	31.57	30.06	20.76	23.30	20.16	23.92	22.05	24.83
样本量(人)	9093	11199	16067	15638	16954	9671	7030	15695

　　杜鹏和张文娟(2010)根据国家统计局2004年全国抽样调查数据加权汇总得到中国老年人生活自理能力失能率为8.9%(二位学者计算的是全体老年人的失能率,本书分析的是失能老年人群体的各项照料需求,故数值结果不同)。其中,男性的失能率为7.7%,女性为10.2%。失能率最高的项目是洗澡(6%),与本书的研究结论一致;其次是在室内走动(1.9%)、上下床(1.0%);上厕所和穿衣的失能率相同(皆为0.9%),也与本书研究结论一致。

　　失能老年人中,只有一项失能的占43.4%,两项失能的占16.1%,三项失能的占6.2%,四项失能的占13.6%,五项失能的占6.1%,六项(吃饭、穿衣、上厕所、洗澡、室内走动、上下床)全都失能的占14.7%(杜鹏和张文娟,2010)。可见,多项交叉受损的比例也很高,特别是有些老年人由于年龄或疾病影响,生活完全无法自理,各项活动都需要他人的照顾,这部分老年人及其照料者应该得到更多关注。

　　表2-11表明,失能老年人的"E3 您上厕所大小便时是否需要他人帮助(包括便后洗手、解衣穿衣,包括在房间中用马桶大小便)"照料需求明显低于洗澡照料需求,平均12%的失能老年人需要该项照料。

其中，7%左右的失能老年人需要"他人帮助洗手、穿衣服"，5%左右的失能老年人"卧床不起，只能在床上由他人帮助使用便盆等"。

表 2 – 11　　　　　　　　　　　　上厕所　　　　　　　　　　单位：%

是否需照料	1998 年	2000 年	2002 年	2005 年	2008 年	2011 年	2014 年	2018 年
他人帮助洗手、穿衣服	14.09	11.80	9.54	7.83	7.04	7.86	6.91	8.24
卧床不起，需用便盆	5.17	5.05	4.27	4.50	4.29	5.42	5.25	5.81
合计	19.26	16.85	13.81	12.33	11.33	13.28	12.16	14.05
样本量（人）	9093	11199	16067	15638	16954	9671	7030	15695

表 2 – 12 表明，失能老年人对穿衣方面的照料需求与上厕所方面的照料需求非常接近，都是 12% 左右。其中，"能找到并穿上衣服，但自己不能穿鞋"的失能老年人只占总失能老年人的 2% 左右，而"需要他人帮助找衣穿衣"的失能老年人比例为 10% 左右。上厕所和穿衣服两项活动对身体机能（比如四肢的灵活性的要求）的要求基本一致，图 2 – 7 也显示二者对应的需求线基本重合，说明表 2 – 12 与图 2 – 7 的结论一致。

表 2 – 12　　　　　　　　　　　穿衣照料需求　　　　　　　　单位：%

是否需照料	1998 年	2000 年	2002 年	2005 年	2008 年	2011 年	2014 年	2018 年
需要他人帮助穿鞋	4.27	3.24	3.20	2.50	2.61	1.62	1.66	2.12
需要他人帮助找衣穿衣	13.25	11.83	9.73	9.35	8.35	11.42	10.43	12.28
合计	17.52	15.07	12.93	11.85	10.96	13.04	12.09	14.40
样本量（人）	9093	11199	16067	15638	16954	9671	7030	15695

表 2 – 13 显示，"E4 在室内活动时您是否需要他人帮助（室内活动指上下床、坐在椅子或凳子上或从椅子或凳子上站起来）？"问题中，需要他人帮助的为 7% 左右，卧床不起的 4% 左右。对卧床不起的老年

人的照料最为费时费力，家庭照料支持政策对应此类家庭应加大支持力度，社区也应提供更多的喘息服务。

表 2 – 13　　　　　　　　　　室内活动照料需求　　　　　　　　单位：%

是否需照料	1998 年	2000 年	2002 年	2005 年	2008 年	2011 年	2014 年	2018 年
需要他人帮助	11.39	8.97	7.37	6.21	6.01	6.94	6.64	7.70
卧床不起	5.04	4.70	3.70	4.03	3.85	4.50	4.40	4.61
合计（人）	16.43	13.67	11.07	10.24	9.86	11.44	11.04	12.31
样本量	9093	11199	16067	15638	16954	9671	7030	15695

表 2 – 14 显示，"E6 您吃饭时是否需要他人帮助？"问题中，回答"能自己吃饭，但需要一些帮助"的失能老年人占全部失能老年人的比例为 5% 左右，"完全由他人喂食"的比例为 3% 左右，二者合计 8% 左右。完全由他人喂食属于重度失能老年人，照料强度较高。

表 2 – 14　　　　　　　　　　吃饭照料需求　　　　　　　　　单位：%

是否需照料	1998 年	2000 年	2002 年	2005 年	2008 年	2011 年	2014 年	2018 年
需要一定帮助	9.79	8.53	6.11	4.92	4.55	5.53	4.58	5.03
完全由他人喂食	2.10	2.83	1.99	2.64	2.67	3.06	2.80	3.76
合计	11.89	11.36	8.10	7.56	7.22	8.59	7.38	8.79
样本量（人）	9093	11199	16067	15638	16954	9671	7030	15695

表 2 – 15 表明，"您是否能控制大小便？"问题中，5% 左右的失能老年人"偶尔/有时失禁"，3% 左右的失能老年人"使用导管等协助控制或不能控制"。对于不能控制大小便的老年人进行照料，对照料者的身心都是巨大的考验。

表 2 - 15　　　　　　　　　　控制大小便　　　　　　　　单位：%

是否需照料	1998 年	2000 年	2002 年	2005 年	2008 年	2011 年	2014 年	2018 年
偶尔/有时失禁	7.64	7.67	6.24	4.20	4.07	5.00	4.94	5.16
使用导管等协助控制	1.19	1.31	0.89	1.20	1.21	1.59	1.45	2.26
合计	8.83	8.98	7.13	5.40	5.28	6.59	6.39	7.42
样本量（人）	9093	11199	16067	15638	16954	9671	7030	15695

（二）失能老年人照料需求群体差异

不同特征群体老年人的生活自理能力的变化趋势存在诸多差异，教育程度较高和社会经济条件较好的老年人的生活自理能力的下降趋势较为缓慢（顾大男等，2006），对照料的需求强度弱于其他老年人群体。

表 2 - 16 列示了城乡、男女及不同年龄段失能老年人"F15 您是否希望社区为老年人提供下列社会服务？（多选）"的照料需求差异。总体来看，不同群体对于照料需求的差异不大，反映出照料需求受性别、户口和年龄的影响不大。不同群体需求最大的是"看病、送药"和"提供保健知识"，说明失能老年人最需要社区提供卫生保健方面的服务。

表 2 - 16　　　　　　　失能老年人照料需求差异　　　　　　单位：%

照料需求项目	城市	农村	男性	女性	60～69 岁	70～79 岁	80 岁及以上
起居照料	66.84	68.65	68.29	67.06	69.39	65.90	67.53
看病、送药	83.63	78.36	80.99	82.31	77.55	80.45	82.02
聊天解闷	67.56	68.29	67.00	68.16	65.31	62.04	68.14
日常购物	60.15	60.33	61.63	59.57	57.14	57.87	60.42
组织娱乐活动	65.30	62.85	65.24	64.18	65.31	64.98	64.49
提供法律援助	63.99	62.70	63.08	63.79	61.22	67.74	63.35
提供保健知识	76.68	70.35	74.00	74.92	71.43	75.69	74.60
处理家庭邻里纠纷	66.42	65.64	66.31	66.14	67.35	67.91	66.08
其他	44.36	41.80	43.46	43.57	41.67	47.29	43.34

从城乡差异方面看，表 2 – 16 表明，城市老年人对于"看病、送药""组织社会和娱乐活动""提供法律援助""提供保健知识""处理家庭邻里纠纷""其他"方面的照料需求都高于农村失能老年人（刘西国和刘晓慧，2019），但差异比较显著的是"看病、送药"和"提供保健知识"，说明城市失能老年人更注重健康。6 项照料需求中，农村失能老年人只有"起居照料""聊天解闷""日常购物"3 项内容的需求比率高于城市失能老年人，说明农村失能老年人更需要日常生活方面的照料，尤其对于农村空巢老年人，更需要"聊天解闷"等精神慰藉。相对于城市失能老年人来说，农村失能老年人的子女大多外出务工，老年人对"视频聊天"功能的应用能力不够，以及农村通信技术和设备等硬件建设又落后于城市，导致农村老年人与外地子女聊天解闷的机会较少。

表 2 – 16 及图 2 – 9 表明，男性与女性失能老年人对照料的需求差异不明显。男性在"起居照料""日常购物""组织社会和娱乐活动"方面的需求略高于女性，女性在"聊天解闷""看病、送药"方面的需求略高于男性。

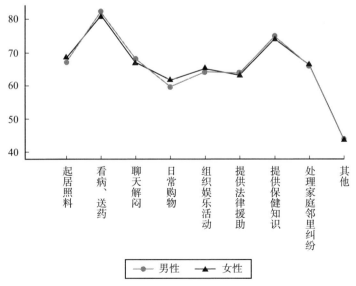

图 2 – 9 失能老年人照料需求性别差异

表 2-16 及图 2-10 表明，80 岁以上失能老年人对于"看病、送药""聊天解闷"方面的需求在所有年龄段中最高。60~69 岁失能老年人对于"起居照料"方面的需求在所有年龄段中最高。70~79 岁失能老年人对于"提供法律援助""提供保健知识""处理家庭邻里纠纷"和"其他"方面的照料需求都高于其他年龄段。

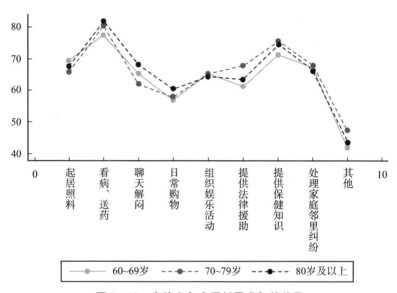

图 2-10 失能老年人照料需求年龄差异

（三）失能老年人照料需求地区差异

中国中、东、西部地区人群的生活自理能力存在差异，东部地区老年人失能率最低，西部地区老年人失能率最高，中部地区老年人失能率介于二者之间。东、中、西部地区农村老年人生活自理能力与城市老年人相比存在较大差异，这可能与中国农村社会经济发展以及社会保障制度建设存在地区差异有关。对比各地区人群的生活能力在 1994~2004 年的变化趋势发现，男性和女性老年人的生活自理能力变化趋势存在明显差异。中西部老年人的比例变动高于东部，说明中西部地区带残存活至老年阶段的老年人越来越多，引致需求持续上升（杜鹏和张文娟，2010）。

表 2–17 和图 2–11 展示了 23 个省份样本老年人中需要照料的老年人百分比。23 个省份①的失能老年人照料需求差异明显。照料需求比例最高的省份是黑龙江，其次是辽宁、山西和河北，以北方省份为主；照料需求比例最低的是海南，其次是广西、湖北和湖南，以南方社区为主。

表 2–17　　2018 年全国 23 个省份需要照料老年人百分比统计表　　单位：%

省份	照料	省份	照料	省份	照料	省份	照料	省份	照料	省份	照料
北京	38.10	辽宁	45.53	江苏	27.42	江西	22.67	山东	31.30	重庆	25.44
天津	39.78	吉林	25.75	浙江	25.42	广东	22.47	河南	32.11	四川	25.56
河北	40.98	黑龙江	53.50	安徽	27.42	广西	14.49	湖北	15.03	陕西	43.20
山西	43.27	上海	35.52	福建	25.12	海南	9.52	湖南	16.06		

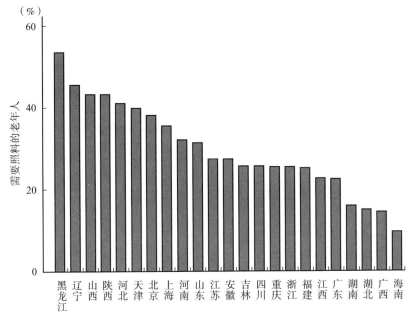

图 2–11　23 个省份失能老年人照料需求对比

---

①　CLHLS 项目组只抽取了 23 省份进行调查，具体省份见表 2–17。

第四节　老年照料需求影响因素分析

在前面分析老年照料需求特征的基础上，本部分继续利用 CLHLS – HF 2018 年追踪调查数据，通过将失能老年人与全样本老年人在个体特征、社会经济地位等因素的对比，分析新时代照料需求影响因素。

关于照料需求影响因素的选择，本部分借鉴了相关文献的做法。张文娟等（2014）认为，家庭禀赋中的使能因素（包括老年人子女、配偶和其他照料人选的情况）、倾向因素（家庭经济状况）以及社区照料服务水平会显著影响老年人对照料模式的选择。社会福利和个人福利水平也是影响照料模式选择的重要因素（肖云和随淑敏，2017）。有学者通过对山东省济宁市老年人的调查，发现老年人个体特征（性别、年龄、健康状况）、社会经济地位（文化程度、经济状况、收入）影响照料需求（李伟峰和原翠娇，2015）。刘运东等（2016）利用新疆石河子的调查数据，发现失能程度影响照料需求。通过辽宁省农村失能老年人调查数据，石小盼等（2016）发现收入、社会支持以及失能程度影响农村失能老年人照料需求。李强等（2015）研究发现，年龄、受教育程度、子女数量、居住模式、收入、视力、慢性病数量、自理能力和精神慰藉都会影响农村失能老年人照料需求。

一、全样本老年人特征

根据表 2 – 18 数据，需要照料的老年人的全国平均比例为 26.4%。新浪网 2020 年 12 月报道的"银发经济数据分析"显示，2020 年中国失能老年人口占全部老年人人口的 17.0%，数量为 4250 万人。2030 年、2050 年失能/半失能老年人口数量估计会分别达到 6290 万人和 9600 万人，占比分别为 17.0%、20.0%，照料压力巨大。表 2 – 18 中的失能老年人比例高于媒体报道的中国失能老年人比例，原因可能是样本中 80 岁以上老年人占的比重较高，达到 65.74%。

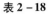 表 2 - 18   **2018 年样本老年人特征**

项目	变量	样本量	百分比（%）	项目	变量	样本量	百分比（%）
性别	男	6916	43.60	居住模式	与家人同住	12487	80.36
	女	8946	56.40		独居	2477	15.94
年龄	60～69 岁	1613	10.17		住养老院	573	3.70
	70～79 岁	3822	24.10	同住家人人数	1 人	5058	39.19
	80 岁及以上	10427	65.74		2 人	3002	23.16
教育年限	0 年	6807	50.24	与谁同住	配偶	5654	44.65
	1～6 年	4215	31.11		子女	5940	46.91
	6 年以上	2527	18.65	养老保险	参加	4451	34.96
户口	城镇	4322	25.71		未参加	8257	64.86
	农村	11387	72.49	60 岁之前的职业	专业技术	890	6.60
民族	汉族	12859	94.06		行政管理	536	3.98
	壮族	511	3.74		一般职员	1948	14.45
主要生活来源	退休金	3853	25.18		农民	8292	61.52
	配偶	416	2.72	婚姻状况	已婚同住	6125	39.26
	子女	7114	46.48		已婚不同住	276	1.77
	当地政府	1514	9.8		丧偶	9004	57.71
	自己劳动	1253	8.19	是否需要照料	需要	4188	26.40
是否够用	够用	13388	85.59		不需要	11674	73.60
	不够用	2245	14.35	自评健康	很好、好	6776	43.11
生活水平	富裕	2995	19.15		一般	5615	35.72
	一般	10877	69.53		不好	2040	12.98
	贫困	1482	9.47		无法回答	1286	8.18

注：因为数据缺失，不同组的样本规模不一定相同；为节省篇幅，部分组的统计结果未完全展示，故部分组的百分比之和小于 100%。

表 2 - 18 中农村老年人占 72.49%，可能是表中未参加养老保险的比例较高（64.86%）的原因之一。首先，农村老年人保险意识不强。有地

可种能够保证老年人自给自足、衣食无忧。其次，60 岁以上的老年人不需参加养老保险即可每月领取政府发放的 100～200 元的养老金，基本满足零星支出需求。将近一半（46.48%）的老年人生活的主要经济来源由子女提供，原因应该是样本中 80 岁以上高龄老年人多、无养老保险的老年人多、农村老年人多。有 8.19% 的老年人靠自己劳动获得生活经济来源，而样本中 60～69 岁老年人比例为 10.17%，这个年龄段的老年人在农村仍然是重要的劳动力。尤其在当前农村青壮年外出务工、大部分农村的耕种采用机械化的背景下，留守老年人是种地的主力军，完全可以做到自给自足。

从居住模式看，80.36% 的老年人与家人同住，一个原因是样本中高龄老年人比例高，另一个原因是居家养老符合国家养老政策导向，也符合中国传统的养老文化。住养老院的老年人仅有 3.70%，说明政府倡导的"机构养老为补充"的养老政策符合中国当前实际，老年人及其子女一般也认为，把老年人送到养老院是无奈之举，不得已而为之。

与家人同住的老年人中，与 1 人同住的有 5058 位老年人（这 1 位同住的家人可能是配偶，也可能是子女），占样本老年人总数的 39.19%，与 2 人同住的占 23.16%。已婚并与配偶同住的有 6125 人，人数多于前面提到的 5058 人，原因是 6125 位老年人中，部分老年人同时和配偶及其他人同住，而不是仅与配偶同住。

需要解释的是，表 2-18 中"与谁同住"统计的是"与家人同住"中的老年人，不包含住养老院的老年人，共 5654 人；而表 2-18 中"婚姻状况"第一项"已婚同住"既包括与家人同住的，也包括与配偶一起住养老院的，所以该项统计人数为 6125 人，大于前面的 5654 人。

二、需要照料的老年人特征

表 2-19 显示，全样本 15862 位老年人中，需要照料的失能老年人共 4188 位，即分部样本规模为 4188。其中，女性失能老年人 2812 位，占 67.14%。从年龄构成看，需要照料的失能老年人中，年龄在 60～79 岁的仅占 6.59%，80 岁以上的占 93.41%，说明 80 岁以上老年人是照

料的主要需求者，这一统计结果与 CLHLS 课题组结论一致。受教育程度方面，教育年限 6 年以上的仅占 11.62%，低于全样本中的 18.65%，原因在于年龄越大的老年人，年轻时接受教育的机会越少。

表 2-19　　　　　　　需要照料的老年人特征

项目	变量	样本量	百分比（%）	项目	变量	样本量	百分比（%）
性别	男	1376	32.86	居住模式	与家人同住	3465	83.74
	女	2812	67.14		独居	356	8.60
年龄	60~69 岁	49	1.17		住养老院	317	7.66
	70~79 岁	227	5.42	同住家人人数	1 人	1151	32.55
	80 岁及以上	3912	93.41		2 人	1238	35.01
教育年限	0 年	2542	67.86	与谁同住	配偶	610	17.41
	1~6 年	768	20.52		子女	2437	69.57
	6 年以上	436	11.62	养老保险	参加	1157	34.19
户口	城镇	1369	32.84		未参加	2215	65.81
	农村	2800	67.16	60 岁之前的职业	专业技术	208	5.57
民族	汉族	3647	96.25		行政管理	154	4.13
	壮族	71	1.87		一般职员	520	13.94
主要生活来源	退休金	955	23.55		农民	2174	58.27
	配偶	59	1.45	婚姻状况	已婚同住	658	15.89
	子女	2269	55.96		已婚不同住	42	1.01
	当地政府	433	10.68		丧偶	3404	82.18
	自己劳动	26	0.64	是否需要照料	需要	4188	100
是否够用	够用	3466	83.48		不需要	0	0
	不够用	686	16.52	自评健康	很好、好	1215	29.20
生活水平	富裕	749	18.05		一般	1210	29.08
	一般	2800	67.49		不好	744	17.88
	贫困	555	13.38		无法回答	992	23.84

注：因为数据缺失，不同组的样本规模不一定相同；为节省篇幅，部分组的统计结果未完全展示，故部分组的百分比之和小于 100%。

失能老年人主要生活来源方面，55.6%的老年人主要生活来源是子女，"养儿/女防老"仍然是中国老年人的主要依靠。"自己劳动"仅占 0.64%，远低于表 2-18 中的 8.19%，原因是分部样本中基本都是 80 岁以上老年人，基本丧失劳动能力。居住模式方面，住养老院占 7.66%，是表 2-18 中住养老院比例 3.70% 的 2.07 倍，说明失能老年人更容易选择养老院。与表 2-18 相比，表 2-19 中"与子女同住"的比例为 69.57%，远高于表 2-18 的 46.91%，说明在中国，失能老年人最终的归宿主要是与子女同住，照料的主体是子女，"养儿防老"的传统未变。

需要解释的是，表 2-19 中"与谁同住"统计的是"与家人同住"中的老年人，不包含住养老院的老年人，共 610 人；而表 2-19 中"婚姻状况"第一项"已婚与配偶同住"既包括与家人同住的，也包括与配偶一起住养老院的，所以该项统计人数为 658 人，大于前面的 610 人。

表 2-19 说明中国失能老年人绝大部分是与家人同住（83.74%），而且主要是与子女同住（69.57%），其经济来源也是由子女提供（55.96%），而且能够满足大部分老年人（83.48%）的需求。

三、模型及变量

本部分我们选择 Bivariate Probit 模型进行失能老年人照料需求影响因素分析。选择该模型的原因是，我们研究的是照料需求，而照料需求的满足离不开照料供给，所以，需要同时考虑"是否需求照料"和"是否有人照料"两个虚拟变量的发生概率。如果对"是否需求照料"和"是否有人照料"这两个被解释变量分别进行 Probit 回归，则可能损失效率（但依然为一致估计）。因为"是否需求照料"和"是否有人照料"这两个事件具有高度相关性，即两个 Probit 方程的扰动项可能存在相关性（陈强，2014）。后面的实证分析也证实了扰动项的相关系数确实显著不为 0，所以不宜对上述两个被解释变量分别进行 Probit 回归。

我们构建的 Bivariate Probit 模型如式（2-5）所示：

$$\begin{cases} y_1^* = x_1 + \beta_1 + \varepsilon_1 \\ y_2^* = x_2 + \beta_2 + \varepsilon_2 \end{cases} \qquad (2-5)$$

其中，y_1^* 和 y_2^* 为不可观测的潜变量（latent variable），x_1 和 x_2 为解释变量，上述两个方程具有相同的解释变量，即 $x_1 = x_2$。扰动项（ε_1，ε_2）服从（0，1）二维联合正态分布，ρ 为相关系数。

显变量（explicit variable）y_1（即照料需求）和 y_2（照料供给）由式（2-6）决定：

$$y_1 = \begin{cases} 1 & \text{若 } y_1^* > 0 \\ 0 & \text{若 } y_1^* \leqslant 0 \end{cases} \qquad (2-6)$$

$$y_2 = \begin{cases} 1 & \text{若 } y_2^* > 0 \\ 0 & \text{若 } y_2^* \leqslant 0 \end{cases}$$

如果扰动项的相关系数 $\rho = 0$，说明此模型等价于两个独立的 Probit 模型，则不需要采用 Bivariate Probit 模型，否则应当采用 Bivariate Probit 模型。此时，需要先找出（y_1，y_2）取值概率，然后进行最大似然估计（maximum likelihood estimation），即式（2-7）：

$$\begin{aligned} p_{11} &= P(y_1 = 1, y_2 = 1) = P(y_1^* > 0, y_2^* > 0) \\ &= P(\varepsilon_1 > -x_1'\beta_1, \varepsilon_2 > x_2'\beta_2) \\ &= P(\varepsilon_1 < x_1'\beta_1, \varepsilon_2 < x_2'\beta_2) \\ &= \int_{-\infty}^{x_1'\beta_1} \int_{-\infty}^{x_2'\beta_2} \phi(z_1, z_2, \rho)\, dz_1 dz_2 \\ &= \Phi(x_1'\beta_1, x_2'\beta_2, \rho) \end{aligned} \qquad (2-7)$$

其中，$\phi(z_1, z_2, \rho)$ 与 $\Phi(z_1, z_2, \rho)$ 分别为标准化的二维正态分布的概率密度函数与累积分布函数，期望为 0，方差为 1，相关系数为 ρ（刘西国，2019）。

本部分采用 CLHLS-HF 2018 年数据，分析 60 岁以上老年人是否需要照料、是否有人照料的问题，意在寻找照料需求影响因素。我们对数据做了如下处理。

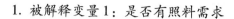
1. 被解释变量1：是否有照料需求

对于如下6个问题（E1 – E6），如果有任何一项需要帮助，我们就定义为"有照料需求"，赋值为1，否则赋值为0：洗澡、穿衣、上厕所、室内活动、大小便、吃饭。

2. 被解释变量2：是否有人提供照料

对于上述6个问题，问卷进一步调查了如果需要他人帮助时，谁是主要帮助者？（单选），如果受访者答案是"12. 无人帮助"，我们则定义为"无人提供照料"，赋值为0，否则，赋值为1。

3. 解释变量或控制变量

参考已有文献并结合现实生活，我们认为老年人是否有照料需求以及老年人能否得到照料，受很多因素的影响，具体变量见表2 – 20。其中，"自评健康"根据"B1 – 2 您觉得现在您自己的健康状况怎么样？1. 很好 2. 好 3. 一般 4. 不好 5. 很不好 8. 无法回答。"来确定，我们将"无法回答"作为缺失值处理（其他变量也做类似处理）。

四、变量描述统计

表2 – 20 中，样本量为15862 人，其中需要照料的老年人为4188 人，占总样本量26.4%。得到照料者为4139 人，即98.83%的照料需求者得到了照料，这一比例与刘二鹏等（2019）利用中国老年健康影响因素追踪调查（CLHLS）数据统计的2002 年、2005 年和2008 年的无人照料老年人的比例接近。自评健康状况得分2.5720，介于"2. 好"和"3. 一般"之间。样本老年人女性多于男性，应该跟女性较男性长寿有关。户口平均值0.2751，说明样本中农村老年人远远高于城市老年人，虽然中国城镇化率较高，但新增城镇户口以农村青壮年人群为主，更多的农村老年人更留恋农村户口。样本老年人的平均年龄85.5 岁。39.27%的老年人与配偶同住，其余的老年人要么分居，要么丧偶、离婚或从未结婚。影响照料供给的一个重要因素是居住模式。80.37%

的老年人与家人同住，15.94%的老年人独居，而居住养老机构的有3.69%，反映出中国养老模式中居家养老的基础地位以及机构养老为补充的特点。有一半的老年人没有上过学，说明智慧养老以及提升数字时代老年人幸福感，面临着严重的"数字鸿沟"问题。老年人家庭年收入自然对数9.9，相当于21564元。有8795位老年人过去一年收到了儿子或儿媳的经济支持，平均1569元。

表 2 - 20 样本描述统计

变量	观测值	均值	标准差	最小值	最大值
被解释变量					
照料需求	15862	0.2640	0.4408	0	1
1. 是	4188				
2. 否	11674				
是否有人提供照料	4188	0.9883	0.1075	0	1
1. 是	4139				
2. 否	49				
自变量/控制变量					
自评健康	14432	2.5720	0.9004	0	5
1. 很好	1638				
2. 好	5138				
3. 一般	5615				
4. 不好	1848				
5. 很不好	192				
性别	15862	0.4360	0.4959	0	1
1. 男	6919				
0. 女	8946				
户口	15709	0.2751	0.4466	0	1
1. 城镇	4322				

续表

变量	观测值	均值	标准差	最小值	最大值
0. 农村	11387				
年龄	15854	85.4797	11.6747	60	117
婚姻状况	15596	2.7920	1.3381	1	5
1. 已婚与配偶同住	6125				
2. 已婚不同住	276				
3. 离婚	52				
4. 丧偶	9004				
5. 从未结婚	139				
与谁同住	15537	1.2332	0.5026	1	3
1. 家人	12487				
2. 独居	2477				
3. 养老机构	573				
与您同住有多少人	12905	2.4250	1.8752	0	21
是否上过学	13502	0.4959	0.5000	0	1
1. 是	6695				
2. 否	6807				
去年家庭收入（自然对数）	14221	9.9160	1.5687	1.1	11.5
去年收到儿子儿媳给的钱（自然对数）	8795	7.2860	1.3381	2.1	11.5

五、回归结果分析

表2-21由两部分构成，其中，上半部分是照料需求的影响因素回归结果，下半部分是能否得到照料的影响因素分析。

表 2 - 21 照料需求影响因素回归分析

变量	系数	标准差	z 值
照料需求			
自评健康	0.2512 ***	0.0379	6.63
性别	0.0115	0.0805	0.14
户口	0.4708 ***	0.0900	5.23
年龄	0.0593 ***	0.0041	14.47
婚姻状况	0.0732 **	0.0314	2.33
与谁同住	-0.1849	0.1590	-1.16
与您同住有多少人	-0.0113	0.0178	-0.64
是否上过学	-0.1419 *	0.0833	-1.70
去年家庭收入（自然对数）	0.0453 *	0.0279	1.63
去年收到儿子儿媳给的钱（自然对数）	0.0711 ***	0.2872	2.48
常数项	-6.6520 ***	0.5206	-12.78
得到照料			
自评健康	0.1759 ***	0.0421	4.18
性别	0.0885	0.0866	1.02
户口	0.2629 ***	0.0989	2.66
年龄	0.0473 ***	0.0043	10.94
婚姻状况	0.0533 *	0.0338	1.58
与谁同住	-0.6234 ***	0.1518	-4.11
与您同住有多少人	-0.0135	0.1856	-0.73
是否上过学	-0.1347	0.0892	-1.51
去年家庭收入（常用对数）	-0.0182	0.0304	-0.60
去年收到儿子儿媳给的钱（常用对数）	0.0379	0.0326	1.16
常数项	-3.2801 ***	0.5333	-6.15

N = 1703　Wald chi^2 (20) = 535.55　Prob > chi^2 = 0.0000　Log likelihood = -1365.4773

注：*** 、 ** 、 * 表示统计结果分别在 1% 、 5% 和 10% 水平上显著。

（一）照料需求影响因素方面

老年人的年龄、性别、婚姻状况、经济状况等影响照料需求，我们的研究结论与孙意乔等学者 2019 年的研究结论基本一致。根据表 2 - 20

指标设置可知，自评健康取值越大，表明健康状况越差，因此，表 2 – 21 显示，自评健康状况越差，对照料需求越强烈，并在 1% 水平具有统计显著性。健康状况是引发老年人照料需求最直接的因素，而且并非患病或失能的老年人才需要照料，日常活动能力衰退、认知能力降低、老年人主观上产生的依赖都可能导致照料需求产生（孙意乔等，2019）。性别对照料需求没有显著影响。根据表 2 – 20 指标设置可知，城镇户口老年人的照料需求远远高于农村老年人，并在 1% 水平具有统计显著性。可能的原因是，农村老年人身体素质和自理能力要强于城市老年人，而且农村老年人深知子女不易，感觉什么事情都能自己扛过去，压根儿没有需要别人照料的想法和意识。年龄越大，越需要照料。已婚并与配偶同住的老年人对照料需求程度最低，应该是老年夫妇互相帮助，却没有感觉到自己无意间已经接受了配偶的帮助，因此觉得自己不需要帮助。

与家人同住的老年人最需要帮助，而这也可能是同住的原因之一。同住的人越多，照料需求越低，因为同住者无意间的举手之劳已经解决了老年人的照料需求，使之产生无须照料的错觉。上过学的老年人对照料的需求程度较低。家庭年收入越高，以及得到子女经济支持越多的老年人，照料需求越强烈，可能的原因是对于照料的购买力增强，刺激了老年人对于照料服务的消费欲望。不难发现，受教育程度高、家庭收入高、子女提供经济支持多的这些社会经济状况好的老年人，对照料需求越多，反映出支付能力影响需求，这一结论也解释了农村老年人的照料需求低于城市老年人的原因。

（二）能否得到照料方面

健康状况越差越容易得到照料、城市老年人更容易得到照料、年龄越大越容易得到照料、婚姻状况越差越容易得到照料、与家人同住更容易得到照料、收到子女经济支持越多，越容易得到照料，反映出家庭照料者数量（郭志刚等，2002）、家庭照料结构（风笑天，2015）影响家庭照料供给。儒家家文化决定了父母与子女、夫妻之间的照料在家庭运行中仍然居于不可替代地位，没有被个人本位文化替代（伍海霞，2022）。

第五节　社会照料服务供需困境及其形成原因

前面的分析发现，与家人同住的老年人更容易得到照料，但许多老年人尤其农村老年人名义上是和家人同住，但实际上家人平时基本外出打工，老年人基本属于独居状态。这部分老年人的照料可能更多依赖社会照料服务，因此，有必要研究社会照料服务供需现状以及老年人照料供需失衡的原因及影响因素。

可以说，随着经济社会的发展，养老不再为衣食住行所困扰，失能老年人照料问题才是养老的根本问题，对老年人口日常生活缺乏有效照料越来越成为一个世界性问题。20 世纪 80 年代，伴随对长期照料制度的进一步研究，老年照料需求评估在欧美兴起。研究结果发现，即使照料服务系统较为完善的西方国家也难以满足全部的照料需求。例如，沃尔夫和卡斯珀（Wolff & Kasper，2006）发现，美国护理援助水平在急剧下降，得不到照料的失能老年人越来越多，约 21% 的美国失能老年人的需求无法得到满足（Lima et al.，2001）。

由于 CLHLS - HF 2018 数据以 60 岁以上老年人作为调查对象，因此失能老年人的样本量较大，研究结论更具有普遍性，而且该数据有详尽的社区照料服务的信息，所以本部分内容利用该数据分析中国失能老年人照料供需困境现状及其形成原因。但 CLHLS - HF 2018 数据中照料需求未得到完全满足的样本量只有 49 个，因此，我们在分析影响照料供需平衡的因素时，利用的是 CHARLS 2018 数据。

一、失能老年人社会照料服务供需困境

（一）社区照料服务供需严重失衡

图 2 - 12 和图 2 - 13 显示，失能老年人照料需求远远高于社区提供的照料服务，供需严重失衡。其中，80% 以上的失能老年人有起居照料

需求，但仅有 18% 左右的老年人所在社区提供该项照料服务。供需失衡最严重的是服务项目是"日常购物"：85% 左右的失能老年人有该项需求，但仅有 18% 左右的失能老年人所在社区提供该项服务，原因在于此类需求是持续的，需要专门服务人员，成本高、执行成本也高。满足程度略高的项目是"提供保健知识"：62% 左右失能老年人有社区"提供保健知识"的需求，有 38% 左右的失能老年人所在社区提供了该项服务，原因在于提供此类服务的成本低而且容易操作，比如，社区可以定期召集社区老年人约定在某个时间、某个地点给老年人进行保健知识讲座，并同时提供免费量血压等服务。

图 2 – 13 表明，60% ~ 80% 的失能老年人有 9 项照料服务的需求，但仅有 20% ~ 40% 的失能老年人所在社区提供这些服务，即 40% 左右失能老年人照料需求无法满足。

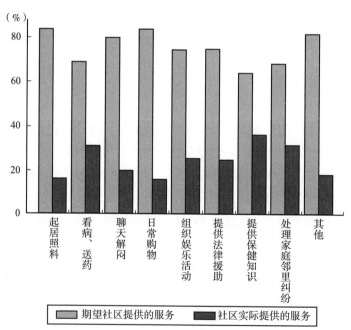

图 2 – 12　照料需求与社区照料服务供应对比

资料来源：笔者根据"中国老年健康和家庭幸福调查（CLHLS – HF）"2018 年数据绘制。

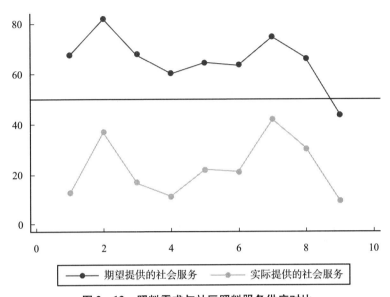

图 2 – 13 照料需求与社区照料服务供应对比

资料来源：笔者根据"中国老年健康和家庭幸福调查（CLHLS – HF）"2018 年数据绘制。

（二）社区照料服务供给区域失衡

图 2 – 14 ～ 图 2 – 22 表明，23 个省份在提供社区照料服务方面存在明显差异。一般来说，经济越发达或社会服务发展越好的社区，提供社区照料服务的概率越高。图 2 – 14 表明，中国经济最发达的上海提供"起居照料"服务的社区最多。其次是经济社会发展水平较高的北京、广东和浙江。社区照料服务提供水平较低的是吉林，可能与吉林近年来经济发展缓慢有关，经济发展水平影响社区照料服务的发展。

9 项社区照料服务中，有 5 项照料服务北京做得最好，但北京并非中国经济最发达的地区，说明社会服务发展水平，不仅与经济水平相关，更与地方政府的重视程度和投入力度有关。

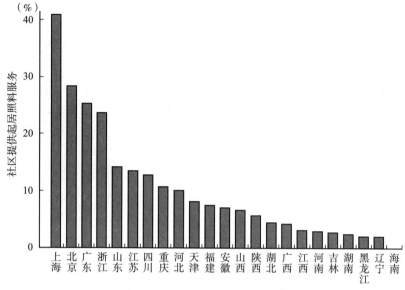

图 2 – 14　23 个省市社区提供起居照料服务

资料来源：笔者根据"中国老年健康和家庭幸福调查（CLHLS – HF）"2018 年数据绘制。

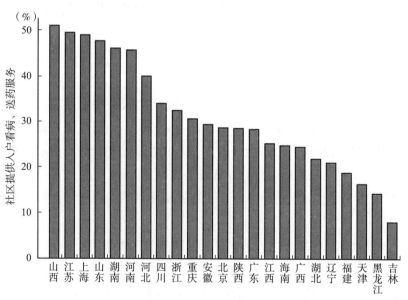

图 2 – 15　23 个省市社区提供入户看病、送药服务

资料来源：笔者根据"中国老年健康和家庭幸福调查（CLHLS – HF）"2018 年数据绘制。

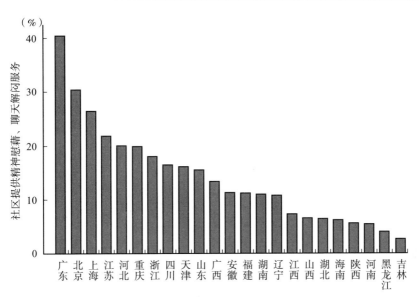

图 2-16　23 个省市社区提供精神慰藉、聊天解闷服务

资料来源：笔者根据"中国老年健康和家庭幸福调查（CLHLS-HF）"2018 年数据绘制。

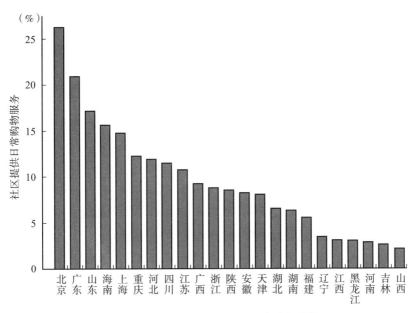

图 2-17　23 个省市社区提供日常购物服务

资料来源：笔者根据"中国老年健康和家庭幸福调查（CLHLS-HF）"2018 年数据绘制。

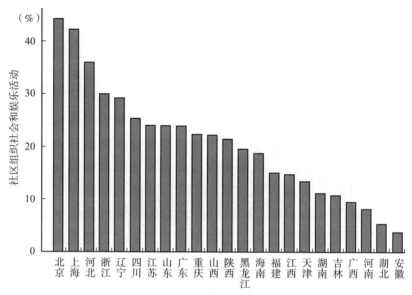

图 2-18 23 个省市社区提供组织社会和娱乐活动服务

资料来源：笔者根据"中国老年健康和家庭幸福调查（CLHLS-HF）"2018 年数据绘制。

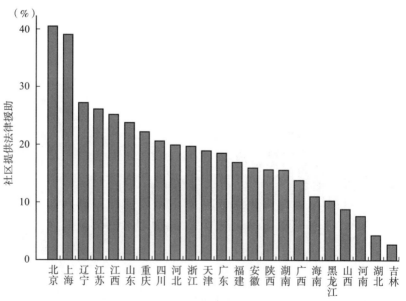

图 2-19 23 个省市社区提供法律援助（维权）服务

资料来源：笔者根据"中国老年健康和家庭幸福调查（CLHLS-HF）"2018 年数据绘制。

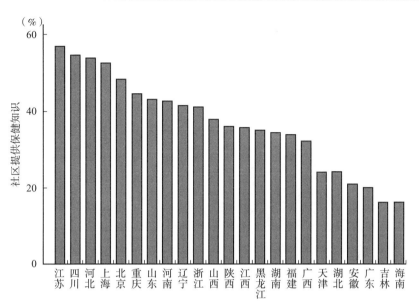

图 2-20　23 个省市社区提供保健知识服务

资料来源：笔者根据"中国老年健康和家庭幸福调查（CLHLS-HF）"2018 年数据绘制。

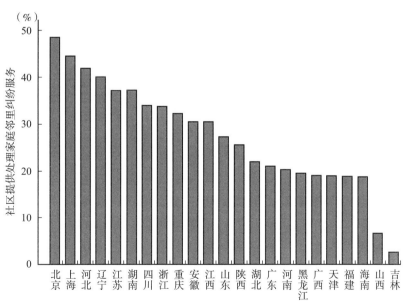

图 2-21　23 个省市社区提供处理家庭邻里纠纷服务

资料来源：笔者根据"中国老年健康和家庭幸福调查（CLHLS-HF）"2018 年数据绘制。

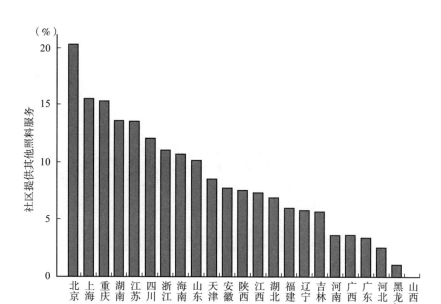

图 2 - 22 23 个省市社区提供其他照料服务

资料来源：笔者根据"中国老年健康和家庭幸福调查（CLHLS - HF）"2018 年数据绘制。

二、老年照料供需失衡原因

（一）失能老年人的照料特征

表 2 - 22 表明，4188 位失能老年人中，1231 位老年人的主要照料者是儿子，占 31.73%；其次是女儿，占 18.27%；儿媳占 17.06%，三者者合计占 67.06%。社区提供的社会服务的照料仅占 3.51%，再次验证了居家养老的重要性。占比排第四位的是保姆提供的照料服务，达到 9.79%，说明这一市场需求巨大，既能解决就业，又能解决照料需求问题，为了该行业的健康发展，相关部门应加强行业准入与监管。

表 2－22　　　　　　　　失能老年人照料特征

项目项目	变量	样本量	百分比（%）	项目	变量	样本量	百分比（%）
主要照料者	配偶	341	8.79	照料费用由谁支付	自己	629	19.05
	儿子	1231	31.73		配偶	60	1.82
	儿媳	662	17.06		子女或其配偶	2232	67.60
	女儿	709	18.27		孙子女或其配偶	135	4.09
	女婿	17	0.44		国家/集体	84	2.54
	儿子和女儿	166	4.28		其他	87	2.63
	孙子女	144	3.71		不知道/不适用	75	2.28
	其他亲戚朋友	34	0.88	您所在社区有哪些为老年人提供的社会服务	起居照料	518	12.91
	朋友邻里	11	0.28		上门看病、送药	1486	36.77
	社会服务	136	3.51		聊天解闷	676	16.81
	保姆	380	9.79		日常购物	456	11.37
	无人帮助	49	1.26		组织娱乐活动	887	22.07
照料表现	愿意并能提供较好照料	3355	88.08		提供法律援助	847	21.06
	不耐烦	59	1.55		提供保健知识	1704	42.01
	愿意但力不从心	231	6.06		处理家庭邻里纠纷	1224	30.39
	不情愿	16	0.42		其他	355	9.62
	不知道	3	0.08	日常照料满足需要	完全满足	1808	48.85
过去一周直接照料费用（材料、人工等）（元）	平均数	876	[681, 1070]		基本满足	1794	48.47
	中位数	200			不满足	78	2.11
	众数	0			不知道	21	0.57
	上四分位	0					
	下四分位	500					

项目项目	变量	样本量	百分比（％）	项目	变量	样本量	百分比（％）
过去一周子女/孙子女/亲属照料小时数平时跟谁聊天最多	平均数	64	[62，65]	如果有心事或想法，最先向谁说	配偶	479	12.28
	中位数	30			儿子	1792	45.95
	众数	168			女儿	843	21.62
	上四分位	10			儿媳	253	6.49
	下四分位	117.5			女婿	7	0.18
	配偶	495	12.40		孙子女或其配偶	105	2.69
	儿子	1699	42.56		其他亲属	29	0.74
	女儿	742	18.59		朋友/邻居	63	1.62
	儿媳	284	7.11		社会工作者	33	0.85
	女婿	12	0.30		保姆	92	2.36
	孙子女或其配偶	91	2.28		无人可说	176	4.51
	其他亲属	27	0.68		不知道	28	0.71
	朋友/邻居	166	4.16				
	社会工作者	48	1.20				
	保姆	155	3.88				
	无人聊天	186	4.66				
	网聊	3	0.08				
	不知道	84	2.10				

照料表现方面，失能老年人认为 88.08％ 的照料者愿意并能提供较好的照料，但也有 6.06％ 的照料者愿意好好照料但心有余而力不足，二者合计达到 94.14％，反映出中国传统文化中的赡养老年人观念仍然深入人心，在中国不存在西方学者所说的"大多数人不想照料自己的父母"现象。当然也可能是部分家庭无力购买社会照料服务而不得不由家人提供照料服务。

照料费用方面，调查结果显示不同失能老年人在过去一周花费的照料费用有很大悬殊。为此，我们选用多种统计指标进行反映。过去一周照料费用支出超过 1 万元的有 37 人。4188 人过去一周平均消费 876 元，95% 的置信区间为〔681，1070〕元。由于数据较为离散，平均数缺乏代表性，我们统计了其他指标。中位数为 200 元，意味着有一半的失能老年人过去一周的照料费用在 200 元以下。众数为 0 元，说明过去一周没花一分钱照料费的老年人最多，反映出中国失能老年人的照料以非正式照料为主。上四分位数为 200 元，下四分位数为 500 元，说明 75% 的失能老年人在过去一周的照料费用不超过 500 元，有一半的失能老年人在过去一周花费的照料费用在 200～500 元。照料费用低的原因是83.47% 的失能老年人与家人同住，85.8% 的照料由家人或亲戚朋友提供，大大降低了照料成本。样本中，有 7.60% 的失能老年人居住养老院，但问卷未提供所居住养老院是公益性质的，还是营利性质的，如果是营利性质，则费用会高很多，样本中有 37 人过去一周照料费用超过1 万元，应该是完全失能老年人在营利性质养老院的费用。

社区提供社会服务方面，提供最多的是"提供保健知识"和"上门看病、送药"，分别有 42.01% 和 36.77% 的失能老年人享受了这些服务。"家庭邻里纠纷"是影响老年人幸福感的重要因素，30.39% 的失能老年人享受到了社区提供的化解家庭邻里纠纷的服务。

日常照料是否满足需求方面，由于照料服务供给主体多元化不够，照料责任基本落在子女身上，只有 48.85% 的失能老年人照料需求得到完全满足，48.47% 的失能老年人的照料需求基本满足，说明进一步发展社区养老的依托作用任重道远。

过去一周子女/孙子女及其他亲属为失能老年人提供的照料时长平均为 64 小时，中位数是 30 小时，也就是有一半的失能老年人在一周内得到的照料时长不超过 30 个小时。与其他时长相比，失能老年人得到 168 小时照料服务的最多。上四分位数和下四分位数分别为 10 小时和117.5 小时，说明有 50% 的老年人得到照料服务时长在 10～117.5 小时，有 75% 的失能老年人得到的照料时长在 117.5 小时以内。

精神慰藉方面，失能老年人平时聊天最多的是儿子，其次是女儿和配偶，三者合计达到 73.55%。按照常理，聊天最多的应该是配偶，但样本中 82.18% 的失能老年人丧偶，还有部分老年人未与配偶同住。有心事向谁倾诉方面，45.95% 的失能老年人把儿子作为第一倾诉对象，其次是女儿和配偶。这一结果反映出家庭对于失能老年人精神慰藉的重要性。

（二）老年人个体特征对照料供需失衡的影响

由于 CLHLS - HF 2018 年数据库中关于照料需求未完全得到满足的仅有 49 位失能老年人，样本量太小，故本部分采用 CHARLS 2018 年数据进行回归分析。

关于日常活动能力，CHARLS 调查的问题包括 12 项，分别是穿衣、洗澡、吃饭、起床/下床、上厕所、大小便（但此问题问卷并未进一步给出"是否有人帮助"的调查结果，故我们不考虑此项内容。）、家务、做饭、去商店买食品杂货、拨打电话、吃药、管钱。上述每个问题都有 4 个备选答案：（1）没有困难；（2）有困难但仍可以完成；（3）有困难，需要帮助；（4）无法完成。上述问题除"大小便"外，其余 11 个问题在备选答案后会接着问：是否有人帮助你？答案包括：（1）有；（2）没有。对于 11 项日常活动中的任何一项有困难而没有得到帮助，我们定义为"未满足照料需求"（赋值为 0）。

选择 Probit 模型进行供需失衡影响因素研究。因变量为"照料需求是否得到满足"为虚拟变量，有照料需求并得到满足赋值为 1，否则为 0。

表 2-23 为回归结果。城市老年人的照料需求更容易得到满足，原因可能是城市社区的照料服务更为完备，老年人的照料服务购买力也较农村老年人强；健康状况越差，照料需求越容易得到满足，可能的原因是自评健康状况差的老年人，更符合失能标准，也就更容易得到照料服务和失能补贴；抑郁程度越严重越难以得到照料，首先抑郁程度和失能程度相关性不强，其次，抑郁者更容易低估外界的帮助，社会照料的减

少容易加重抑郁程度，也就是抑郁和能否得到照料互为因果；党员较非党员更难得到照料服务；有宗教信仰者较无宗教信仰者更难得到照料需求满足；年龄越大，照料需求越容易满足。回归分析结果表明，照料需求能否得到满足存在群体差异。

表 2 – 23　　　　　　　　　未满足照料需求影响因素研究

变量	取值	系数	标准差	z 值
户口	城市 = 1，农村 = 0	1.04 **	0.5523	1.89
健康状况	很好 = 1，好 = 2，一般 = 3，不好 = 4，很不好 = 5	1.16 ***	0.4239	2.74
抑郁程度	取值 0 ~ 30，取值越大抑郁程度越严重	− 0.09 **	0.0431	− 2.07
给子女财物	取自然对数	0.16	0.1458	1.07
子女给财物	取自然对数	− 0.17	0.1878	− 0.92
党员	是 = 1，否 = 0	− 1.09 *	0.6620	− 1.64
宗教信仰	是 = 1，否 = 0	− 1.25 **	0.5532	− 2.27
是否读过书	是 = 1，否 = 0	0.23	0.9784	0.23
年龄		0.07 **	0.0305	2.24
常数项		− 7.13 **	3.5483	− 2.01
N = 584	Pseudo R² = 0.4512			

注：*** 、 ** 、 * 表示统计结果分别在 1%、5% 和 10% 水平上显著。

小　　结

考虑到中国的老年照料政策导向是"居家养老为基础"，以及居家养老对于中国家庭的重要性，本章依次分析了中国家庭老年照料禀赋特征、新时代中国家庭照料特征、新时代老年照料需求特征、老年照料需求影响因素、社会照料服务供需困境及其形成原因。

研究发现，家庭成员仍然是照料责任的主要承担者。即便在社会照料发展程度比中国高的西方国家,家庭照料仍然处于无可替代的地位。中国 80.37% 的老年人与家人同住,15.94% 的老年人独居,而居住养老机构的仅占 3.69%,反映出居家养老的基础地位以及机构养老为补充的特点。中国老年人的主要照料者是儿子,其次是女儿、儿媳占,三者者合计占 67.06%。社区提供的社会照料服务仅占 3.51%,再次验证了居家养老的重要性,而且照料需求能否得到满足存在群体差异。

与居家养老基础地位相矛盾的是家庭养老功能式微:中国平均家户人口数已经从 1953 年的 4.33 人下降到 2020 年的 2.62 人,家庭核心化趋势明显。老年人口抚养比由 2011 年的 12.3% 上升到 2019 年的 17.8%。中国人口城镇化率由 1953 年的 13.26% 增加到 2020 年的 63.89%,弱化了家庭的养老功能。

就"谁在提供照料"而言,家庭照料是一种广泛存在。48.75% 的个体在过去一年提供了照料,55.51% 的家庭(或自己或配偶或双方)提供了照料,照料者平均年龄 52 岁,其父辈年龄基本在 80 岁左右,意味着只要家庭有失能老年人,50% 的受访者需要参与照料。就"提供了怎样的照料"而言,家庭老年人照料是一种深度参与,34% 的照料者全年提供照料,22% 以上的照料者每周提供 8 小时以上的照料。绝大部分照料者(78%)过去一年仅照料一位老年人。

照料者存在异质性。就"谁更可能提供照料"而言,女性、高学历者、分居和离异者更可能提供高强度照料。建议重新界定救助对象救助标准,实现精准救助,国家的救助和补贴应杜绝平均主义和"摊大饼",应向失能老年人家庭、女性照料者家庭、分居和离异者家庭倾斜。需要从社会性别视角设计家庭老年人照料者支持政策。在中国,女性是家庭照料的主角,是工作—家庭平衡关系最紧张的群体,在工作—家庭平衡政策中应特别关注女性的需求,应出台"带薪照料假",为照料者提供喘息服务。成立"照料者协会"等非营利组织,向家庭照料者提供照料方面的信息与技能支持。

社区照料需求不存在明显的群体差异。失能老年人对洗澡方面的照料需求最高。城市和农村老年人对于社区照料服务需求没有明显差异,

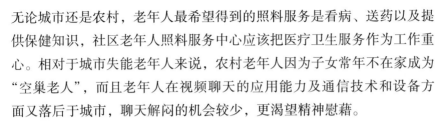

无论城市还是农村，老年人最希望得到的照料服务是看病、送药以及提供保健知识，社区老年人照料服务中心应该把医疗卫生服务作为工作重心。相对于城市失能老年人来说，农村老年人因为子女常年不在家成为"空巢老人"，而且老年人在视频聊天的应用能力及通信技术和设备方面又落后于城市，聊天解闷的机会较少，更渴望精神慰藉。

23个省市的失能老年人照料需求差异明显。照料需求比例最高的省份是黑龙江，其次是辽宁、山西和河北，以北方社区为主，照料需求比例最低的是海南，最后是广西、湖北和湖南，以南方社区为主。

社区照料服务方面，失能老年人照料需求远远高于社区提供的照料服务，供需严重失衡。其中，80%以上的失能老年人有起居照料需求，但仅有18%左右的老年人所在社区提供该项照料服务。23个省市在提供社区照料服务方面存在明显差异。一般来说，经济越发达或社会服务发展越好的社区，提供社区照料服务的概率越高。

失能老年人的照料需求总体上存在异质性。照料需要因素方面，老年人的年龄、婚姻状况、经济状况等影响照料需求，自评健康状况越差，对照料需求越强烈，性别对照料需求没有显著影响。城镇户口的老年人对照料需求远远高于农村老年人，年龄越大，越需要照料。已婚并与配偶同住的老年人对照料需求程度最低。与家人同住的老年人最需要帮助，同住的人越多，照料需求越低。上过学的老年人对照料的需求程度较低。家庭年收入越高，以及得到子女经济支持越多，照料需求越强烈。

失能老年人能否得到照料亦存在异质性。健康状况越差越容易得到照料、城市老年人更容易得到照料、年龄越大越容易得到照料、婚姻状况越差越容易得到照料、与家人同住更容易得到照料、收到子女经济支持越多，越容易得到照料。

第三章

老年照料需求评估

上一章的研究表明，失能老年人的照料需求以及能否得到照料总体上存在异质性，因此，要提升老年人幸福感首先要科学评估老年人的照料需求。而且，老年人的照料是困扰老龄化社会的一个直接问题，对老年人本人、老年人家庭及社会都是一个沉重的负担。老年人随着年龄增长、身体机能衰退，患导致残障的慢性病的概率越来越高。照料需求是一种客观存在，如何识别老年人的照料需求，实现照料服务精准供给，对于合理配置照料资源、提高照料服务的效率和效果、提升老年人幸福感意义非凡。

本部分将介绍老年人照料需求评估方法、老年人照料需求调查问卷设计相关理论、基于离散实验的老年人照料需求问卷设计等问题。其中，CHARLS 数据和 CLHLS – HF 数据为本书所采用的多源对比数据，我们根据本书具体研究内容的需要及两大数据库的各自优势进行灵活选择采用。同时，为方便照料提供者准确把握老年人的照料需求，本部分还介绍了基于离散选择实验的需求评估问卷的设计。

第一节 老年照料需求评估方法

对老年人照料需求评估的科学性、准确性，直接决定照料供给的精准度，而如何选择合适的评估工具是关键。国外社会科学研究重视田野调查，调查方法和调查手段也较为科学。比较而言，中国早期的调查研究工作发展较慢，而近年来以北京大学、中国人民大学为代表的高校、科研院所，充分利用世界银行等机构的支持，开展了多个项目的大型社会调查，取得了高质量的调查数据，这些数据被国内外学者广泛采用并发表了众多高质量的研究成果。本部分首先介绍国内外常用的需求评估工具，再介绍老年照料需求评估的内容、方法及原则。

一、国内外常用需求评估工具

科学评估照料需求，是精准供给的前提，世界各国开发了多种高质量的评估工具。国际上最早的需求综合评估问卷是美国杜克大学 1975 年设计的老年人资源与服务多维评估问卷，问卷包括两部分：服务评估问卷（service assessment questionnaire，SAQ）和多维功能评估问卷（multidimensional functional assessment questionnaire，MFAQ），是目前应用范围最广的问卷之一（王惠琳等，2019）。其中，SAQ 用于评估老年人对 24 项老年服务的需求和使用情况（Ali Falahati et al.，2018）。

1991 年，中国台湾学者邱亨嘉等将该问卷汉化成中文版本，1994 年中国大陆学者将美国问卷调试修订（增设"一般情况和生活方式"）成上海市老年人综合健康功能评估表。

美国于 20 世纪 80 年代开发的"国际居民评估工具 interRAI（international resident assessment instrument）"，由 interRAI 国际合作研究组织全面监管和运维，该评估工具包括长期照料评估（Long Term Care Facilities，LTCF）等 20 余种评估套件（www.interrai.org），是国际公认的最

完善、应用最广泛的标准化评估工具。目前，已经有 40 多个国家和地区加入 interRAI 国际合作研究组织（谢海雁等，2019）。

中国老年综合评估工具的发展远远落后于欧美等发达国家，所用工具尚无统一标准。民政部 2013 年出台的《老年人能力评估》从四个维度评价老年人的失能水平：日常生活活动、精神状态、感知觉与沟通能力、社会参与。上海的老年需求评估研究一直处于国内领先地位。2017年发布的《上海市老年照料统一需求评估调查表》将照料服务分为居家照料、常用临床照料和专项照料①。中国于 2016 年试点长期护理保险制度，长期照料需求评估势在必行，但基本都是采用"日常生活能力评定量表"这一单一评估量表进行粗略评定，导致失能程度不同却享受相同等级服务的问题。《广州市老年人照料需求等级评定指引》将老年人照料需求划分为 7 个等级，并根据需求等级安排不同养老模式，提供不同类别照料②。

中国的一些科研院所对照料需求评估也做了积极探索。为全面了解中国老年照料需求，北京大学等高校设计的社会调查问卷，借鉴了国外的需求评估工具，同时也考虑了中国国情与养老文化。

（一）中国健康与养老追踪调查

该项调查简称 CHARLS（China health and retirement longitudinal study），是北京大学国家发展研究院对中国中老年人开展的一项调查。该项目得到了国内外机构的资助，包括美国健康研究院老龄化研究所（NIA）社会与行为研究部、国家自然科学基金管理学部、世界银行北京代表办公室、世界银行变更知识计划（Knowledge for Change Program）项目。CHARLS 问卷兼顾国家可比性和中国国情，参考了美国健康与养老调查（HRS）、英国老年追踪调查（ELSA）、欧洲健康、老年与退休

---

① 上海市人民政府发展研究中心．建设上海市老年照料统一需求评估体系研［EB/OL］．[2016 - 07 - 11]．http：//www.fzzx. sh. gov. cn/LT/KDUCO7889. html.

② 广州市居家养老服务指导中心．广州市老年人照顾需求等级评定指引（试行）［EB/OL］. 2017 - 05 - 23. http：//www. yanglaocn. com/shtml20170523/1495532985110757. html.

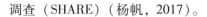

调查（SHARE）（杨帆，2017）。

CHARLS 项目组于 2008 年和 2012 年进行了两次预调查，并分别选择经济发达的浙江省和经济较为落后的甘肃省作为东西部地区的代表。2011 年开始，每两年进行一次全国 28 个省、自治区、直辖市的追踪调查，截至 2022 年 9 月，已发布四期全国追踪调查数据。该问卷在"身体功能障碍以及辅助者（DB Functional Limitations and Helpers）"部分，询问受访者的失能程度、是否获得照料以及照料者是谁。照料内容包括穿衣、洗澡、吃饭、起床和下床、上厕所（包括蹲下、站起）、控制大小便（自己能够使用导尿管或者尿袋算能够控制自理）、做家务活（定义：做家务，指的是房屋清洁，洗碗盘，整理被褥和房间摆设）、做饭、去商店买食品杂货（决定买什么和付钱）、拨打电话、吃药（什么时间吃和吃多少）、管钱（包括支付账单、记录支出项目、管理财物）共 12 个方面。

与其他问卷相比，CHARLS 问卷提供了更为详细的信息。比如，关于穿衣是否有困难的访问"DB010 请问您是否因为健康和记忆的原因，自己穿衣服有困难？穿衣服包括从衣橱中拿出衣服，穿上衣服，扣上纽扣，系上腰带。"选项是："（1）没有困难；（2）有困难但仍可以完成；（3）有困难，需要帮助；（4）无法完成。"

DB010_W2 穿衣服的时候是否有人帮助你？

（1）有；

（2）没有。

DB022_W3_1 请问在以上困难中，都有谁帮助您？（多选题）选项包括配偶、保姆、志愿者、养老院人员、社区、其他人员等 10 类人员。

DB023_W3_1 在父母、岳父母、公公、婆婆中，帮助您的是哪几位？（可多选）

（1）父亲；

（2）母亲；

（3）岳父/公公；

（4）岳母/婆婆。

DB023_W3_2 帮助您的子女、儿媳/女婿、孙子女/外孙子女，是以下哪个子女家的？（可多选）

（1）~（25）［加载子女姓名］；

（26）以上都没有。

DB023_W3_3 ［加载子女姓名］家的哪些人亲自帮助您？（可多选）

（1）［加载子女姓名］本人；

（2）［加载子女姓名］的配偶；

（3）［加载子女姓名］的孩子，即您的（外）孙子女，亲自帮助您的［加载子女姓名］的孩子有＿＿＿个（DB023_W3_3_1）。

DB023_W3_4 帮助您的兄弟姐妹及其配偶、子女，您配偶的兄弟姐妹及其配偶、子女，是以下哪个兄弟姐妹家的？（多选题）

（1）~（15）［加载兄弟姐妹的姓名］；

（16）~（30）［加载配偶的兄弟姐妹的姓名］；

（99）以上都没有。

DB023_W3_5 ［加载兄弟姐妹姓名/配偶兄弟姐妹的姓名］家的哪些人亲自帮助您？（可多选）

（1）［加载（配偶的）兄弟姐妹姓名］本人；

（2）［加载（配偶的）兄弟姐妹姓名］的配偶；

（3）［加载（配偶的）兄弟姐妹姓名］的孩子，亲自帮助您的［加载（配偶的）兄弟姐妹姓名］的孩子有＿＿＿个（DB023_W3_5_1）。

DB023_W3_6 亲自为您提供帮助的其他亲属共有＿＿＿位？都是您什么人？（DB023_W3_6_1）

（二）中国老年健康和家庭幸福调查

北京大学健康老龄与发展研究中心/国家发展研究院开发的"中国老年健康和家庭幸福调查（CLHLS - HF）"原名"中国老年健康调查（CLHLS）（Chinese longitudinal healthy longevity survey）"，1998～2018年在全国23个省/自治区/直辖市随机抽取大约一半县市进行8次跟踪调查，累计入户访问11.3万人次，其中最需照料的80岁及以上高龄老年人占总样本 67.4%，其余为较低龄老年人和中年对照组，包括：2.01 万人次百岁老年人，2.68 万人次 90～99 岁老年人，2.93 万人次 80～89 岁老年人，2.01 万人次 65～79 岁老年人，1.12 万人次 35～64 岁中年人；同时访问 2.89 万位 65 岁以上已死亡被访老年人的直接家庭成员，收集了老年人死亡前健康状况、生活质量与医疗和照料需求成本等详细数据，是目前样本规模最大的全国性老年人追踪调查数据，其样本覆盖中国 23 个省（自治区、直辖市），对中国城乡老年人口有较好的代表性。存活老年人和死亡老年人的数据质量经过评估得到国内外学者普遍认可，已成为国际国内学界公认、世界上类似调研中 80 岁以上高龄老年人（最需照料和研究）样本最大并有相应较年轻老年人对照组、数据信息十分丰富和研究潜力巨大的交叉学科研究项目。该调查也涉及老年照料需求，但相对于 CHARLS，调查内容比较简单。具体内容包括洗澡、穿衣、上厕所、室内活动、控制大小便、吃饭，共 6 项内容。

上述两项调查的数据都属于追踪调查，数据库是开放的，可以网上免费下载。这些大规模的追踪调查数据为评估中国老年人的照料需求提供了有力的数据支持。

二、老年照料需求评估的内容

（一）照料需求评估的内容

老年人是否需要照料，不能仅仅根据老年人是否得到照料作为判断依据，而是要根据老年人的健康状况、家庭状况等进行综合评估。因为现实中存在这么一种现象：有些老年人需要照料，但却未能得到照料。因此，前面介绍的 CHARLS 数据都是首先进行老年人健康状况、老年人认知和抑郁、家庭成员、保险、工作和退休、家庭收支和住房等方面的调查，然后进行照料需求的调查。其中，家庭成员、养老金、收入等家庭禀赋的调查有助于评估失能老年人获得照料的可能性。

因此，照料需求评估一般围绕如下具体内容开展调查：（1）登记家户登记表。收集除主要受访者及其配偶以外的其他家户成员的性别、婚姻状况，以及与受访者的关系，户口类型，户口所在地，教育程度以及有限的迁移史等信息。（2）基本信息。主要受访者及其配偶都需作答本人及其配偶的个人信息。（3）家庭模块。这部分收集所有家庭成员的个人信息、家庭成员之间时间和经济往来的详细信息、受访者的居住安排偏好。（4）健康状况与功能。自评健康状况，包括自报一般健康状况、是否有医生诊断患有特定的慢性病，以及受访者是否遭遇过交通事故或跌倒。健康相关的行为包括吸烟、喝酒、日常锻炼、ADL、IADL，以及身体功能的测量。（5）医疗保健与保险。收集医疗以及预防性的医疗信息，包括过去一年预防性医疗服务的利用、过去一个月的门诊治疗情况、过去一年的住院情况以及过去一个月的自我治疗。是否有医疗保险，以及现在和过去享受的医疗保险。（6）工作退休和养老金。受访者目前的工作状况（工作、现在不工作以前有工作以及一辈子从未工作过）并收集关于劳动力供给、工资和单位福利、从雇主那里得到的社会保险等。如果受访者有副业，关于这些工作的部分信息也会收集。养老金的详细信息。（7）收入支出与资产。（8）住房特征。

（二）照料需求评估的过程

第一次接受照料需求评估的老年人，首先，应当评估其与家庭成员的关系、家庭支付能力等家庭实际情况。其次，对被评估老年人进行如下四个方面的评估：ADL、感知觉与沟通、精神状态、社会参与，据此评估老年人自理能力等级。再次，评估老年人及其家属的照料意愿，包括个性化需求、养老场所的选择等。最后，根据照料方情况提出照料建议。照料需求评估可通过机构的七日跟踪评估、居家服务的定期回访等方式，根据实际情况循序渐进地跟进。

首次评估结束后，如果老年人健康状况突发显著变化以致影响首次评估结果，需要对该老年人进行持续评估；对于随年龄增长健康状况日渐变差的，则只需定期性持续评估。

三、照料需求评估的原则

（一）科学性原则

问卷设计的科学性是指问卷能够评估出老年人真实的照料需求，能够消除或者减少心理因素对问卷信息准确性的影响。基于老年人幸福感提升的老年人照料供需联动研究，最为关键的就是首先要了解不同照料内容和照料模式对老年人幸福感的影响。由此，如何准确测度老年人幸福感至关重要。影响老年人幸福的因素众多，难以通过"您现在觉得幸福吗"这么一个简单的问题获取老年人真实的幸福感，因为幸福感具有锚定效应、比较效应、适应机制、程序效用、记忆可得性偏差、信息可得性偏差、反事实思维等（熊毅，2016）。以锚定效应为例，其最早由卡尼曼和特沃斯基教授提出，是一种非常典型的心理偏差，表现为人们在评估时，会将完全无关的信息考虑在内（Zou & Soman，2003），人们事先提问的问题对人的快乐体验会产生强烈的影响，斯蒂芬等（Stepper et al.，1993）的研究也证明了这一点。他们先将被试大学生分成两组，首先问了第一组大学生：上个月约会了几次？获得的幸福感又有多少？结果表明约会次数与幸福感之间的相关系数为 0.66；接着问第二组大学生，问题相同但顺序相反，结果表明相关系数几近于 0。由此证明，第一组大学生对幸福感的评价，受到了约会次数这个锚的影响，不知不觉中以约会次数作为评价幸福感的依据。

锚定效应启发我们在进行社会调查时要注意问题的先后顺序，调查问题的顺序不同，调查的结论也会不同。例如在美国，对于这个问题："日本政府是否应该对美国工业品在日本销售设定限额？"大多数人回答是"否"（Schuman & Luding，1983）。然而，当先问这个问题："美国政府是否应该对日本工业品在美国销售设定限额？"，再来提问"日本政府是否应该对美国工业品在日本销售设定限额？"，结果有 2/3 的美国人回答"是"。显然，前一个问题成了后一个问题的锚，后面的回答就难以摆脱这个锚的影响。与此类似，如果你希望人们选择某个选项，就可将该选项排在最前面。很多人回答问题时，并不一定将所有选项看完再做选择，而是看到某个选项接近自己的意见时，就做出选择（锚定）。

问题顺序对于调查结果有重要影响。具体到老年人健康状况的调查，尤其是自评健康的调查，其主观性较强，容易受到前面询问的问卷问题的干扰，即存在锚定效应。为此，CHARLS问卷采用了如下对策：

1. 先询问健康状况

"DA健康状况"部分的调查中，为了避免其他问题产生锚定效应，调查的第一个问题就是询问老年人的自评健康，再问其他健康方面的具体问题。

2. 再进行健康情景调查

随机抽取一半的家庭询问健康情景题，情景题用来获取受访者评价自己健康时参照的初始指标。最后，询问受访者活到某一特定年龄的主观期望。

3. 最后对老年人进行体检

自评健康变量可能存在误差，因此，需要对每一位受访者进行身体检查。调查人员记录体检结果，并建议受访者去医院对体检出的不正常指标进一步确认。还会采集已经签署知情同意书的受访者的全血，用来进行血样分析。

类似地，幸福感的测量也是个棘手的问题，它与老年人的心理素质、思维习惯、看问题的角度都有关系，还会因老年人一时的心情、一时的状态的改变而改变，也可能因为某一突发事件而改变，具有高度的不确定性。据此，在设计关于老年人幸福感、生活满意度、子女关心满意度等与幸福感相关的问题时，应当注意和其他问题的顺序。比如，不宜将上述问题放在关于老年人健康状况、日常活动能力等问题之后，因为老年人的健康状况或多或少存在各种问题，对这类问题的调查肯定影响老年人的心情，也就会影响接下来对幸福感的感受。

因此，本书所参考的 CLHLS – HF 2018 和 CHARLS 2018 问卷都没有直接问老年人的幸福感。CLHLS – HF 通过以下问题测量老年人的幸福感：B1 – 1 您觉得您现在的生活怎么样？B3 – 1 您会因一些小事而烦恼吗？B3 – 3 您是不是感到难过或压抑？B3 – 5 您是不是对未来的生活充满希望？B3 – 7 您是不是觉得与年轻时一样快活？B3 – 8 您是不是觉得孤独？CHARLS 2018 则询问了影响受访者幸福感的生活满意度、健康满意、婚姻满意度、子女关系满意度和空气质量满意度等。

（二）保密原则

受访者对信息泄露的担心可能影响其回答问题真实性或准确性，尤其是信息有可能影响家庭和睦或者涉及个人隐私的时候，得到的答案可能不是真实的信息，这就要求所设计的问卷必须能打消受访者的这种顾虑。对于受访者个人隐私的披露，必须获得评估对象或其法定监护人的书面许可。技术方面，对于需要披露的信息，必须确保无法根据所披露的信息判断出是哪个人的信息。比如，对于"与子女关系满意度"这一敏感话题，CHARLS 问卷的做法是，公开发布的数据中不包含受访者的居住地和姓名等信息。对于养老模式偏好的调查，CHARLS 问卷对同一个老年人分别问两个问题：假定一位老年人有成年子女和配偶，另外一位老年人有成年子女但没有配偶，何种方式对他们的生活安排最好。该问题将老年人置于旁观者位置，要比将老年人置于当事人位置得到的信息更真实。

（三）准确性原则

问卷调查难免存在问卷误差，应首先了解误差的种类及其产生的原因，再采取针对性措施，尽量降低误差，提高调查结果的准确度。

1. 误差种类

问卷调查可能存在的误差包括：抽样误差和非抽样误差。抽样误差与抽样方法、样本代表性、统计方法等客观因素有关，一般很难消除。

而非抽样误差通过科学的问卷设计一般可以避免。

非抽样误差包括回答误差、无回答误差。回答误差包括理解误差、记忆误差、有意识误差。比如，对于老年人，如果直接问：您的学历是什么？很多老年人尤其是农村老年人因为对于学历的理解不是很清晰，而且高龄老年人当年的学历划分和今天差异很多，回答起来容易产生误差。CLHLS－HF问卷直接问："F1您一共上过几年学？"该问题简单易懂，很好地解决了理解误差问题。再比如，在电视收视率的调查者中问"您经常看电视吗？"如果选项设为：（1）从来不看；（2）偶尔看；（3）有时看；（4）经常看；（5）天天看，由于不同人对五个选项的理解不同，也容易产生理解误差。

对于老年人年龄，如果直接问老年人出生年月，由于记忆问题也容易产生记忆误差，CLHLS－HF问卷在询问老年人年龄的基础上，为了验证老年人年龄的正确性，问卷进一步询问："A3－1被访老年人属相""A3－2被访老年人的出生日期（必须问清出生月份）"。对于一些敏感问题，老年人可能不愿意提供真实数据，由此产生有意识误差。比如子女提供的经济支持、老年人家庭收入等信息。

无回答误差则包括调查员误差和测量误差。调查员对问卷本身理解有误、对老年人回答情况记录有误、对老年人血压、身高等测量有误，都会导致无回答误差。

2. 误差应对

对于可避免误差，可以从提问项目设计和答案项目设计两方面采取应对措施。

（1）提问项目的设计。提问的内容应尽可能短；用词要确切、通俗，比如，可按6W准则加以推敲，6W即Who（谁）、Where（何处）、When（何时）、Why（为什么）、What（什么事）、How（如何），该准则要求一项提问应当包含其中的一个或多个W，如"您多久做一次体检？"同时，一项提问只包含一项提问内容，如，"您的孩子多久给您打一次多少分钟的电话？"不如改为如下提问方式："您的孩子多久给您打一次电话？""每次大概通话多少分钟？"要避免诱导性提问，如，"其他老年人都感觉这家养老院环境很好，您觉得呢？"此时先把其他老年人对养老院环境的感受告诉受访者，容易产生诱导。要避免否定形式的提问，如，"您不觉得这家养老院提供的服务很贴心吗？"这样给人一种质疑、反问的感觉。要避免敏感性问题，如，"您觉得您的子女孝顺吗？"这种问题的回答可能会影响老年人与子女关系，难以得到真实的数据。

（2）回答项目（答案）的设计。对于要求受访者从给定的答案中选择答案的封闭性问题，设计出的答案必须满足穷尽和互斥要求，即某一问题的答案应该覆盖所有的可能结果，而且各备选答案之间不能有重合。同时，答案要通俗易懂，不能存在歧义。

第二节　基于离散选择实验的老年照料需求问卷设计

照料服务提供者为了准确获取老年人的照料偏好，可以通过科学的问卷调查，了解老年人内心的真实需求，本部分将详细介绍基于离散选择实验的老年照料需求问卷的设计。离散选择试验（discrete choice experiment，DCE）最初应用于市场营销领域，后来被引入养老及健康服务需求领域并取得突破性进展，成为国际上新兴的测量意愿和偏好的一种方法（仲亚琴，2019）。比如，尼布尔（Nieboer，2010）利用 DCE 发现荷兰老年人支付意愿最高的是长期照料服务是递送服务（delivering care）和交通服务（transportation services）。不同受访者对长期照料服务的偏好存在差异，政策制定者需充分考虑老年人偏好及支付意愿，才能在有限资源中提供最具效率的服务方式。斯科特（Scott，2003）利用 DCE 研究了全科医生对正常工作时间以外所提供服务的偏好，为全科医生提供基于患者需求的服务提供了依据。布劳（Brau，2008）借助 DCE 发现影响长期照料保险需求的因素包括缴费方式、保费、共付水平等。

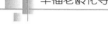

一、离散选择实验（DCE）问卷的设计

DCE 的设计首先要确定照料服务的属性及水平，然后进行正交实验设计，在此基础上设计初步的问卷并预调查，修订后形成正式 DCE 问卷。设计流程见图 3 – 1。

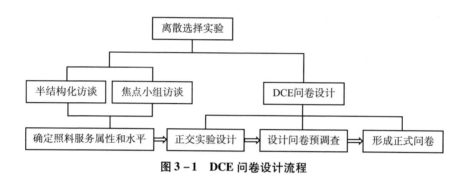

图 3 – 1　DCE 问卷设计流程

DCE 问卷设计的是否科学、合理，将直接影响整个研究的信度和效度。DCE 通过设计多种假设的照料服务，最终呈现两两组合的服务组合，受访者根据自己的意愿和偏好选择他们最喜欢的服务。基于效用理论，受访者将选择对他们产生最大效用的照料服务（本书中的效用包括照料者及被照料者负担的减轻、健康状况的改善、生活的便利性等），也有可能对任何形式的照料服务都没有需求。通过统计分析，DCE 能量化分析研究中的各种因素对受访者照料服务需求的相对重要性。

二、离散选择实验属性（attribute）及水平（attribute level）的确定

DCE 的有效性很大程度上取决于属性及水平的科学设定，错误的设定会对整个实验的设计、实施以及结果产生不利影响，进而提供错误信息。问卷设计者关于属性及水平的设定方法包括文献回顾、对失能老年

人的半结构化访谈、对专家的焦点小组访谈。

鉴于中国大陆照料服务的文献较少，本书文献的主要来源是照料服务开展较早的西方发达国家以及中国台湾地区。已有研究显示，照料服务的形式、内容、提供照料服务的频率、个人的自付水平等是影响照料服务需求的重要因素，但中国与其他国家国情不同，故属性和水平的设定需进一步通过定性研究确定。

（一）半结构化访谈

半结构化访谈（semi-structured interviews）是非正式的访谈，访谈提纲是粗线条式的，对访谈对象、访谈问题等只有粗略的基本要求。比如，调查者可以选择15位左右的失能老年人进行半结构化访谈，了解该群体的照料服务需求（因为"照料服务"这一概念对多数受访者是陌生的，访谈前可以先对"照料服务"作简单介绍）。若无照料服务需求，则要进一步询问无需求的原因；若有需求，则要进一步访谈对服务的具体要求，如内容、形式、服务提供的时间、个体愿意支付的费用多少等。

调查过程中可以将访谈对象界定为：60岁及以上但具有清晰语言表达能力的失能老年人。在访谈基础上进行语音转录和归纳，结合文献研究的内容，列出照料服务的初始属性清单。

（二）焦点小组访谈

调查组可以邀请老年人照料相关领域的专家，包括养老机构、民政部门、保险部门负责人10名左右参与焦点小组访谈。先请专家结合工作实际及自身想法谈谈对失能老年人长期照料的观点，对照料需求与供给的看法，然后引出照料服务。在此基础上，将照料服务的初始属性清单发给各位专家，请专家对照料服务属性进行重要性排序。最后，课题组与专家一起选择其中最重要的6~8个属性纳入最终的研究范围。

（三） 离散选择实验设计

确定了照料服务的属性和水平之后，项目组通过离散选择实验设计形成调查问卷。属性的数量和水平决定了 DCE 问卷的设计。课题组通过各个照料服务属性在不同水平下的组成，生成不同的虚拟照料服务组合，假如确定了 x 个属性，每个属性对应 y 个水平，则照料服务组合共有 xy 个。这样将会产生成百上千的照料服务组合，全部纳入 DCE 问卷是不现实的。为了使调查具有可行性，可以采取正交实验设计，减少问卷中的题目，同时最大程度保留有效信息。最后通常会抽取约数十个照料服务组合。选择其中一个适宜的组合作为照料服务 A，剩下的每一个组合作为照料服务 B，依次与 A 配对，让受访者从这些两两组合的照料服务项目中选择最喜欢的一项服务。示例见表 3 - 1，表中的属性及水平根据文献回顾、半结构化访谈及焦点小组访谈确定。

表 3 - 1 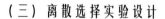 **DCE 问卷**

照料服务 A		照料服务 B	
照料服务形式	居家照料	照料服务形式	社区日间照料中心
照料服务内容	照料吃饭	照料服务内容	照料吃饭
个体自付水平	40 元/次	个体自付水平	100 元/次
……	……	……	……
以上两种照料服务，您会选择：照料服务 A （　　） 照料服务 B （　　）			

（四） 预调查及形成正式 DCE 问卷

此阶段预调查的目的是了解受访者是否理解 DCE、对于不同照料服务的属性和水平的表述是否接受，以便发现问题及时进行修改完善。

三、照料服务需求问卷

根据前述的理论框架和研究内容，本部分探讨如何识别失能老年人对照料服务的需求意愿和偏好。故问卷的设计除了离散选择问卷部分，还包括其他可能对照料服务需求产生影响的倾向因素、促成因素、需要因素部分。

（一）被照料者健康相关情况

1. 失能情况

问卷中运用"日常活动能力量表（ADL）"和"工具性活动能力量表（IADL）"进行评估失能情况，进而判断照料需求强弱。ADL 主要指穿衣、洗澡、进食、上下床、上厕所、控制大小便等活动；IADL 则指购物、理财、乘车、做饭等活动。上述量表由美国劳顿和布罗迪（Lawton & Brody）于 1969 年制定，用于评定被试者的日常活动能力，在国内外广泛应用。

2. 认知功能

问卷中运用福尔斯坦（Folstein，1975）等编制的"简易精神状态评价量表（MMSE）"测定老年人的认知功能，该量表是最具影响的标准化智力状态检查工具之一。

3. 慢性病患病情况

由于类风湿性关节炎等慢性病会影响自理能力，因此，问卷中应当询问老年人是否患有慢性病以及所患慢性病的种类。

（二）照料相关问题

（1）照料者与被照料者关系（夫妻、兄弟姐妹、子女或其他）。

（2）照料失能老年人持续的时间。

（3）照料强度（一周几天，每天几小时）。

（4）DEC 问卷。参考表 3-1 示例。具体内容在确定属性和水平的基础上，利用正交设计确定，受访者在两两组合的照料服务中选择自己最喜欢的服务。

四、抽样和正式调查

调查过程中，受访者由社区卫生服务机构或街道办事处牵头联系。在社区卫生服务机构人员或街道办事处人员的协调下，对失能老年人居家照料者开展面对面的问卷调查。调查前进行统一培训，统一指导语，以保证调查质量。因为"照料服务"对多数受访者是一种陌生的服务，故调查前先对该服务作简要说明。部分受访者可能会对 DEC 问卷中的某些问题存在理解上的问题，调查员应进行耐心解释。

五、关键人物访谈

尽管在 DCE 问卷设计过程中，对失能老年人进行了半结构化访谈以及针对该领域专家进行了焦点小组讨论，但问卷调查完成之后，对关键人物开展进一步访谈还是必要的。通过问卷调查（尤其是 DCE 问卷），能收集失能老年人对照料服务的需求，主要反映需方的意愿和偏好，但对于政府部门以及服务供方来说，能否提供、如何提供还需进一步探讨。

调查组可以选择养老机构、保险机构及社区卫生服务机构（可与前期开展的焦点小组讨论专家不同）的领导 10 名左右，就问卷调查得到的失能老年人对于照料服务的意愿和偏好，基于供方的视角开展深入访谈，访谈主题是基于需求的照料服务能否提供、如何提供、可能的问题与障碍等。最后由课题组对所有访谈资料进行记载、录音，通过计算机提取出主要观点。

六、照料需求问卷——离散选择实验部分

　　假设现在有两种照料可以供选择，两种照料在照料模式、照料内容、个人自付水平等方面有所差别。在表3-2~表3-6的五对选择中，老年人依据个人偏好选出喜欢的照料模式。照料1和照料2的差别在于照料模式、照料内容、个人自付、照料频次、照料时长等，其他的条件都一样（仲亚琴，2019）。

　　例如，表3-2中，两种照料的差别是照料地点和照料频率不同：一个是居家，一个是社区；一个是每周照料两次，一个是每两周照料两次。

表3-2　　　　L1 以下两项照料中，您更喜欢哪项照料（　　　）

项目	照料1	照料2
照料模式	居家照料	社区照料
照料内容	生活照料	生活照料
个人自付	200 元/次	200 元/次
照料频次	每周 2 次	每 2 周 2 次
照料时长	每次 ≤4 小时	每次 ≤4 小时

表3-3　　　　L2 以下两项照料中，您更喜欢哪项照料（　　　）

项目	照料1	照料2
照料地点	居家	居家
照料内容	生活照料	情感慰藉
个人自付	200 元/次	100 元/次
照料频次	每周 5 次	每周 5 次
照料时长	每次 ≤4 小时	每次 ≤4 小时

表 3 - 4   L3 以下两项照料中，您更喜欢哪项照料（   ）

项目	照料 1	照料 2
照料地点	居家	社区
照料内容	生活照料	情感慰藉
个人付费	200 元/次	400 元/次
照料频次	每周 5 次	每 2 周 5 次
照料时长	每次 ≤4 小时	每次 ≤4 小时

表 3 - 5   L4 以下两项照料中，您更喜欢哪项照料（   ）

项目	照料 1	照料 2
照料地点	居家	居家
照料内容	生活照料	生活照料
个人付费	200 元/次	400 元/次
照料频次	每周 5 次	每 2 周 5 次
照料时长	每次 ≤4 小时	每次 4~8 小时

表 3 - 6   L5 以下两项照料中，您更喜欢哪项照料（   ）

项目	照料 1	照料 2
照料地点	居家	居家
照料内容	生活照料	医疗护理
个人付费	200 元/次	200 元/次
照料频次	每周 5 次	每 2 周 5 次
照料时长	每次 ≤4 小时	每次 4~8 小时

小　结

对老年人照料需求评估的科学性、准确性，直接决定照料供给的精

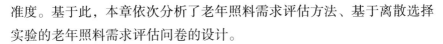

准度。基于此，本章依次分析了老年照料需求评估方法、基于离散选择实验的老年照料需求评估问卷的设计。

老年照料需求的评估可以借鉴已有的权威调查问卷。国际上最早的需求综合评估问卷是美国杜克大学 1975 年设计的老年人资源与服务多维评估问卷，也是目前应用范围最广的问卷之一，包括多维功能评估问卷（MFAQ）和服务评估问卷（SAQ）。中国目前关于老年人照料问题的最权威的调查问卷有两个，一个是"中国健康与养老追踪调查（CHARLS）"，由北京大学国家发展研究院开展的对中国中老年人进行的一项调查。2011 年开始，每两年进行一次全国 28 个省、自治区、直辖市的追踪调查。另一个是北京大学健康老龄与发展研究中心/国家发展研究院开发的"中国老年健康和家庭幸福调查（CLHLS - HF）"原名"中国老年健康调查（CLHLS）"，1998～2018 年在全国 23 个省/自治区/直辖市随机抽取大约一半县市进行 8 次跟踪调查，累计入户访问 11.3 万人次。这两个项目为研究中国老龄化问题提供的翔实、权威的数据，已经产出大量高质量研究成果。基于这些项目的数据库可以免费下载，为本书的研究提供了极大方便。

需要注意的是，照料机构及管理部门对于照料需求的评估不能局限于老年人的失能情况，关注内容应当包括：老年人是否失能、老年人是否愿意接受照料、是否得到了照料，并结合老年人的健康状况、家庭状况等进行综合评估。

为了得到真实的照料需求信息，照料需求评估的过程包括：第一，评估老年人家庭实际情况；第二，评估老年人个体特征，包括日常生活活动能力（ADL）、精神状态、感知觉与沟通、社会参与，据此评估老年人自理能力等级；第三，评估老年人及其家属照料意愿，包括养老场所的选择、个性化需求等；第四，结合服务提供方的实际情况做出照料需求评估和服务提供建议。照料需求评估可通过机构的七日跟踪评估、居家服务的定期回访等方式，根据实际情况循序渐进地跟进。

照料需求评估应坚持科学性原则，调查结论需要考虑因为幸福感所具有的比较效应、适应机制、程序效用、记忆可得性偏差、信息可得性偏差、反事实思维等心理因素对调查结果准确性的影响。

问卷设计可能存在的误差包括：抽样误差和非抽样误差。DCE 的设计首先要确定照料服务的属性及水平，然后进行正交实验设计，在此基础上设计初步的问卷并预调查，修订后形成正式 DCE 问卷。

第四章

日常照料对老年人幸福感的影响

第三章介绍的照料需求评估方法帮助识别出老年人真实的照料需求，目的是提供精准供给，实现供需匹配，最终提升老年人幸福感。然而，供需匹配的照料是否真的能提升老年人的幸福观呢？是否存在群体异质性？本部分通过实证分析检验日常照料对老年人幸福感的影响，意义在于确认是否可以通过日常照料工作的改进来提升老年人幸福感。

幸福老龄化社会的建设应当把老年人的幸福感提升放在首位，而照料服务对于提升老年人幸福感至关重要，因此，研究不同照料项目对于幸福感影响的异质性，对于构建基于中国制度和文化传统的照料模式、实现幸福老龄化社会具有重要现实意义。本部分重点研究不同照料项目对失能老年人幸福感的影响，尝试从精准供给角度提升失能老年人幸福感，树立"从获得转向满足"的失能老年人照料理念，为构建幸福老龄化社会提供经验数据。

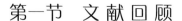

第一节 文献回顾

一、"幸福感"的测量

"幸福感"最初属于积极心理学与健康心理学的研究范畴，是个体基于对生活满意度的判断以及情绪体验来描述其幸福感水平，包括认知评价、正性情绪、负性情绪三个方面（刘仁刚和龚耀先，2000）。瑞森姆等（Rysamb et al.，2002）编制的《主观幸福感简易测量问卷》从生活满意度、健康感受、正面情绪和负面情绪四个维度测量幸福感。沃特曼开发的《实现幸福感问卷》包括六个维度：自我发现、潜能感知、生活的目标感和意义感、积极参与活动、精力投入和活动体验。可以看出，"幸福感"很难用简单的"您感觉幸福吗？"或"您对自己的生活是否感到满意？"等类似的简单问题进行测量。

二、照料对老年人幸福感的影响

研究"照料能否提升老年人幸福感"的文献较少，大部分文献研究的是"照料对老年人生活满意度"的影响，而且已有研究未取得一致结论。子女提供生活照料，能够改善老年人生活质量、减轻抑郁症状（彭华茂和尹述飞，2010），可以显著促进老年人身心健康及生活满意度（左冬梅和李树苗，2011；郑志丹和郑研辉，2017），缺少日常照料则会对老年人身心健康产生消极影响（赵蒙蒙和罗楚亮，2017）。

但笔者认为，家人照料可能使失能老年人失去对个人生活的掌控，以至于产生孤独与挫败感。家人照料削弱了老年人尤其是社会经济地位较低老年人的幸福感，原因是照料者承担了巨大的心理压力和机会成

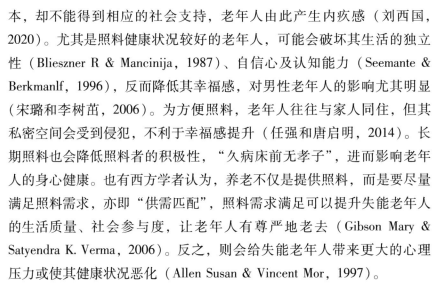

本，却不能得到相应的社会支持，老年人由此产生内疚感（刘西国，2020）。尤其是照料健康状况较好的老年人，可能会破坏其生活的独立性（Blieszner R & Mancinija，1987）、自信心及认知能力（Seemante & Berkmanlf，1996），反而降低其幸福感，对男性老年人的影响尤其明显（宋璐和李树苗，2006）。为方便照料，老年人往往与家人同住，但其私密空间会受到侵犯，不利于幸福感提升（任强和唐启明，2014）。长期照料也会降低照料者的积极性，"久病床前无孝子"，进而影响老年人的身心健康。也有西方学者认为，养老不仅是提供照料，而是要尽量满足照料需求，亦即"供需匹配"，照料需求满足可以提升失能老年人的生活质量、社会参与度，让老年人有尊严地老去（Gibson Mary & Satyendra K. Verma，2006）。反之，则会给失能老年人带来更大的心理压力或使其健康状况恶化（Allen Susan & Vincent Mor，1997）。

还有文献研究了影响幸福感的其他因素，包括年龄、性别、婚姻、经济状况、健康状况等（李强等，2021）。其中，家庭生活因素主要有与子女的关系、婚姻质量、休闲安排、医疗条件及居住安排等（苗国强，2020）。

纵观已有文献，学者们尚未就照料对老年人幸福感的影响达成一致结论。因为照料与幸福感之间存在着显著的双向因果关系，找到恰当且有力的识别策略绝非易事。例如，巴尼和朱安（Barnay & Juin，2016）研究的是照料对老年人心理健康的影响，乌努策等（Unützer et al.，1997）、瓦西利亚迪斯等（Vasiliadis et al.，2013）等研究的却是抑郁和焦虑等心理健康因素对照料需求的影响。还有一些因素可能同时影响健康和照料需求，如家庭收入、居住安排、子女数量等，而且，受一些不可观测变量（如老年人的偏好）的影响，容易产生遗漏变量偏误。

另外，中国绝大部分失能老年人的照料服务来自传统的家庭养老保障体系，但4—2—1型的家庭结构、人口流动以及大量空巢家庭的存在，使得照料服务提供面临挑战，影响了老年人的心理健康。随着失能老年人的增加，学者们也开始了对中国照料需求的研究（张红凤，2019），并形成需求与供给两种研究视角。但这些研究基本是将照料供给或需求作为因变量，研究影响供需的因素。受国情及传统文化影响，中国相关政策和传统文化都强调家庭养老的重要性，但家庭养老功能式微的现实使得"常回家看看"等家庭照料活动反而给部分老年人带来心理负担，对其幸福感可能产生不利影响。因此，影响老年人幸福感的核心问题不在于"养"的缺位，而在于主体性需求的满足。

本部分的研究可能的创新点有两个：一个是分项目研究不同照料项目对失能老年人幸福感的影响。已有研究往往关注"获得照料"对老年人幸福感的影响，极少关注是"哪一种照料""产生了什么样的影响"。事实上，不同照料项目的主观福利效应可能是不同的，仅用"是否获得照料服务"这一综合指标进行研究，难以识别不同照料项目福利效应的异质性，不利于通过照料的精准供给提升老年人幸福感。现实生活中，老年人某些方面的日常活动虽然存在一定困难，但在勉强能够自行解决的时候，因为隐私等原因，可能并不愿意别人帮助。

另一个是构造了幸福感潜变量。幸福感是一种主观评价，很难直接测量，原因在于影响幸福感的因素很多，包括身体健康状况、与子女的关系，甚至环境污染程度（如空气质量）等，都可能影响受访者对幸福感的评价。因此，幸福感的测量应该是多维的（属于潜变量，Latent Variable），应当选用多个显变量指标来构造。从不同角度来测量被研究对象是使用潜变量的最大优势，有助于降低测量误差。而以往的研究由于调查成本等原因，往往使用"是否感到幸福"或者"生活满意度"等单一指标作为"幸福感"的代理变量，这些代理变量只能反映"幸福感"某方面的特征，测量误差较大。虽然也有少量文献采用幸福感测量量表开展研究，但量表本身的科学性（如，量表的效度和信度）、样本的代表性值得关注。另外，本部分采用结构方程中的 MIMIC 模型和 MLMV 模型较好地解决了内生性问题和缺失值问题。

第二节 数据、变量与模型

一、数据

本部分采用 CHARLS 2018 年，即第四轮追踪调查数据。截至 2019 年底，已经有大约 2000 篇文章采用了 CHARLS 数据库，其中有 749 篇发表在英文期刊。CHARLS 项目于 2011～2012 年进行了第一轮全国基线调查，其后，分别于 2013 年、2015 年、2018 年进行了三轮追踪调查，截至 2018 年共开展了四轮调查。

二、核心变量与模型

（一）解释变量：失能老年人得到的照料

CHARLS 问卷中，失能老年人得到的照料包括穿衣、洗澡、吃饭、打电话等共 11 项内容。首先询问老年人在上述日常活动中是否存在困难，接着询问如果某项活动存在困难，是否得到了照料。如果存在困难并得到某项照料，则赋值为 1，如果存在困难但未得到某项照料，则赋值为 0。

（二）被解释变量：幸福感

"幸福感"这一潜变量看不见、摸不着，更不存在于我们所使用的 CHARLS 2018 数据库之中。其虽"无形"，却"有影"，我们可以利用一些反映其影响的指标变量（所谓的"影子"）来测量它，这些指标会或多或少受到"幸福感"这一潜变量的影响。对应地，每个指标的测度值（scale score）中就会有一部分反映该潜变量的影响，而剩余的测量值则是各自的独特方差（unique variance）。CHARLS 2018 询问了构成受访者幸福感的五个方面：生活满意度、健康满意度、婚姻满意度、与子女关系满意度和空气质量满意度。极其满意 = 1，……，一点也不满意 = 5，得分越低，幸福感越强。

（三）模型

1. 因子模型

如图 4 – 1 所示。因为"生活满意度""健康满意度"等每个显变量都只能反映潜变量（"幸福感"）的某一个方面，所以，一般需要一组指标从多个角度测量或推测潜变量，可以采用相应的测量技术（如因子分析、潜特质分析、潜类别分析、潜剖面分析等），将这些指标中反映潜变量影响的那一部分提取出来，构成对该潜变量的测量。这些指标应当具备良好的信度和效度，也就是这些指标既要尽可能全面而广泛地测度潜变量的内涵，又不能产生多余维度（比如，不能用反映躯体健康的指标来测量心理健康）。这些指标应当是相关的，但又不能高度相关，中度相关为宜（阳义南，2021）。

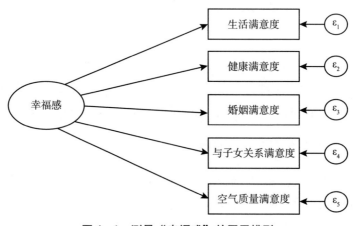

图 4 – 1 测量"幸福感"的因子模型

巴戈兹和鲍姆加特纳（Bagozzi & Baumgartner, 1994）认为采用 3 ~ 5 个指标测量潜变量最为理想，本部分使用生活满意度、健康满意度、婚姻满意度、与子女关系满意度、空气质量满意度5个显性变量作为"幸福感"的测量指标。"幸福感"是潜变量（因子），用椭圆表示，反映上述5个指标变量所测量的公共部分（公因子）。

图4-1中，$\varepsilon_1 \sim \varepsilon_5$分别代表5个指标变量的独特方差。为了确保这5个指标既能广泛地度量"幸福感"，又不产生多余因子，需要采用探索因子分析法检验这些指标的公因子是否具有唯一性，再用验证性因子分析法检验因子模型、5个指标因子载荷系数的显著性，以保证对"幸福感"的测量是可行的（阳义南，2018）。

2. MIMIC 模型

MIMIC（multiple indicators and multiple causes）模型是一类介于回归模型与结构方程模型之间的特殊的结构方程模型。图4-2中，模型的左边是结构模型部分——穿衣、洗澡、打电话等11个显变量，用来解释内生潜变量"幸福感"，模型的右边是测量模型部分，由5个反映型指标变量来测量幸福感。每个测量指标都有一个测量误差，"幸福感"也有一个测量误差。

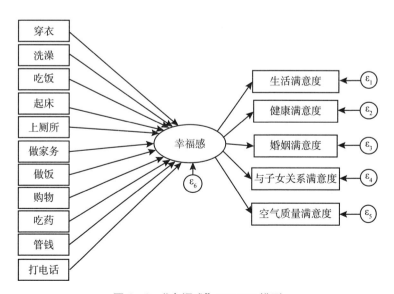

图4-2　"幸福感" MIMIC 模型

三、控制变量

为减少遗漏变量误差，在扩展模型中增加健康、社会经济地位及人口学特征等变量作为控制变量。其中，与健康状况相关的变量有两个，分别是抑郁程度和自评健康状况。抑郁程度采用安德烈森（Andresen）1994 年修订的 CES – D 简化量表。有学者利用 CHARLS 2011 年数据发现此量表具有良好的区分效度。该量表评分为 4 级评分，如，要求受访者回答过去一周是否"我因一些小事而烦恼"，其对应的答案选项为"<1 天""1~2 天""3~4 天""5~7 天"，分别编码分别为 0、1、2、3。对于"对未来充满希望""我很愉快"采用反向计分。安德烈森认为，CESD – 10 评分超过 10 分即意味着受访者有抑郁症状。自评健康选项包括很好、好、一般、不好、很不好，赋值分别为 1、2、3、4、5。反映社会经济地位的指标有学历和户口。如果学历为高中及以上，则取值为 1，否则取值为 0。户口：农业户口 = 1，非农业户口 = 0。反映人口学特征的变量：婚姻状况和性别。婚姻状况的选项分别为：（1）已婚并与配偶同住；（2）已婚，因工作等原因未与配偶同住；（3）分居（不再作为配偶共同生活）；（4）离异；（5）丧偶；（6）从未结婚。性别：男 = 1，女 = 0。我们将年龄大于等于 60 岁以上的界定为老年人。

第三节　实证结果分析

一、描述性统计结果

表 4 – 1 显示，老年人在洗澡（1043 人）、上厕所（1620 人）、做家务（1554 人）、做饭（1175 人）方面最容易存在困难，需要得到照料，各占样本失能老年人总数 2587 人的 50% 左右。其中，最不容易得到照料的失能项目是上厕所，1620 位需要得到上厕所方面照料的失能

老年人中，仅 13.6% 的老年人得到了照料，原因可能是老年人感觉不好意思让他人帮助自己上厕所，以及照料者也不太愿意照料。最容易获得照料的项目是购物，926 位老年人需要购物方面的照料，74.9% 的老年人得到了照料，可能是照料者在自己购物的同时，帮助老年人购物，这类照料较为方便。总体来看，需要得到照料的失能老年人得到照料的比例并不高，介于 13.6% ~ 74.9%，平均值为 50%，说明中国失能老年人的照料需求未满足程度较高。

表 4 - 1 描述性统计结果

变量	变量符号	N	mean	sd	min	max
穿衣	dressing	928	0.357	0.479	0	1
洗澡	bathing	1043	0.469	0.499	0	1
吃饭	eating	437	0.437	0.497	0	1
起床	bed	986	0.238	0.426	0	1
上厕所	toilet	1620	0.136	0.343	0	1
做家务	household	1554	0.425	0.495	0	1
做饭	meals	1175	0.558	0.497	0	1
购物	shopping	926	0.749	0.434	0	1
吃药	medication	544	0.658	0.475	0	1
管钱	money	905	0.682	0.466	0	1
打电话	telephone	823	0.674	0.469	0	1
生活满意度	L-satisfaction	2261	2.939	0.940	1	5
健康满意度	H-satisfaction	2261	3.497	1.046	1	5
婚姻满意度	M-satisfaction	1783	2.786	0.968	1	5
与子女关系满意度	C-satisfaction	2229	2.535	0.818	1	5
空气质量满意度	A-satisfaction	2261	2.843	0.887	1	5
抑郁程度	depress	2261	12.360	7.125	0	30
健康状况	health	2288	3.613	0.914	1	5
学历	education	2587	0.048	0.214	0	1
户口	Hukou	2575	0.843	0.346	0	1
婚姻	marriage	2587	2.263	1.834	1	6
性别	gender	2587	0.376	0.485	0	1

失能老年人的 5 项满意度方面，子女关系方面的满意度最高，但平均值也只有 2.535，介于非常满意和比较满意之间。健康方面的满意度最差，平均值为 3.497，介于比较满意和不满意之间，可能的原因是样本老年人都属于失能老年人，自然对自身健康状况（平均值为 3.613，介于一般和不好之间）不太满意。这一结果也提示我们，健康状况是影响失能老年人幸福感的重要因素，必须将其纳入控制变量。

　　控制变量方面，抑郁程度得分为 12.360，说明失能老年人总体上存在抑郁症状（一般认为得分大于 10，即界定为有抑郁症状），精神健康状况堪忧。自评健康状况得分 3.613 分，说明失能老年人总体上认为自身健康状况不理想。学历平均得分 0.048，说明失能老年人中高中及以上学历的老年人仅占 4.8%。户口平均得分 0.843，说明样本中农村老年人占了很大比例。婚姻状况平均得分 2.2632，介于已婚但因为工作等原因暂时没有跟配偶在一起居住与分居（不再作为配偶共同生活）之间，说明样本中失能老年人婚姻状况一般。性别得分 0.376，说明样本中男性占 37.6%。

二、幸福感测量结果

（一）探索性因子分析

　　采用该方法检验生活满意度、健康满意度等 5 个指标的公因子是否具有唯一性（幸福感）。为保证检验结果的稳健性，我们同时采用主成分因子法（PCF）、极大似然因子法（MLF）和主因子法（PF）进行检验。与主成分因子分析法不同的是，主因子法（PF）和极大似然（MLF）因子法承认各个指标都存在各自的独特误差，只是从各个指标中提取出同受因子影响的公共值。极大似然法和主因子分析法的结果都表明只有一个因子的特征值大于 1，说明公因子是否具有唯一性（阳义南，2019）。检验结果如表 4 - 2 所示。

表 4 - 2　　　　　　　探索性因子分析结果（N = 2261）

因子	主成分因子法（PCF）		极大似然因子法（MLF）		主因子法（PF）	
	特征值	因子 1 载荷	特征值	因子 1 载荷	特征值	因子 1 载荷
Factor1	2. 22	0. 74	1. 37	0. 42	1. 44	0. 62
Factor2	0. 82	0. 66	0. 92	1. 00	0. 03	0. 53
Factor3	0. 78	0. 68	—	0. 26	- 0. 05	0. 55
Factor4	0. 65	0. 65	—	0. 22	- 0. 15	0. 51
Factor5	0. 54	0. 59	—	0. 29	- 0. 21	0. 45

表 4 - 2 显示，主成分因子分析法（PCF）得到的 5 个因子中，因子 1 的特征值（eigenvalue）2. 22 是大于 1 的，符合只需构造一个因子的目的，应当予以保留，该因子解释了 5 个指标共同方差的 44.3%[①]。同时，因子 1 对各个指标的因子载荷系数全部大于 0. 4，而 0. 4 是接受一个指标测量某因子的通常标准。科斯特洛和奥斯本（Costello & Osborne，2005）认为 0. 3 是接受一个指标变量的最低标准。

主成分因子法假设一个因子就可以解释全部方差，无须各自的独特误差方差，也就是假设独特方差为 0。但我们的分析结果显示独特方差介于 0. 4 ~ 0. 8（Factor1 - 5 的独特方差依次为 0. 45、0. 57、0. 54、0. 58、0. 65），方差较大。探索性因子分析的另一个不足之处在于，它假设因子之间不能相关（仅限于同一组指标测量出来的各因子之间），一个指标只能载荷于一个因子，各指标的测量误差不能相关，等等。上述条件较为苛刻，因此，我们进一步采用其他更合理的因子分析法：验证性因子分析（CFA）。

（二）验证性因子分析（CFA）

验证性因子分析是结构方程的第二个模块，主要用于构造潜变量，称为测量模型。进行验证性因子分析时，不同因子间的关系可以根据理论或实践设定，因子间的关系可以是相关的，也可以是不相关的，并且

---

① 由表 4.2 数据计算得到：2. 22 ÷ (2. 22 + 0. 82 + 0. 78 + 0. 65 + 0. 54) ≈ 0.443。

误差项之间也是可以相关的。验证性因子分析将各个指标共有的方差与各自独特的方差分隔开，能获得对潜变量更好的测量结果。因为测量误差只能给测量结果带来无用的噪声，CFA 通过消除测量误差，当这些潜变量在结构方程模型中被用作解释变量或被解释变量时，可以获得更优的解释结果。而且，作为一种更好的因子分析法，验证性因子分析还可以对整个模型的拟合优度进行检验，并修改指数。如果拟合度很好，说明设计的理论模型能得到样本数据的支持（阳义南，2021）。

再通过验证性因子分析检验因子模型的显著性，以及"生活满意度""健康满意度"等 5 个指标对"幸福感"的因子载荷系数是否显著。为解决传统的回归分析方法都会删除有缺失值的样本观测值，导致观测值大量损失的问题，我们采用一种完全信息数据处理方法——保留缺失值极大似然估计法。该方法保留有缺失值的样本观测值。另外，为解决截面数据异方差问题，我们采用稳健标准误。为方便比较，我们在图 4-3 中报告的是标准化估计系数。指标"生活满意度"的标准化系数为 0.769，其含义是潜变量"幸福感"的标准差上升 1 个单位，带来"生活满意度"的标准差上升 0.769 个单位。

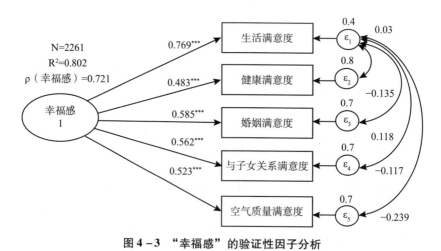

图 4-3 "幸福感"的验证性因子分析

注：MLMV，稳健标准误，标准化系数，***、**、* 分别代表在 1%、5%、10% 水平上显著。

不难理解，误差项 ε_1 与 ε_2、ε_3、ε_4、ε_5 应该是相关的。原因在于"生活满意度"和"健康满意度"之间虽然没有直接联系，但我们认为，健康无疑对于老年人的生活满意度有着十分显著的影响，"生活满意度"未解释的方差与"健康满意度"未解释方差之间可能存在一定的联系。类似地，婚姻满意度、子女关系满意度也是影响老年人生活满意度的重要因素（王秀花和夏昆昆，2021）。因为模型中没有考虑内生变量之间的因果关系，这里必须考虑将他们的残差联系起来。否则，就相当于假定模型中两个内生变量之间的协方差已经完全被后续变量解释了，而这并不符合事实。

图 4-3 中拟合度指标 $R^2 = 0.802$，说明我们所构建的因子模型拟合度较高，与真实模型相比不存在显著差异（因为缺失值问题，分析结果未能报告另一个判断模型拟合度的指标 SRMR 的值）。图 4-3 中所有指标的载荷系数都比较大，5 个指标的标准化载荷系数都大于 0.4（分别为 0.769、0.483、0.585、0.562、0.523），属于中度相关，且具有统计显著性（0.1% 水平），说明整个因子模型及载荷系数都是显著的。另外，前面的探索性因子分析又表明这 5 个指标只能测量出一个因子，因此，图 4-3 中对"幸福感"的测量模型是成立的，其信度系数 $\rho = 0.721$[①]，超过信度系数标准值（0.7），说明模型信度较高。

（三）"幸福感"的测量值

为了取得 5 个测量变量的多维信息，更好地反映研究对象，我们接下来计算全国 28 个省、自治区、直辖市的幸福感测量值。幸福感测量值有两种处理方法。一是计算 5 个测量变量的简单均值，该方法在各指标的权重系数（因子载荷）差异不大的时候比较适用。二是计算 5 个测量变量的加权因子值。该方法会赋予每个指标不同的权重。原因在于，5 个指标的重要性存在差异，载荷系数大的指标应被赋予更大的权

---

① 其信度系数计算公式为：$(0.769 + 0.483 + 0.585 + 0.562 + 0.523)^2 \div [(0.769 + 0.483 + 0.585 + 0.562 + 0.523)^2 + (0.4 + 0.8 + 0.7 + 0.7 + 0.7)] = 8.538 \div 11.838 = 0.721$。

重。因此，相比简单均值，加权因子值更为科学。表 4 – 3 报告了各省、自治区、直辖市"幸福感"的测量值，并按照加权因子值从低到高进行了排序。加权因子值越低，表明幸福感越强。

表 4 – 3　　中国各省（自治区、直辖市）"幸福感"的测量值（N = 2587）

地区	简单均值	加权因子值	地区	简单均值	加权因子值
新疆	2.566	7.270	北京	3.000	8.981
上海	2.700	7.623	陕西	3.074	8.981
安徽	2.878	8.270	湖南	3.098	8.993
山东	2.886	8.270	江苏	3.104	9.033
青海	2.954	8.504	福建	3.138	9.078
广西	2.940	8.516	吉林	3.126	9.090
黑龙江	2.994	8.735	贵州	3.096	9.124
内蒙古	3.008	8.773	河北	3.174	9.198
河南	3.024	8.786	江西	3.196	9.242
四川	3.052	8.830	天津	3.174	9.265
甘肃	3.048	8.832	湖北	3.222	9.344
浙江	3.060	8.841	广东	3.236	9.364
山西	3.038	8.874	重庆	3.284	9.518
云南	3.080	8.911	辽宁	3.378	9.762

第一列报告的是简单均值。因为测量幸福感的 5 个变量的取值范围都是 1 ~ 5，所以幸福感均值的取值范围也是 1 ~ 5。表 4 – 3 第二列报告的是加权因子值，权重采用的是迭代算法的主轴因子法所得到的因子 1 的载荷系数，分别是 0.6789、0.6043、0.4006、0.6063、0.6400。"幸福感"加权因子值的取值范围为 2.93 ~ 14.65（计算方法是将 5 个权重分别乘以每个指标的最小值 1，得到 2.93，分别乘以每个指标最大值 5，得到 14.65）。

因为测量"幸福感"的 5 个指标，其取值范围是 1 ~ 5，其中，非常满意＝1，非常不满意＝5，因此，指标值越小，表明幸福感越强。表4－3表明，2018年失能老年人"幸福感"最高的依次为新疆、上海、安徽、山东、青海、广西等省、自治区、直辖市，排名靠后的依次有辽宁、重庆、广东、湖北等省、自治区、直辖市。根据表4－3数据计算分析可知，全国"幸福感"简单均值为2.95，为最大值5的59%左右，全国失能老年人的"幸福感"低于中等水平；加权因子值6.50，为最大值14.65的44%，表明全国失能老年人的"幸福感"高于中等水平。考虑到加权因子值更为科学合理，我们认为全国失能老年人的"幸福感"高于中等水平，但仍有很大的提升空间，也在某种程度上说明党的十九大报告中提出的"要构建养老、孝老、敬老政策体系和社会环境""要增强人民的获得感、幸福感、安全感"的努力方向是正确的。

三、MIMIC 模型的估计结果

MIMIC 模型是外生变量为显变量、内生变量为潜变量的特殊结构方程。它使用一组外生变量来预测一个或几个内生潜变量，但与回归模型一样，仍假设外生显变量没有测量误差。该模型对内生变量采用多指标测量的潜变量，此时，外生解释变量虽然仍为显变量，但仍然能取得比被解释变量为显变量的回归模型更好的研究结果（阳义南，2021）。其中，一个内生潜变量的 MIMIC 模型方程为式（4－1）：

$$\eta = \alpha + \Gamma X + \zeta \qquad (4-1)$$

其中，η 代表内生潜变量"幸福感"，X 代表穿衣、洗澡、吃饭等11个外生解释显变量，得到照料＝1，未得到照料＝0。Γ 代表内生潜变量与外生解释显变量之间的结构系数，ζ 为结构模型的预测误差（扰动项）。为减少缺失值造成的不利影响，我们选择保留缺失值极大似然估计法（MLMV）法进行模型估计，并采用稳健标准误减少截面数据异方差的影响。

图4－4显示，11项影响失能老年人幸福感的照料活动中，有4项回归系数为负数，分别为洗澡（－0.168**）、购物（－0.060）、管钱

（-0.169*）、打电话（-0.174**）。其中，洗澡、管钱、打电话的回归系数均在10%以上水平显著，说明在不考虑其他因素影响的情况下，这3项照料活动能显著提升失能老年人幸福感。获得洗澡、管钱、打电话照料的失能老年人，其幸福感较未获得该项照料的失能老年人分别提升16.8%、16.9%、17.4%。穿衣、吃饭、起床、上厕所、做家务、吃药、做饭7项照料服务反而降低失能老年人的幸福感。其中，穿衣的回归系数在10%水平显著。

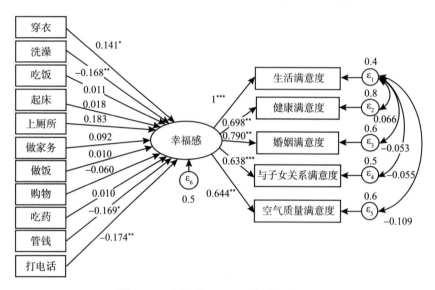

图4-4　幸福感 MIMIC 模型估计结果

其他数字的含义是，1、0.698、0.790、0.638、0.644为载荷系数，意味着如果幸福感提升1各单位，能够使生活满意度也提升1个单位，健康满意度提升0.698个单位，以此类推。0.4、0.8、0.6、0.5、0.6、0.5为误差方差。0.066、-0.053、-0.055、-0.109为误差之间的相关系数。总体而言，照料活动未能显著提升失能老年人幸福感。

为方便比较，图4-5报告了标准化估计系数。通过比较标准化系数发现，11种照料项目对"幸福感"的影响大小依次为打电话、洗澡、管钱、穿衣、上厕所、做家务、购物、吃药、起床、做饭、吃饭。其中，影响最大的是打电话。打电话是失能老年人与外界，尤其是亲朋好友进行沟通的主要途径，是失能老年人获得精神慰藉的重要方式。目前，中国人口流动性强，空巢老年人、留守老年人很多。尤其在广大农村地区，子女外出务工，往往一年半载才能回家与父母见上一面。也有部分失能老年人的孙子女在城里上学，或者跟随父母在务工地上学，失能老年人对子女、孙子女思念之情甚重，此时，如果有人能帮助失能老年人拨通电话或视频，让其与思念之人通话，无疑能极大地提升其幸福感（刘西国和刘晓慧，2018）。国务院2020年印发的《关于切实解决老年人运用智能技术困难的实施方案》，工信部、民政部等多部门2017年印发的《智慧健康养老产业发展行动计划（2017－2020）》，以及各种智能技术逐渐"适老化"，为提高失能老年人幸福感提供了政策与技术支持。

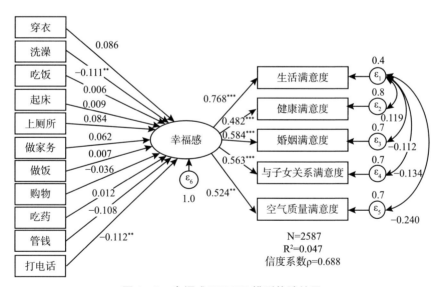

图4-5　幸福感MIMIC模型估计结果

注：MLMV，稳健标准误，标准化系数，***、**、*分别代表在1%、5%、10%水平上显著。

替失能老年人"管钱"也能提升其幸福感。他人帮助失能老年人管理钱财，有助于提升失能老年人养老方面的"安全感"，减轻失能老年人的后顾之忧。当前，中国社会养老保障基础薄弱，养老服务体系有待完善，家庭养老仍然居于基础地位，失能老年人拥有一定的财产，是实现"老有所养、老有所依"的物质基础。帮助失能老年人领取、管理养老金、高龄补贴等财物，是提升失能老年人幸福感的重要途径之一。

四、稳健性检验：扩展的 MIMIC 模型

除了上述提到的照料内容会影响失能老年人的幸福感，还有许多影响幸福感的其他因素。为检验图 4-5 实证结果的稳健性，有必要在模型中加入控制变量，包括失能老年人抑郁程度、自评健康状况、学历、户口、婚姻、性别等。表 4-4 中，方程（1）~方程（3）采用逐步回归方程法进行稳健性检验，即逐步加入健康变量（抑郁程度、健康状况）、社会经济地位变量（学历、户口）、个体特征变量（婚姻、性别）。如此，可以观察模型回归系数的变化，同时检验模型回归系数的稳健性。另外，为了消除截面数据异方差的干扰，方程（4）采用了稳健标准误。为了消除缺失值的干扰，方程（5）采用 MLMV 方法进行估计。表 4-4 为估计结果。

表 4-4　　　　　　　扩展的 MIMIC 模型估计结果

模型	方程	（1）	（2）	（3）	（4）	（5）
	估计方法	SEM	SEM	SEM	SEM + Robust	MIMV + Robust
A. 结构模型	穿衣	0.0501 (0.11)	0.0666 (0.17)	0.1558 (0.11)	0.1558 (0.11)	0.0674 (0.07)
	洗澡	0.0466 (0.05)	0.0624 (0.15)	0.1558 (0.15)	0.1558 (0.12)	-0.0784 (0.06)

续表

模型	方程	（1）	（2）	（3）	（4）	（5）
	估计方法	SEM	SEM	SEM	SEM + Robust	MIMV + Robust
A. 结构模型	吃饭	−0.0016 （0.02）	−0.0040 （0.02）	−0.0047 （0.08）	−0.0047 （0.10）	−0.0299 （0.11）
	起床	−0.0640 （0.15）	−0.0923 （0.23）	−0.1307 （0.17）	−0.1307 （0.15）	0.0791 （0.10）
	上厕所	−0.0035 （0.03）	0.0028 （0.04）	−0.1219 （0.17）	−0.1219 （0.10）	0.1553 （0.11）
	做家务	−0.0003 （0.01）	0.0034 （0.02）	0.0641 （0.09）	0.0641 （0.09）	0.0592 （0.05）
	做饭	−0.0160 （0.04）	−0.0299 （0.07）	0.1504 （0.16）	0.1504 （0.16）	0.0547 （0.06）
	购物	0.0463 （0.10）	0.0667 （0.17）	0.0124 （0.13）	0.0124 （0.10）	−0.0433 （0.07）
	吃药	−0.0395 （0.09）	−0.0553 （0.14）	−0.0532 （0.11）	−0.0532 （0.09）	−0.0230 （0.09）
	管钱	0.0065 （0.023）	0.0135 （0.04）	−0.2087 （0.15）	−0.2087 （0.19）	−0.1019 （0.07）
	打电话	−0.0222 （0.05）	−0.0293 （0.07）	0.0624 （0.10）	0.0624 （0.10）	−0.1299** （0.07）
	抑郁程度	0.0022 （0.01）	0.0033 （0.01）	0.0143** （0.01）	0.0143* （0.01）	0.0350*** （0.00）
	健康状况	0.0186 （0.04）	0.0255 （0.07）	0.0386 （0.04）	0.0386 （0.04）	0.1840*** （0.02）
	学历		−0.0245 （0.07）	0.0517 （0.15）	0.0517 （0.09）	0.0517** （0.06）
	户口		−0.0148 （0.07）	0.0143 （0.14）	0.0141 （0.14）	−0.0244 （0.04）
	婚姻			0.1717*** （0.07）	0.1717* （0.09）	0.0436*** （0.02）
	性别			0.0705 （0.08）	0.0705 （0.10）	−0.0224 （0.03）

续表

模型	方程	(1)	(2)	(3)	(4)	(5)
	估计方法	SEM	SEM	SEM	SEM + Robust	MIMV + Robust
B. 测量模型	生活满意度	1	1	1	1	1
	常数	3.3422 *** (0.30)	3.3083 *** (0.41)	2.5587 *** (0.43)	2.5587 *** (0.47)	1.9006 *** (0.09)
	健康满意度	11.1145 (24.92)	8.3770 (21.32)	0.9681 ** (0.48)	0.9681 * (0.54)	1.0879 *** (0.07)
	常数	2.8341 *** (0.54)	2.8688 *** (0.68)	3.2541 *** (0.44)	3.2541 *** (0.50)	2.3670 *** (0.12)
	婚姻满意度	28.0016 (61.80)	19.0019 (47.94)	4.1852 *** (1.64)	4.1852 ** (1.64)	0.9110 *** (0.13)
	常数	0.6018 (1.02)	1.0047 (1.53)	0.0891 (1.12)	0.0891 (1.33)	2.5190 *** (0.16)
	与子女关系满意度	8.3738 (18.52)	6.3607 (15.43)	0.5643 * (0.31)	0.5643 (0.38)	0.6508 *** (0.05)
	常数	1.7149 *** (0.44)	1.7337 *** (0.45)	2.1799 *** (0.31)	2.1799 *** (0.31)	1.9082 *** (0.07)
	空气质量满意度	13.2118 (29.38)	9.8776 (24.53)	0.6846 * (0.43)	0.6846 (0.49)	0.5987 *** (0.04)
	常数	1.4446 *** (0.58)	1.4980 *** (0.64)	2.3633 *** (0.40)	2.3633 *** (0.39)	2.2210 *** (0.06)
C. 拟合指标	N	948	948	948	948	2587
	ll	−643.3069	−618.5526	−699.29894		
	CFI	0.739	0.574	0.650		
	RMSEA	0.085	0.113	0.122		
	SRMA	0.074	0.075	0.079	0.079	
	R^2	0.629	0.636	0.917	0.917	0.385

注：*** 、** 、* 分别表示统计结果在1%、5%和10%水平上显著。回归系数为正数表示该变量值增加会导致因变量值增加，负数则相反。括号内的数字为标准差。下同。

表 4 - 4 的估计结果中，B 部分是测量"幸福感"的验证因子模型（测量模型）的估计结果，系数的符号、显著性与图 4 - 3 和图 4 - 4 基本一致。C 部分显示的是整个模型的拟合程度。其中，CFI 越接近 1，表示模型拟合度越好，RMSEA 和 SRMR 越小，表示模型拟合度越好。本部分中，CFI > 0.57，RMSEA < 0.112，SRMR < 0.079，说明模型与变量间真实关系不存在显著差异，模型拟合度较好。$R^2 > 0.385$，也说明模型的拟合程度可以接受。

表 4 - 4 的 A 部分是各个因素影响"幸福感"的结构模型估计结果。总体来看，回归结果是稳健的：没有哪项照料活动对幸福感的影响具有统计学意义上的显著性。具体来说，在加入控制变量后，7 项照料活动能提升失能老年人幸福感，但都没有显著影响。这与图 4 - 4 的结果基本一致，比如，图 4 - 4 中有 6 项活动能提升失能老年人幸福感，但其中仅有 1 项活动的回归系数在 5% 水平显著，其他的都缺乏高水平的显著性。这一结果再次说明满足失能老年人需求的照料的缺失，会严重影响其生命质量。

再看控制变量对失能老年人幸福感的影响。方程（3）~方程（5）中，抑郁程度的回归系数都显著为正，说明失能老年人的精神健康状况越差，其幸福感越低。健康状况越差，幸福感也越低。这一结论提示我们，健康老龄化是需要全社会共同努力，其中，老年人的精神健康尤其需要重视。方程（3）~方程（5）中，婚姻状况越差，幸福感越低。其中，已婚与配偶一同居住赋值为 1，对应的幸福感最高，从未结婚赋值为 6，对应的幸福感最低。

第四节　结论与政策建议

党的十九大报告指出："中国共产党人的初心和使命，就是为中国人民谋幸福，为中华民族谋复兴"。中国作为世界上老年人人口最多的国家，构建幸福老龄化社会，是实现人民幸福的重要内容之一。失能照料是人口老龄化的核心问题，也是影响老年人幸福的重要因素。从前面分析得知，中国失能老年人幸福感较低，提供的 11 项照料活动，都没有能够显著提升失能老年人的幸福感。这一结论与本书笔者 2020 年发表的学术论文的研究结论一致，该篇论文也是利用 CHARLS 数据进行研究，将 2013 年和 2015 年数据利用双重差分倾向得分匹配（PSMDID）法，研究发现：家人照料总体上降低了被照料失能老年人的幸福感。上述研究发现说明，中国的老年照料服务质量仍有较大的提升空间。

根据已有研究，照料降低老年人幸福感的原因如下：一是上厕所、洗澡等照料活动涉及老年人隐私，使其难为情。二是家人提供照料机会成本较高，让老年人产生了内疚感，心理压力较大，产生家庭累赘感。三是机构提供的照料成本高、服务质量一般，而且老年人一般认为住养老院有失颜面。四是供需失配，供给方不了解老年人的真实需求，提供了老年人不是真心需要的照料。此时，如果不考虑老年人内心需求，强制提供照料服务，就会出现供需失配现象，既浪费有限的照料资源，又影响老年人心情，所谓出力不讨好。而互联网及人工智能的迅速发展为智慧养老提供了保障，可以有效解决上述问题。

养老的核心问题是失能老年人照料。20 世纪 80 年代，伴随对长期照料制度的进一步研究，老年照料需求评估在欧美兴起。即使照料服务系统较为完善的西方国家也难以满足全部的照料需求（Luis Jose Iparraguirre，2017）。有效照料不足是一个世界性的问题，例如，美国护理援助水平在急剧下降，约 21% 的残疾老年人的需求不能满足，并呈现不断上升趋势（Wolff & Kasper，2006；Lima & Allen，2011）。

基于本部分研究，提出如下建议：

1. 积极推进智慧养老，通过精准供给满足照料需求

2020 年开始的新冠疫情防控过程中，出示健康码等防控要求推动了老年人对互联网技术的使用。为解决老年人利用互联网和数字信息技术障碍，2020 年国务院办公厅颁布《关于切实解决老年人运用智能技术困难的实施方案》，要求 2022 年底前，基本建立解决老年人"数字

鸿沟"问题的长效机制。

互联网技术的发展，为打造"互联网＋"社区居家照料服务平台提供了坚实基础。老年人通过微信或其他智能终端向平台提出照料服务需求，平台进行服务派单操作，平台中的服务供应商接到订单、联系用户，进行上门服务，服务完毕，平台及时回访用户，记录用户对服务的满意度及改进意见。平台通过大数据技术归纳老年人的服务需求，并根据客户满意度对服务供应商进行服务评级，并据此做好准入和退出工作。

平台服务的内容应当包括生活照料服务、医疗保健服务、精神慰藉服务、紧急救助服务。为方便居家养老，机构可以设计包括安全应急、临床护理、生活照料、精神慰藉和虚拟信息等内容的服务清单，派出专业护理员提供上门照料服务，让老年人自己选择照料项目。生活照料服务可由日间照料中心提供。医疗保健服务可由周边地区的医疗机构提供。医疗机构可依托"互联网＋"社区居家照料服务平台，为老年人建立电子健康档案，档案内容包括老年人既往病史和历次体检信息。也可借助智能手环、智能腕表、智能血压计、血糖仪等电子设备，云端采集老年人健康信息。精神慰藉服务可由平台安排老年人家属、同龄群体进行感情交流。紧急救助服务可以利用无线传感器和报警系统等信息技术，比如，智能床垫可远程监测老年人身体状态，也可以在老年人床头、卫生间安装急救按钮。这些信息会第一时间发送至护理员、老年人子女的手机和云信息平台。利用电动助起护理床、电动升降式洗澡机、AI 语音交互式助起沙发和液压式助起马桶，帮助老年人更舒适、有尊严感地完成上厕所和沐浴。

2. 大力发展家庭照料床位，减轻家庭经济负担

失能老年人照料需要解决"照料谁、照料什么、谁照料、怎么照料、谁出钱"等具体问题。2019 年 9 月，民政部在《关于进一步扩大养老服务供给促进养老服务消费的实施意见》中首次提出"家庭照料床位"概念，提出将养老床位设置到失能失智老年人家中，依托有资质

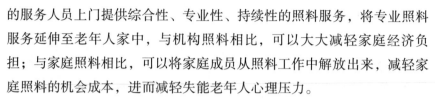

的服务人员上门提供综合性、专业性、持续性的照料服务，将专业照料服务延伸至老年人家中，与机构照料相比，可以大大减轻家庭经济负担；与家庭照料相比，可以将家庭成员从照料工作中解放出来，减轻家庭照料的机会成本，进而减轻失能老年人心理压力。

照料费用可以通过社会福利、社会保险、商业保险、个体付费四个方面共同解决。考虑到特殊困难家庭失能人员的支付能力，可由政府出资购买第三方服务机构的服务。一方面，将失能老年人划分为轻度、中度、重度失能三个档次，确定不同失能档次每个月应当提供多少小时、每小时多少费用的照料服务；另一方面，对于长期瘫痪在床的失能老年人，可以免费提供被褥、床单、毛巾及纸尿片等照料护理用品。

3. 建设家庭友好型政策体系，传承孝道文化

习近平总书记提出将"制定家庭养老支持政策"作为老龄政策制度的重要内容①，党的十九大报告要求"构建养老、孝老、敬老政策体系和社会环境"。《国民经济和社会发展第十四个五年规划和2035年远景目标纲要》设专章部署"老有所养"问题，明确指出"支持家庭承担养老功能"，政府以喘息服务或照料者津贴等方式支持家庭照料者，"家庭友好型"养老只有在家庭照料存在困难时才能接受国家的兜底服务。

4. 对住房和公共场所进行适老化改造，降低失能率

倡导住房和公共场所的无障碍设计和无障碍改造，提升老年人生活的安全性和便捷性，减少意外伤害导致的失能。中国广大农村地区的住房和公共设施在适老化方面存在严重不足，可以在实施乡村振兴战略行动中，结合《农村人居环境整治三年行动方案》成果，建设老年友好型村居。

---

① 习近平强调推动老龄事业全面协调可持续发展 ［N/OL］. 人民日报，2016 – 05 – 29 (1) ［2016 – 05 – 29］. http://jhsjk. people. cn/article/28387539.

小 结

幸福老龄化社会的建设应当把老年人的幸福感提升放在首位，研究照料对失能老年人幸福感的影响，对于构建基于中国制度和文化传统的照料模式、实现幸福老龄化社会具有重要现实意义。

本部分重点研究了不同照料项目对失能老年人幸福感的影响，尝试从精准供给角度提升失能老年人幸福感，树立"从获得转向满足"的失能老年人照料理念，为构建幸福老龄化社会提供经验数据。

本部分的创新点有两个：一个是分项目研究不同照料项目对失能老年人幸福感的影响。已有研究往往关注获得照料对老年人幸福感的影响，极少关注是哪一种照料产生了什么样的影响。事实上，不同照料项目的主观福利效应可能是相反的，仅用"是否获得照料服务"这一综合指标进行研究，难以识别不同照料项目福利效应的异质性，不利于通过照料的精准供给提升老年人幸福感。另一个可能的创新点是构造了幸福感潜变量。幸福感是一种主观评价，很难直接测量，原因在于影响幸福感的因素很多，包括身体健康状况、老年人与子女关系的融洽程度，甚至环境污染程度等，都可能影响受访者对幸福感的评价。因此，幸福感的测量应该是多维的，应当选用多个显变量指标来构造。从不同角度来测量被研究对象是使用潜变量的最大优势，有助于降低测量误差。另外，本部分采用结构方程中的 MIMIC 模型和 MLMV 模型较好地解决了解决了内生性问题和缺失值问题。

研究结果表明，中国失能老年人幸福感较低，提供的 11 项照料活动，都未能显著提升失能老年人的幸福感。

洗澡、管钱、打电话对于幸福感的回归系数均在 10% 以上水平显著，说明在不考虑其他因素影响的情况下，这 3 项照料活动能显著提升失能老年人幸福感，获得洗澡、管钱、打电话照料的失能老年人，其幸福感分别提升 16.8%、16.9%、17.4%。穿衣、吃饭、起床、上厕所、做家务、吃药、做饭 7 项照料服务反而降低失能老年人的幸福感。其中，穿衣的回归系数在 10% 水平显著。

2018 年失能老年人"幸福感"最高的省市依次为新疆、上海、安徽、山东、青海、广西等省、自治区、直辖市，排名靠后的依次有辽宁、重庆、广东、湖北等省、自治区、直辖市。全国"幸福感"加权因子值 6.50，为最大值 14.65 的 44%，表明全国失能老年人的"幸福感"高于中等水平。这一发现说明，中国的老年照料服务质量仍有较大的提升空间。

由此，提出如下建议：积极推进智慧养老，通过精准供给满足照料需求；大力发展家庭照料床位，减轻家庭经济负担；建设家庭友好型政策体系，传承孝道文化；对住房和公共场所进行适老化改造，降低失能率。

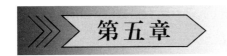

第五章

基于幸福感提升的照料需求
可替代性研究

第四章的研究结果表明，中国失能老年人幸福感较低，提供的11项照料活动，都未能显著提升失能老年人的幸福感，原因之一是供需失配：老年人得到的照料未必是其真心想要的照料，而照料资源的稀缺性决定了我们难以保证老年人的照料需求有求必应。由此，研究不同照料内容的可替代性就很有必要。比如，子女忙于上班，虽然老年人希望得到子女的照料，但能否由子女对老年人提供经济支持，然后请家政公司的保姆或者请老年人的亲属代为照料？

本章第一节、第二节研究结果显示，许多情况下家庭照料不可替代，而第三章的研究结果又显示中国老年人对社会养老服务利用严重不足，无疑增加了家庭照料负担。为解决上述矛盾，本章第三节将研究能否借助保险推动老年人或老年人家庭对社会养老服务的利用。本章的前三节主要从微观照料视角分析了不同照料之间的可替代性，再结合第二章关于心理作用对幸福感的重要影响，本章第四节将从宏观角度，研究乡村文化建设能否提升农村老年人幸福感，以检验文化建设对精神慰藉的替代性。考虑到本书调查所得数据的代表性不够广泛，数据质量亦缺乏足够的保证，本部分继续采用 CLHLS－HF 2018 年数据进行分析。

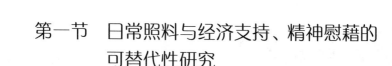

第一节　日常照料与经济支持、精神慰藉的可替代性研究

人口强流动性背景下，尤其中国广大农村劳动力外出务工、空巢老年人留守农村的现实，给失能老年人照料造成极大困难，在不影响失能老年人幸福感的前提下，对于轻度失能老年人能否通过子女给父母经济支持和精神慰藉以替代日常照料，值得深入分析。本部分的第二个作用就是检验第三章回归结果的稳健性。

由于我们所用的 CLHLS – HF 2018 年数据具有多层次结构，个体数据嵌套于更高层次单位，即老年个体数据嵌套与于社区数据，而同一社区的老年人因为享受同样的地方政策，样本特征具有高度相关性，宜采用多层线性模型 HLM（hierarchical linear model），该模型也称为随机系数模型（random coeifficient models）和随机效果模型（random effect models）等。HLM 将分属不同层次的数据结合在单一完整的模型中，以发现系统间的因果异质性。该模型将因变量中的变异分成群内变异和群间差异，实现将群体效应与个体效应进行区分。

HLM 具有如下优势：（1）数据要求低。传统回归模型需要满足变量存在线性关系、总体正态分布、方差齐性、随机误差独立四个很难同时满足的最基本前提，而 HLM 只需要满足前两个假设，因此，回归结果更准确。（2）可以解决部分受访个体因死亡等原因导致的无法继续追踪所引起的回归偏误（Bryk & Raudenbush，1992）。

一、空模型

构建未包含任何自变量的"空模型"：

第一层　$y_{ij} = \beta_{0j} + \varepsilon_{ij}$

第二层　$\beta_{0j} = \gamma_{00} + \delta_{0j}$

也可以合并为：$y_{ij} = \gamma_{00} + \delta_{0j} + \varepsilon_{ij}$

截距 β_{0j} 代表社区老年人幸福感平均值，y_{ij} 代表 j 社区老年人幸福感，γ_{00} 代表总平均值或总截距，δ_{0j} 代表社区层次的随机变量，ε_{ij} 是老年人层次的随机变量。

空模型虽然未包括任何自变量，却能提供如下信息：（1）使用 HLM 模型的必要性。（2）社区影响老年人幸福感影响的程度，这两点信息可以通过计算群间关联度系数获得式（5-1）：

$$\rho = \frac{\tau_0^2}{\tau_0^2 + \sigma_0^2} \tag{5-1}$$

ρ 越大意味着社区因素对幸福感影响越大，表明越有必要采用 HLM 模型进行回归。

二、Heckman – HLM 模型

老年人幸福程度和老年人本身特征及所在社区特征相关。部分老年人缺少幸福感或者说幸福感为 0，如果直接分析各因素对幸福感的影响，会产生样本选择偏误（Selection Bias）。赫克曼（Heckman，1974）模型可以纠正样本选择所导致的偏误：首先，构造一个用来预测老年人感到幸福的概率的模型，再用这一概率作为解释变量估计老年人幸福感高低（刘西国，2015）。

另外，根据幸福行为经济学理论，老年人的幸福感还受社区特征的影响。如果将反映社区特征的变量（如，社区养老服务的供给）与反映老年人个体特征的变量直接放在一起进行回归，可能会产生严重的生态学谬误（ecological fallacy）（Douglas et al.，2011），而多层线性模型（hierarchical linear model，HLM）可以解决这一问题。由此，将上述两模型结合，构建 Heckman – HLM 模型，规模原理见图 5-1。

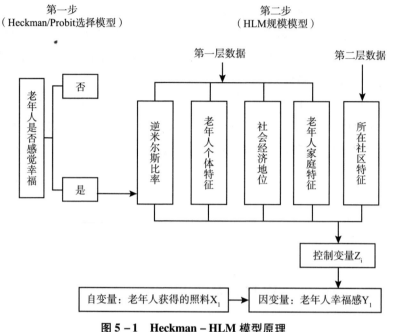

图 5 - 1　Heckman - HLM 模型原理

Heckman - HLM 模型的一般形式为式（5 - 1）和式（5 - 2）：

$$S_i^* = Z_i\gamma + v_i, \begin{cases} S_i = 1 & S_i^* > k \\ S_i = 0 & S_i^* \leqslant k \end{cases} \qquad (5-2)$$

$$Y_i^* = X_i\beta + u_i \qquad (5-3)$$

其中，S_i^* 代表是否幸福的潜变量，k 为门限值。$S_i^* > k$，$S_i = 1$，表示感到幸福。Z_i 代表影响幸福感的变量集合。Y_i 为幸福感高低；X_i 代表影响幸福感高低的变量集合。加入逆米尔斯比率（inverse mill's ra-tio，IMR）λ_i 构建如式（5 - 4）所示模型：

$$Y_i = E(Y_i \mid S_i = 1) + v_i = X_i\beta + \beta_\lambda\lambda_i + v_i \qquad (5-4)$$

其中，$\lambda_i = \varphi(Z_i\gamma)/\phi(Z_i\gamma)$，$\varphi(Z_i\gamma)$ 为标准正态分布的密度函数，$\phi(Z_i\gamma)$ 为相应的累积分布函数。如果 β_λ 系数显著，则说明有选择性偏误，Heckman 模型是有效的。又因为幸福感程度影响因素存在社区差异，且 Y_i 属于连续变量，因此，有必要采用 HLM 对于模型（5 – 5）进行回归：

$$Y_i = E(Y_i \mid S_i = 1) + v_i = X_i\beta + \beta_\lambda\lambda_i + v_i \qquad (5-5)$$

三、实证检验

（一）变量处理

1. 因变量"幸福感"的界定

由于 Heckman – HLM 模型需要界定幸福感高低及获得幸福感的概率，我们首先界定幸福感高低。将 CLHLS – HF 2018 年数据中"您觉得您现在的生活怎么样？""能否想得开？""是否觉得越老越不中用？""是否感到紧张？""是否觉得与年轻时一样快活？""是否觉得孤独？"等 8 个问题的答案进行赋分。对于答案为"无法回答"的我们按缺失值处理。对"是否觉得越老越不中用"等问题的答案进行反向转正，即将原来的答案值调整为"6 – 答案值"，在此基础上再将六个问题的答案求和，作为幸福感的得分。最终得分介于 6 ~ 30，分值越低幸福感越强。

2. 自变量"日常生活照料"的界定

如果编号为 E1 ~ E6 的"洗澡时是否需要他人帮助"等 6 项日常活动的帮助者为"无人帮助"，则将自变量界定为"无照料"，赋值为 0，其他答案赋值为 1。

3. 其他自变量界定

商业保险根据"F6 – 4 您目前有哪些社会保障和商业保险？"界定，只要有如下保险中的一种，即赋值 1，否则赋值为 0："1. 退休金 2. 养老金 3. 商业养老保险 4. 公费医疗 5. 城镇职工/居民医疗保险 6. 新型农村合作医疗保险 7. 商业医疗保险 8. 其他（请注明）___"。

社区服务根据"F14 您所在社区有哪些为老年人提供的社会服务？（多选）

如果社区提供某项服务则赋值为 1，否则赋值为 0，再将 9 个选项得分相加，求出社区提供服务的种类，得分越高，表明社区提供的服务越丰富。

精神文化生活根据"D11 - 2a 太极拳、D11 - 2b 广场舞、D11 - 2c 串门与朋友交往、D11 - 2d 其他户外活动、D11 - 3 种花养宠物、D11 - 4 阅读书报、D11 - 5 饲养家禽家畜、D11 - 6 打牌或打麻将等、D11 - 7 看电视听广播、D11 - 8 参加有组织的社会活动、D12 近两年里您外出旅游过多少次？"进行确定，将"D12 近两年里您外出旅游过多少次？"反向转正，再将 11 项内容得分相加，分值越低表明老年人的精神文化生活越丰富。相对经济状况根据"F3 - 4 您的生活在当地比较起来"确定，得分越低，相对经济状况越好。

（二）局部加权回归散点图

局部加权回归散点图是研究二维变量关系的有力工具，能够避免根据全体数据建模得到的结果和现实不一致，虽然全体数据建模可以拟合发展趋势。选取数据比例越高，对应曲线的光滑度越高。

图 5 - 2 表明，为失能老年人提供日常照料较多的是配偶、儿子、儿媳、女儿、保姆，而女婿、其他亲戚朋友、朋友邻里提供照料较少，更多的失能老年人无人照料。总体来看，老年人的幸福感得分接近 15 分，属于中等水平，验证了第四章的结论：日常照料对幸福感没有显著的提升作用。而且，不同照料主体提供的照料对幸福感影响差别不大，相对来说，由保姆提供照料或者无人提供照料的老年人，幸福感最强，可能的原因是失能老年人无须占用子女的时间来照料自己，也就没有心理压力和内疚感。

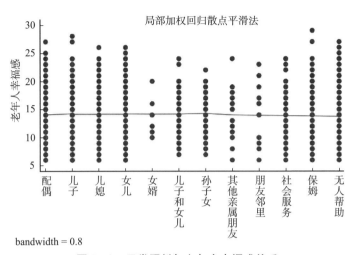

bandwidth = 0.8

图5-2　日常照料与老年人幸福感关系

图5-3表明，老年人获得子女的经济支持金额集中在6~10范围之内，即近一年来收到儿子、儿媳现金（或实物折合）400~24000元（绘图时对子女的经济支持金额进行了取自然对数处理，因此，6~10对应的数据为400~24000元）。图5-3中的平滑曲线呈缓慢下降趋势，说明随着子女提供经济支持的增加，老年人的幸福感逐渐提升。

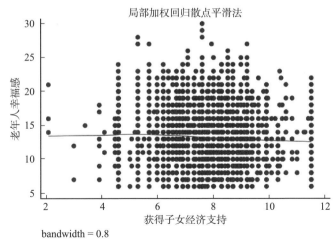

bandwidth = 0.8

图5-3　老年人获得子女经济支持与幸福感

图 5 - 4 表明，与老年人平时聊天较多的人分别是配偶、儿子、女儿、朋友/邻居，老年人平时很少与之聊天的分别是女婿、社会工作者和网络聊天。也有很多老年人缺少聊天对象。

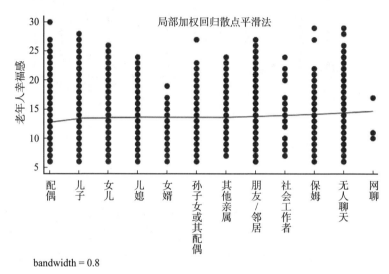

图 5 - 4　精神慰藉（日常聊天）与老年人幸福感

图 5 - 4 的平滑曲线呈现逐渐上升趋势，反映出随着聊天对象的改变，老年人的幸福感在逐步降低。其中，与配偶聊天最能给老年人带来幸福感，印证了"少年夫妻老来伴"的正确性。无人聊天、网聊带给老年人的幸福感最低。

（三）日常照料的可替代性检验

对于获得幸福感的概率，由于答案中"3. 一般"处于"1. 很好 2. 好 3. 一般 4. 不好 5. 很不好 8. 无法回答"的中间状态，所以我们将答案为"1. 很好 2. 好"界定为"幸福"，将答案"3. 一般 4. 不好 5. 很不好"界定为"不幸福"，由此，上述 6 个问题得分之和低于 18 界定为"幸福"，赋值为 1，等于及高于 18 界定为"不幸福"，赋值为 0。

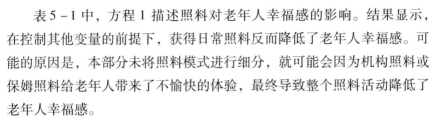

表 5 - 1 中，方程 1 描述照料对老年人幸福感的影响。结果显示，在控制其他变量的前提下，获得日常照料反而降低了老年人幸福感。可能的原因是，本部分未将照料模式进行细分，就可能会因为机构照料或保姆照料给老年人带来了不愉快的体验，最终导致整个照料活动降低了老年人幸福感。

为了检验子女经济支持是否能够替代日常照料，方程 2 加入变量"收到子女经济支持"，结果显示，日常照料对老年人幸福感影响的系数和方向都发生了变化：日常照料能够增强老年人幸福感，说明经济支持的提供替代日常照料之后，使得照料的边际效应增加，证明经济支持可以替代日常照料。以笔者所在乡镇的养老院为例，符合居住公益性养老院的老年人有两种选择：一是住养老院，由政府负责老年人的生活及日常照料问题；二是不住养老院，选择居家养老，对于选择居家养老的老年人政府每个月直接发放数百元的养老金。结果，大部分老年人放弃住养院而选择领取数百元养老金回家养老。这一案例生动说明经济支持对于老年人照料的替代作用。对于有子女而不具备住养老院资格的老年人，子女提供的经济支持可以增强老年人购买养老服务的能力，替代子女的日常照料。

为检验精神慰藉对于日常照料的替代性，方程 3 加入"是否有人聊天"变量。结果显示，日常照料的回归系数略有降低，老年人幸福感提升，说明精神慰藉与日常照料间存在互补效应。原因在于，日常照料的提供者，往往会同时提供一定的精神慰藉。

表 5 - 1   日常照料对老年人幸福感的影响及可替代性

变量	回归系数		
	方程 1	方程 2	方程 3
照料（1 = 是，0 = 否）	0.0055	- 0.1837	0.0050
收到子女经济支持（取对数）		- 0.1398 **	
是否有人聊天			- 0.1498

变量	回归系数		
	方程1	方程2	方程3
自评健康（1＝很好，5＝很不好）	1.4411***	1.3688***	1.4394***
性别（1＝男性，0＝女性）	−0.1948	−0.1361	−0.1980
户口（1＝城镇，0＝农村）	−0.5646***	−0.3086	−0.5632***
年龄	−0.0133	−0.0149	−0.0132
教育（1＝读过书，0＝未读过书）	−0.0906	−0.2237	−0.0886
去年家庭年收入（取对数）	−0.1009*	−0.0794	−0.1016*
喝酒（1＝是，0＝否）	−0.6122***	−0.3169	−0.6147***
吸烟（1＝是，0＝否）	0.2743	0.3146	0.2755
社区服务	0.0522	0.0082	0.0525
相对经济状况（1＝很富，5＝很穷）	0.5084***	0.3391**	0.5082***
社会养老保险（1＝有，0＝无）	−0.3800***	−0.3378*	−0.3804***
商业保险（1＝有，0＝无）	0.3805	0.3899	0.1812
与人聊天吗（1＝是，0＝否）	−0.0030	−0.0402	−0.0078
婚姻（1＝在婚，5＝从未结婚）	0.1781***	0.2008**	0.1802***
同住人数	−0.0415	−0.0131	−0.0416
精神文化生活	0.0250*	0.0243	0.0249*
IMR	−2.1084***	−1.0426	−2.1088***
常数项	9.0132***	9.9681***	9.1741***
观测值个数	1224	735	1224

注：***、**、*分别代表在1%、5%、10%水平上显著，下同。

表5-1中其他因素对老年人幸福感影响的分析。方程1～方程3表明，自评健康越好，老年人幸福感越强，无论从统计显著性还是经济显著性看，健康对幸福感的影响都非常显著，健康老龄化是幸福老龄化的

重要保障。

户口对老年人幸福感的影响。表5-1显示，城镇户口的老年人幸福感显著高于农村老年人。原因在于城市老年人无论是生活保障，还是精神文化生活都较农村老年人优越。加之当前大部分农村地区平时很少见到年轻人，少年儿童也大多随父母进城读书，导致农村空巢老年人生活极其单调，精神文化生活严重缺乏。

在当地相对经济状况越好（相对富裕），老年人幸福感越强，再次印证经济基础对于精神生活的重要性，经济基础决定上层建筑，发展才是硬道理，在发展经济的过程中建立起来的幸福老龄化社会才有坚实的基础，该现象也直接证明了本书第一章中关于比较效应对幸福感影响。

婚姻状况对幸福感有显著影响，婚姻状况越好，幸福感越强。"已婚，未与配偶同住"的老年人幸福感最强，其次是"已婚，与配偶同住"的老年人最幸福。

IMR的待估系数在3个模型中都在1%水平具有统计显著性，表明存在选择性偏误，我们选择的Heckman-HLM模型是有效的。

（四）日常照料的可替代性异质性检验

表5-2和表5-3将失能老年人按照农村和城市进行分样本回归。为节省版面，不再列示其他变量的回归系数。

表5-2显示，日常照料能提升农村老年人幸福感。表5-3显示，日常照料降低了城市失能老年人幸福感。结果反映出农村留守失能老年人缺少必要的日常照料，虽然这些老年人希望子女能外出谋生，但因为农村地区缺少正式照料服务，给失能严重的老年人的生活带来了极大不便，所以他们渴望日常照料。城市失能老年人可以购买正式照料服务，他们不希望因为子女提供照料服务而影响子女事业发展，表5-2和表5-3的对比结果也证明了这一观点。城市老年人得到经济支持比农村失能老年人能更显著地替代日常照料，可能的原因是城市老年人更容易用子女提供的经济支持购买社会照料服务。

无论城市还是农村，精神慰藉都不能替代日常照料，与表 5 - 1 结果一致。究其原因，精神慰藉无法解决失能老年人日常活动不便的难题。

表 5 - 2　　日常照料对失能老年人幸福感的影响及可替代性（农村）

变量	回归系数		
	方程 1	方程 2	方程 3
照料（1 = 是，0 = 否）	- 0. 1165	- 0. 1931	- 0. 1154
收到子女经济支持（取对数）		- 0. 0857	
是否有人聊天			- 0. 2774
观测值个数	940	598	940

表 5 - 3　　日常照料对失能老年人幸福感的影响及可替代性（城市）

变量	回归系数		
	方程 1	方程 2	方程 3
照料（1 = 是，0 = 否）	0. 4092	- 0. 7230	0. 4617
收到子女经济支持（取对数）		- 0. 4243 ***	
是否有人聊天			—
观测值个数	284	116	281

表 5 - 4、表 5 - 5、表 5 - 6 分年龄段展示日常照料对失能老年人幸福感的影响及其可替代性。

表 5 - 4 显示，日常照料、经济支持都显著降低了 60 ~ 69 岁年轻老年人的幸福感，原因在于这一年龄段的老年人正常情况下身体各方面应该都很健康，本可以通过帮助子女看照孩子减轻子女育儿压力，但现在因为失能需要子女照料或需要子女的经济支持，肯定很痛苦。加入经济支持变量后，日常照料的统计显著性和经济显著性都提升了，说明经济支持对于 60 ~ 69 岁老年人的日常照料有替代性。

表 5 – 4　　　日常照料对失能老年人幸福感的影响及可替代性（60～69 岁）

变量	回归系数		
	方程 1	方程 2	方程 3
照料（1 = 是，0 = 否）	1. 2368 **	1. 5442 ***	1. 2194 **
收到子女经济支持（取对数）		0. 4356 *	
是否有人聊天			—
观测值个数	92	44	281

表 5 – 5 表明，日常照料提升了 70～79 岁老年人幸福感，子女的经济支持显著降低了老年人的幸福感。加入经济支持后，日常照料的回归系数增大，说明经济支持对于日常照料存在替代效应（刘西国，2015）。

表 5 – 5　　　日常照料对失能老年人幸福感的影响及可替代性（70～79 岁）

变量	回归系数		
	方程 1	方程 2	方程 3
照料（1 = 是，0 = 否）	– 0. 2910	– 0. 5998	– 0. 3044
收到子女经济支持（取对数）		0. 5446 ***	
是否有人聊天			—
观测值个数	111	87	182

表 5 – 6 说明，日常照料提升了老年人幸福感，经济支持也提升了80 岁以上老年人幸福感。而且加入经济支持变量后，日常照料的经济显著性增强，说明存在可替代性。加入精神慰藉变量，日常照料回归系数变化不明显，说明不存在替代效应。

根据年龄分组后的检验显示，日常照料能提升高龄老年人幸福感，降低了低龄老年人幸福感，经济支持降低了 60～79 岁年龄段老年人的幸福感，提升了 80 岁以上老年人的幸福感。而经济支持对日常照料的替代效应与年龄无关，各年龄段都具有替代效应，而精神慰藉则不存在替代效应，与表 5 - 1 的结论一致。

表 5 - 6　　日常照料对失能老年人幸福感的影响及可替代性（80 岁以上）

变量	回归系数		
	方程 1	方程 2	方程 3
照料（1 = 是，0 = 否）	- 0.0852	- 0.2286	- 0.0927
收到子女经济支持（取对数）		- 0.1949 **	
是否有人聊天			0.1787
观测值个数	940	565	940

表 5 - 7 和表 5 - 8 描述了不同性别老年人的日常照料可替代性。表 5 - 7 表明，日常照料能提升男性老年人的幸福感，经济支持对日常照料具有可替代性，精神慰藉的替代效应不明显。

表 5 - 8 表明，日常照料未能提升女性老年人的幸福感，但经济支持对日常照料有替代效应。加入精神慰藉变量后，日常照料的回归系数降低，即精神慰藉的增加导致了日常照料的增加，说明精神慰藉与日常照料间存在互补效应。

表 5 - 7　　日常照料对失能老年人幸福感的影响及可替代性（男）

变量	回归系数		
	方程 1	方程 2	方程 3
照料（1 = 是，0 = 否）	- 0.0628	- 0.6120 *	- 0.0550
收到子女经济支持（取对数）		- 0.1703	
是否有人聊天			- 1.7691
观测值个数	455	241	455

表 5 – 8　　日常照料对失能老年人幸福感的影响及可替代性（女）

变量	回归系数		
	方程 1	方程 2	方程 3
照料（1 = 是，0 = 否）	0.0909	0.1659	0.0738
收到子女经济支持（取对数）		– 0.1320	
是否有人聊天			0.7797
观测值个数	769	465	769

　　表 5 – 9 和表 5 – 10 按照相对经济状况描述日常照料对老年人幸福感的影响及其可替代性或互补性。表 5 – 9 表明，日常照料提升了经济状况较好老年人的幸福感，而且子女的经济支持对于日常照料具有替代效应。

　　表 5 – 10 表明，日常照料提升了经济状况较差老年人的幸福感，而且子女的经济支持与照料具有互补效应。同时，子女的经济支持能显著提升老年人的幸福感。

　　表 5 – 9 与表 5 – 10 结果表明，日常照料对幸福感的影响与老年人的经济状况无关，经济支持对日常照料都存在替代效应，精神慰藉对日常照料无替代效应。

表 5 – 9　　日常照料对失能老年人幸福感的影响及可替代性（很富裕、富裕）

变量	回归系数		
	方程 1	方程 2	方程 3
照料（1 = 是，0 = 否）	– 0.7155	– 2.0188 ***	– 0.7175
收到子女经济支持（取对数）		– 0.1480	
是否有人聊天			—
观测值个数	261	109	260

表 5 – 10　日常照料对失能老年人幸福感的影响及可替代性（困难、很困难）

变量	回归系数		
	方程 1	方程 2	方程 3
照料（1 = 是，0 = 否）	− 0.8574	− 0.7577	− 0.8981
收到子女经济支持（取对数）		0.4253 *	
是否有人聊天			—
观测值个数	89	52	89

第二节　不同照料模式之间的可替代性研究

由于家庭禀赋不同，对失能老年人的照料存在不同的照料主体，不同的照料主体对应的是不同的照料模式，为研究不同照料主体/模式的照料对失能老年人幸福感的影响，本部分采用 CLHLS – HF 2018 年数据进行分析，并将 "01. 配偶；02. 儿子；03. 儿媳；04. 女儿；05. 女婿；06. 儿子和女儿；07. 孙子女；08. 其他亲属朋友；09. 朋友邻里。" 等照料主体定义为 "家人朋友"。由此，本部分将照料者分为五类：1. 家人朋友，2. 社会服务（特指社区提供的照料服务），3. 保姆，4. 养老机构（特指居住在养老院的老年人），5. 无人照料。

一、老年人照料服务利用情况

表 5 – 11 显示，1998 ~ 2018 年的 20 年间，一个基本趋势未变：家人朋友一直是照料的主要提供者，除 1998 年和 2000 年以外，有 70% 左右的老年人是由家人朋友照料的，紧随其后的是养老机构，7% 左右的老年人是由养老机构提供照料服务。排在第三位的是保姆，5% 左右的老年人由保姆照料。排在第四位的是社会服务，2.5% 左右的老年人由社会服务提供照料。

照料提供者	1998 年	2000 年	2002 年	2005 年	2008 年	2011 年	2014 年	2018 年
家人朋友	40.00	46.47	62.72	79.23	83.90	78.17	74.86	67.44
社会服务	2.45	2.87	2.93	2.92	2.43	2.28	3.28	2.22
保姆	4.89	4.88	5.18	6.95	5.08	4.23	2.27	6.37
养老机构	53.20	45.03	28.18	9.72	7.64	6.22	7.47	8.98
无人	0.47	0.75	0.99	1.17	0.94	9.10	12.12	14.99

表 5-11　　　　　　　　　照料主体构成情况　　　　　　　　单位：%

1998 年和 2000 年数据异于其他年份的原因是，这两年的调查对象是 80 岁以上的老年人，而其余年份调查的是 60 岁以上的老年人。

图 5-5~图 5-9 展示了五种照料情况的变化趋势。

图 5-5 表明，由家人朋友照料的老年人比例先升后降，2002~2018 年，这一比例在 60%~85% 波动，总体比例较高。1998 年和 2000 年家人照料的比例低，原因是这两年的调查对象是 80 岁以上老年人，失能情况较 60 岁以上老年人严重（其他年份的调查对象是 60 岁以上老年人），家庭更倾向于让保姆或养老机构提供照料服务。

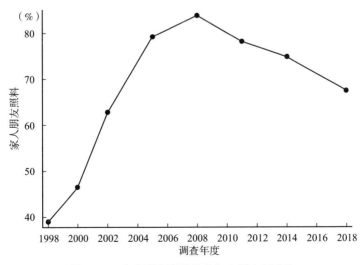

图 5-5　家人朋友照料的老年人所占百分比

图5-6表明，由社会服务照料的老年人比例在2.2%~3.4%，比例较低。虽然图中的折线起伏很大，但波动范围很小。

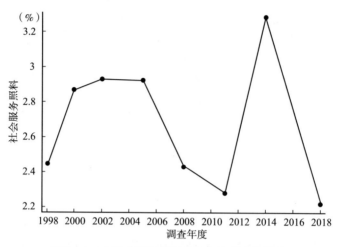

图5-6 由社会服务照料的老年人所占百分比

图5-7表明，由保姆照料的老年人比例在2%~8%，比例较低。虽然图中的折现起伏很大，但波动范围很小。

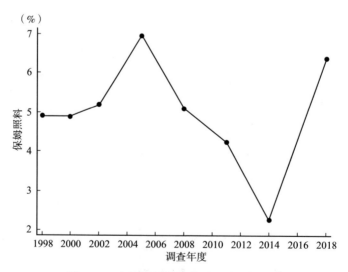

图5-7 由保姆照料的老年人所占百分比

图 5 – 8 表明,除 1998 年、2000 年和 2002 年之外,由养老机构照料的老年人比例在 10% 以下。

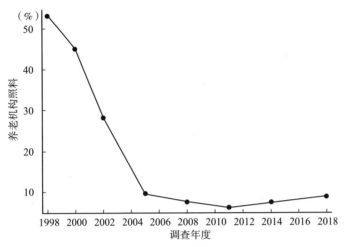

图 5 – 8 由养老机构照料的老年人所占百分比

图 5 – 9 表明,2008 年开始,无人照料的老年人大幅度增加,原因是从 2008 年开始家人朋友提供照料的比重在大幅度降低。

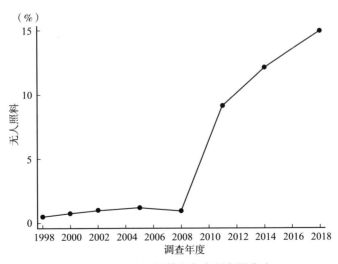

图 5 – 9 无人照料的老年人所占百分比

图 5 - 10 分年度反映照料主体构成情况。由于 1998 年和 2000 年的受访者为 80 岁以上老年人，其照料主体与其他调查年度有显著差异。1998 年，由养老机构照料的老年人比例高于由家人朋友照料的老年人，2000 年，由养老机构和家人朋友照料的老年人比例持平。20 年间，社会服务提供的照料所占比重很稳定，比例也很低，反映出中国加强 "社区养老为依托" 的建设任重道远。

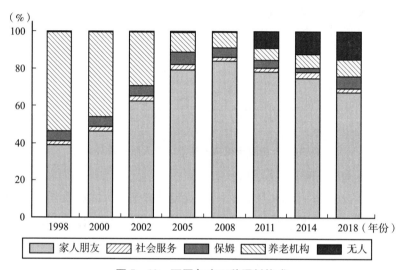

图 5 - 10 不同年度五种照料构成

2002 ~ 2018 年，由家人朋友照料的老年人比例先升后降，但一直是照料的最重要主体。家人朋友照料比例的下降也导致了该期间无人照料的老年人比例持续增加。

二、不同照料模式的可替代性检验

本部分仍然利用上一节的模型，即 Heckman 模型和多层线性模型（HLM）相结合构建的 Heckman - HLM 模型。

表 5 - 12 共 4 个方程。方程 1 显示了家人朋友照料对老年人幸福感

的影响，方程 2 ~ 方程 4 分别加入社会服务照料、保姆照料、养老机构
照料变量。通过观察家人朋友照料变量回归系数的变化，判断其他照料
对于家人朋友照料具有替代性还是互补性。加入其他照料模式变量后，
如果家人朋友照料变量系数绝对值变大或者显著性增强，则表明不同照
料模式间存在替代效应，反之，则具有互补性。如果加入其他照料模式
变量后，家人朋友照料变量系数或显著性没有明显变化，则表明没有替
代性和互补性。

表 5 – 12　　　　　　　　　　家人朋友照料的可替代性检验

变量	回归系数			
	方程 1	方程 2	方程 3	方程 4
家人朋友照料（1 = 是，0 = 否）	− 0. 4498 ***	− 0. 4647 ***	− 0. 4465 ***	− 0. 4498 ***
社会服务（9 = 全部服务，0 = 无）		− 2. 8832		
保姆			0. 2623	
养老机构				0. 4878
是否有人聊天（1 = 是，0 = 否）	0. 1237	0. 1259	0. 1236	0. 1224
自评健康（1 = 很好，5 = 很不好）	1. 6746 ***	1. 6738 ***	1. 6746 ***	1. 6749 ***
性别（1 = 男性，0 = 女性）	− 0. 0284	− 0. 0315	− 0. 283	− 0. 0294
户口（1 = 城镇，0 = 农村）	− 0. 2467 **	− 0. 2438 **	− 0. 2473 **	− 0. 2472 **
年龄	− 0. 0133	− 0. 0075	− 0. 0075	− 0. 0075
婚姻（1 = 在婚，5 = 从未结婚）	0. 1990 ***	0. 1989 ***	0. 1990 ***	0. 1988 ***
教育（1 = 读过书，0 = 未读过书）	− 0. 2724 ***	− 0. 2724 ***	− 0. 2726 ***	− 0. 2720 ***
去年家庭年收入（取对数）	− 0. 1651 ***	− 0. 1651 ***	− 0. 1652 ***	− 0. 1656 ***
喝酒（1 = 是，0 = 否）	− 0. 4080 ***	− 0. 4105 ***	− 0. 4079 ***	− 0. 4064 ***
吸烟（1 = 是，0 = 否）	− 0. 0080	0. 0024	− 0. 0080	− 0. 0077
社区服务	− 0. 0182	− 0. 0174	− 0. 0182	− 0. 01820
相对经济状况（1 = 很富，5 = 很穷）	0. 7851 ***	0. 7854 ***	0. 7852 ***	0. 7852 ***
社会养老保险（1 = 有，0 = 无）	− 0. 3947 ***	− 0. 3970 ***	− 0. 3948 ***	− 0. 3956 ***
商业保险（1 = 有，0 = 无）	− 0. 1429	− 0. 1420	− 0. 1430	− 0. 1442

变量	回归系数			
	方程 1	方程 2	方程 3	方程 4
同住人数	- 0.0046	- 0.0049	- 0.0046	- 0.0040
精神文化生活（11 = 丰富，55 = 没有）	0.0356 ***	0.0356 ***	0.0356 ***	0.0355 ***
常数项	7.9419 ***	7.9578 ***	9.7425 ***	7.9535 ***
观测值个数	4640	4640	4640	4640
Adj R - squared	0.2812	0.2841	0.2811	0.2811
Prob > F	0.0000	0.000	0.000	0.000

表 5 - 12 中方程 1 表明，家人朋友照料能显著提升老年人幸福感。方程 2 ~ 方程 4 加入社会服务照料等变量后，家人朋友照料变量系数的经济显著性和统计显著性没有明显改变，说明从提升老年人幸福感角度，其他照料模式难以替代家人朋友的照料。这一结论验证了本章第一节的推测：第一节的回归结果显示照料未能提升老年人的幸福感，可能的原因是我们未对不同照料模式分别进行回归。

表 5 - 13 表明，社会服务照料能提升老年人幸福感，但不具有统计显著性。加入家人朋友照料变量后，社会服务变量回归系数增大，说明在老年人幸福感不受影响的情况下，家人朋友照料可以替代社会服务照料。保姆照料和养老机构照料则不具备替代社会服务照料的功能。

表 5 - 13　　　　　　　　社会服务照料的可替代性检验

变量	回归系数			
	方程 1	方程 2	方程 3	方程 4
社会服务（9 = 全部服务，0 = 无）	- 2.4764	- 2.8832	- 2.4657	- 2.4726
家人朋友照料（1 = 是，0 = 否）		- 0.4647 ***		
保姆			0.4480	
养老机构				0.4876

表5-14表明，保姆照料降低了老年人幸福感。在老年人幸福感不受影响的前提下，家人朋友照料能够替代保姆照料，但社会服务照料和养老机构照料则不具备此功能。

表5-14　　　　　　　　　保姆照料的可替代性检验

变量	回归系数			
	方程1	方程2	方程3	方程4
保姆	0.4505	0.4480	0.02629	0.4440
社会服务（9=全部服务，0=无）		-2.4657		
家人朋友照料（1=是，0=否）				-0.4465***
养老机构				0.4655

表5-15表明，养老机构照料降低了老年人幸福感。与前述情况不同的是，家人朋友照料不能替代养老机构照料，但保姆照料可以一定程度上替代养老机构照料。表5-14、表5-15的结论验证了本章第一节的推测"本部分未将照料模式进行细分，就可能会因为机构照料或保姆照料给老年人带来了不愉快的体验，最终导致整个照料活动降低了老年人幸福感。"

表5-15　　　　　　　　养老机构照料的可替代性检验

变量	回归系数			
	方程1	方程2	方程3	方程4
养老机构	0.4891	0.4876	0.4878	0.4655
社会服务（9=全部服务，0=无）		-2.4746		
家人朋友照料（1=是，0=否）				-0.4498***
保姆				0.4441

第三节　保险对社会养老服务有效需求的影响

前面研究结果显示，许多情况下家庭照料不可替代，而且中国老年人对社会养老服务利用严重不足，这些情况无疑都增加了家庭照料负担。本节将研究能否借助保险推动老年人或老年人家庭对社会养老服务的利用。

一、适度发展社会养老服务的必要性

失能老年人照料社会化在国际上是大势所趋。1960 年，博格斯（Burgess）提出并由考吉尔（Cowgill）于 1974 年进一步完善的"现代化与老龄化理论（modernisation and ageing theory）"认为，社会现代化进程加快使得老年人获得的家庭支持逐渐下降，工业化使传统扩展型家庭逐步被核心家庭取代，无论是现代化还是工业化，都使子女照料老年父母心有余而力不足，失能老年人照料转向社会。而且，从生物学视角来看，子女很难像父母当年照料年幼的自己那样，去照料自己的父母，大多数人不愿意照料自己父母。

中国已经进入 4—2—1 家庭结构时代，一对夫妻需要赡养 4 位老年人和抚养 1 个孩子。深度老龄化、老年人口基数大必然导致照料需求的增加，加之家庭养老功能式微、机构养老成本高昂，要求社会必须把失能老年人照料问题放在突出位置。中国第三次卫生服务调查显示，失能老年人主要集中在 65 岁以上年龄群体，这部分老年人的子女往往处在事业上升期，没有足够的时间精力照料老年人。生活压力越来越大的背景下，以前承担照料责任的女性也进入劳动力市场，进一步减少了家庭照料的供给。

由此，不得不借助养老机构提供照料服务。约翰逊（1987）将社会福利资源提供者分为四个部分：公共部门、非正式部门（亲属、朋友和邻里）、志愿部门和商业部门。由于中国公共部门提供照料服务不足、医养结合照料模式尚处于探索之中，当前，家庭对于重度失能老年人的一种安排方式就是"社会性住院"，即将失能老年人滞留在医院以"治疗"代替"护理"，既加重了医疗资源紧张的局面，也增加了家庭经济负担。

社会养老服务是社会力量提供的、有助于老年人正常生存、发展和有尊严地生活的非公共产品。社会化大生产和人口结构变迁使得家庭代际供养模式发生较大变化，养老需要在整个社会范畴下予以支持（穆光宗和姚远，1999），发展社会养老服务是中国政府应对日趋严重养老压力的重要举措（杜鹏等，2016）。

二、社会养老服务发展现状及影响因素

面对严峻的失能老年人照料需求形势，中国政府积极倡导供给主体多元化，大力发展社会化养老服务，但效果并不理想，利用居家养老服务的老年人不足6%，服务项目平均利用率不足1%，养老服务"获得感"与政府投入严重不匹配（甄炳亮，2016）。为揭示社会养老服务有效需求不足原因、寻找破解途径，学界针对养老服务利用的影响因素开展了大量研究，但关于养老保险能否激发养老服务需求缺乏研究。本部分将利用全国追踪调查数据，采用双重差分倾向得分匹配法探讨养老保险等经济手段能否刺激养老服务需求。

当前中国养老服务业仍然属于起步培育和探索阶段，社会化、市场化程度较低，可谓"起步多年，仍然起步"。从供给侧看，研究者认为养老服务业的微利或亏损影响了资金和人才等社会要素投入，未能满足失能老年人多元化需求而陷入"低水平均衡陷阱"。也有学者认为面临有效需求不足是养老服务行业发展缓慢的根本原因，应当聚焦社会养老服务"需求之困"（盛见，2019），需求侧影响因素更多与消费偏好、孝养文化及社会心理等抽象变量相关，难以量化。林宝（2017）、党俊武（2018）等对养老服务有效需求不足做了定性研究，认为由于各种

条件制约，只有少数潜在需求转化为现实需求，制约养老服务需求的经济因素包括经济支撑和保障能力不足。研究者一般将养老服务需求影响因素划分为社会保障体系、保障状况、舆论、社会环境、经济条件、家庭状况、个体特征、观念及认知程度等方面（许琳和唐丽娜，2013；尚潇滢，2014）。

在众多影响养老服务利用的因素中，养老保险并未引起学者关注，学者们关注更多的是养老保险对老年人健康状况、居住模式、消费以及代际支持的影响，并发现养老保险能显著影响老年人自评健康和生理健康（刘威和刘昌平，2018），以及养老保险通过提高老年人的生活水平和医疗服务利用，从而影响老年人身心健康。程令国等（2013）认为，养老保险制度为养老服务的发展提供了制度保障，可以提升老年人的经济独立性和独居概率。

在中国农村地区，"新型农村养老保险"（简称"新农保"）制度是实现农村居民老有所养的重要基础性工程（张晔等，2016），养老保险通过收入效应改变了老年人的居住安排（张苏和王婕，2015），降低了老年人与子女同住的概率（程令国，2013；Chen，2017；Cheng et al.，2017），在美国，养老保险提高了老年人的独居率（Costa，1997、1999；McGarry & Schoeni，2000；Engelhardt et al.，2005）。张召华等（2018）利用 CHARLS 数据分析发现，"新农保"使子女对老年父母的经济支持减少了 23%，并减少了子女与父母同住概率以及"常回家看看"的次数。赵静（2018）发现养老保险对家庭养老具有非完全替代效应。张川川等（2017）利用 CHARLS 数据分析发现，"新农保"的实施使得农村中老年人预期依靠家庭养老的概率显著下降了 3.9% ~ 4.9%。另一种观点则认为，养老金增强了老年人向下代际转移的能力，即老年人通过向子女提供经济支持，换取子女提供的家庭照料，（Kohli et al.，2005；Lund，2002；Sagner & Mtati，1999）。在南非，养老保险提高了老年人与子女同住的比率（Hamoudi & Thomas，2005）。

对比已有文献，本部分的创新点在于首次直接检验了养老保险这一经济因素对养老服务利用的影响，为养老服务市场发展提供实证数据。

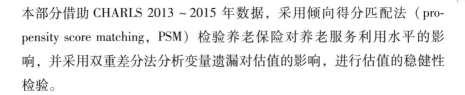

本部分借助 CHARLS 2013～2015 年数据，采用倾向得分匹配法（propensity score matching，PSM）检验养老保险对养老服务利用水平的影响，并采用双重差分法分析变量遗漏对估值的影响，进行估值的稳健性检验。

三、数据来源与模型设定

（一）数据来源

本部分所用数据为中国健康与养老追踪调查（CHARLS）项目组发布的 2013 年和 2015 年全国追踪调查数据（撰写本节内容之时，CHARLS 2018 年数据尚未发布）。该项目由北京大学国家发展研究院组织，2008 年在浙江与甘肃两省开展预调查，2011 年开始，每两年进行一次全国调查，在全国抽样调查 45 岁及以上中老年家庭和个人。在养老保险的相关问卷设置中，该问卷详细反映了养老保险参保、缴费及保险费领取情况。

本部分所研究的保险包括政府机关、事业单位、企业职工基本养老保险、征地养老保险、商业保险、其他养老保险等。因为在中国 60 岁及以上老年人才可以领取养老保险金，因此，我们仅保留 60 岁及以上的样本，2015 年样本共包含 9785 个观测值。其中，有养老保险的 6865人，利用社会养老服务的 119 人。

（二）模型设定

1. 内生性问题

本部分的内生性问题包括自选择行为和变量遗漏两个方面。一方面，养老保险包括基本保险和商业保险两大类，是否参加买养老保险尤其商业保险受各种因素影响，存在自选择行为。另一方面，参加养老保险和未参加养老保险的老年人在某些方面可能存在差异，但这些差异难以通过某些特征变量观测，存在变量遗漏。因此，如果观察不到养老保险对养老服务利用的影响，存在两种可能。第一种可能就是养老保险确实不影响养老服务利用。第二种可能是因为没有考虑自选择和变量遗漏问题，导致有偏估计。为尽可能消除自选择和变量遗漏带来的有偏估计问题，需要将数据分为实验组和对照组，以便形成对照。本部分采用双重差分倾向得分匹配法（PSMDID）进行估计，该法结合了 PSM 和 DID 优势。作为非参数法，无须要求自变量对因变量的影响为线性，亦能保证结果的一致性；此外，通过倾向得分匹配对照组实现更精确处理。

2. 模型设定

PSMDID 是一种加入时间变量的因果推断方法，需要不同时点的数据。为此，考虑以下两期面板数据模型（DID）如式（5-6）所示：

$$y_{ti} = \alpha + \gamma D_t + \beta x_{ti} + \mu_i + \varepsilon_{ti} \quad (t = 1, 2; \ i = 1, \cdots, n) \quad (5-6)$$

虚拟变量 $D_i = (0, 1)$ 表示个体 i 是否参加养老保险，$D_i = 1$ 为参加，$D_i = 0$ 为未参加。记 y_i 为养老服务利用情况。个体 i 的其养老服务利用 y_i 可能有两种状态，并假设取决于是否有养老保险，如式（5-7）所示：

$$y_i = \begin{cases} y_{1i} & D_i = 1 \\ y_{0i} & D_i = 0 \end{cases} \quad (5-7)$$

$y_{1i} - y_{0i}$ 体现养老保险对养老服务利用的影响（即"处理效应"）。如果个体 i 参加了养老保险，则可以观察到 y_{1i}，否则可以观察到 y_{0i}。假设个体 i 属于实验组，在对照组找到与个体 i 的可观测变量取值尽可能匹配（相似）的个体 j，即 $x_i \approx x_j$ 且该两个个体进入实验组的概率接近，如此，可将 y_j 作为 y_{0i} 的估计量。实验组以及对照组中的每位个体都如此进行匹配，再通过对每位个体的处理效应进行平均获得匹配处理量。

处理效应（$y_{1i} - y_{0i}$）为随机变量，其期望值即为平均处理效应 ATE，且无需考虑个体是否参与项目如式（5-8）所示：

$$ATE = E(y_{1i} - y_{0i}) \tag{5-8}$$

但这一定义过于宽泛，因为总体中的某些个体可能根本无资格参加养老保险，对于政策制定者而言，可以通过重新定义总体来解决这一问题：参与者平均处理效应 ATT，它衡量的是参与者的毛收益。因此，本部分仅考虑养老保险实际参加者的平均处理效应（ATT），即式（5-9）：

$$ATT = E(y_{1i} - y_{0i} \mid D_i = 1) \tag{5-9}$$

通过 Stata14.0 软件进行实证分析，利用 Logit 模型来估计倾向得分，并利用 1-1 最近匹配、核匹配和半径匹配进行倾向得分匹配。

3. 变量设置

因变量"社会养老服务利用"根据问卷中的如下问题确定：请问在穿衣、洗澡、吃饭、起床、如厕、家务、做饭、购物、打电话、吃药、管钱等困难中，谁帮助您最多？（多选题）。如果选择"雇佣人员（如保姆）""志愿者或者志愿机构人员""养老院人员""社区提供的帮助"为答案，则定义为利用了社会养老服务。将拥有"新农保"、职工基本养老保险、征地养老保险、商业保险、其他养老保险等的老年人，定义为有养老保险。PSM 根据倾向得分进行匹配，而倾向得分是将处理变量作为因变量进行 logit（或 probit）估计得到。结合相关文献，将养老保险、自评健康、慢性病、日常活动能力（ADL）、婚姻状况、性别、年龄、住地、教育程度、个人年收入、家庭年收入、子女数、女儿数、儿子数、子女平均收入作为控制变量。

4. 变量含义及描述统计

表 5-16 显示，截至 2015 年，样本老年人拥有养老保险的比例较高，达到 70.1%，但利用社会养老服务的比率非常低，仅 1.2%，这一数据与甄炳亮（2016）等学者的研究结论非常接近。56.4% 的老年人有医疗保险；老年人的自评健康值介于 3~4，说明大部分老年人的健康为好或一般；慢性病患病率较低，日常活动能力较强；73.5% 的老年人为在婚；80.2% 的老年人生活在农村；平均受教育程度为未读完小学；

个人收入平均 1140 元，可能是样本老年人平均年龄较高（69 岁）且以农村户口为主的原因。

表 5 - 16　　　　　　　　　变量设置与描述性统计

变量	变量说明	均值	标准差
养老服务利用	利用为 1，未利用为 0	0.012	0.001
养老保险	有为 1，无为 0	0.701	0.003
医疗保险	有为 1，无为 0	0.564	0.004
自评健康	极好为 1，很好为 2，好为 3，一般为 4，不好为 5	3.382	0.010
慢性病	患慢性病种类数	0.662	0.010
ADL	日常活动无困难为 0，全部有困难为 10	0.512	0.011
婚姻状况	在婚为 1，非在婚为 0	0.735	0.003
性别	女性为 1，男性为 0	0.542	0.004
年龄	样本个体的年龄	68.795	0.057
居住地	个体住在农村为 1，城市为 0	0.802	0.003
教育程度	文盲 1，……，本科毕业 9	2.141	0.007
个人年收入	包括工资及各种补贴（万元）	0.114	0.004
家庭年收入	包括工资、农产品、个体收入等（万元）	0.501	0.033
子女数	个体存活的子女数	3.156	0.013
女儿数	个体存活的女儿数	1.589	0.010
儿子数	个体存活的儿子数	1.750	0.009
子女平均收入	子女平均年收入（万元）	4.378	0.024

5. 实验组与对照组比较

把 2013 年和 2015 年的数据分为前后两期，把实验组定义为 2013 年未参加养老保险但 2015 年参加了养老保险的个体集合；将对照组定义为 2013 年和 2015 年都未参加养老保险的个体集合。表 5 - 17 以微观个体为基础，列示了实验组（参加养老保险）与对照组（没有参加养老保险）在结果变量方面的差异。2013 年，实验组老年人利用养老服务利用率 2%，对照组为 2.7%，2015 年，实验组老年人利用养老服务利用率 1.2%，对照组为 1.4%，有养老保险的老年人在社会养老服务的利用率方面低于没有养老保险的老年人，但差异较小，且不具有统计显著性。原因可能是表 5 - 18 是基于全体样本的比较，存在选择性偏误。所以，最终的结论还有待于下面的严格论证。

表 5 - 17　　　个体样本中实验组和对照组在结果变量上的差异

变量	实验组	标准差	对照组	标准差	均值差	t 检验标准误
2013 年养老服务利用率	0.020	0.002	0.027	0.006	- 0.007	0.005
2015 年养老服务利用率	0.012	0.001	0.014	0.002	- 0.002	0.002

四、回归分析结果

（一）养老保险对养老服务利用的影响

先总体评估养老保险政策对养老服务利用水平的影响，并使用 1 - 1 最近匹配、核匹配和半径匹配检验估计结果的稳健性。这三种方法的主要区别是匹配时使用的权重存在差异，不过，只要满足条件独立性假设（condition independence assumption，CIA）和共同支撑假设（common support assumption）条件，不同估计方法的结果应该一致（Nannicini，2007）。从表 5 - 2 系数估计值看，医疗保险、慢性病、日常活动能力（ADL）、性别、年龄、居住地、个人收入、子女平均收入等可观测变量都在 5% 或 1% 水平显著，是决定倾向得分的显著变量。

表 5 - 18 给出了基于 PSM 方法的平均处理效应（ATT）估计结果：最近匹配、核匹配和半径匹配得到的养老服务 ATT 估计值全部为负数，与表 5 - 17 的描述统计结果一致，再次证明养老保险未能增进养老服务的利用。

表 5 – 18   养老保险对养老服务利用的影响

变量	(1) 最近匹配	(2) 核匹配	(3) 半径匹配
养老服务利用 ATT	− 0.003 (0.004)	− 0.003 (0.002)	− 0.004 (0.003)
样本数	9697	9697	9697
不满足共同支撑假设而剔除的样本数	2	2	4
医疗保险	0.430 ***	0.430 ***	0.430 ***
自评健康	− 0.006	− 0.006	− 0.006
慢性病	0.071 ***	0.071 ***	0.071 ***
ADL	− 0.041 ***	− 0.041 ***	− 0.041 ***
婚姻状况	0.005	0.005	0.005
性别	− 0.277 ***	− 0.277 ***	− 0.277 ***
年龄	0.056 ***	0.056 ***	0.056 ***
居住地	0.153 ***	0.153 ***	0.153 ***
教育程度	− 0.003	− 0.003	− 0.003
个人收入	− 0.143 ***	− 0.143 ***	− 0.143 ***
家庭收入	0.007	0.007	0.007
子女数	0.007	0.007	0.007
女儿数	0.023	0.023	0.023
儿子数	0.038	0.038	0.038
子女平均收入	0.017 ***	0.017 ***	0.017 ***

注：括号内为标准误；*** 、** 、* 分别表示在 1% 、5% 和 10% 水平上显著。

(二) 匹配质量

表 5 – 19 用以检验样本匹配效果。表 5 – 19 显示，大多数变量在匹配前，实验组和对照组之间存在显著差异；匹配后，这些变量间的差异变得不再显著。而且，除"自评健康"这一变量匹配前后的差异有明显改变外，其余匹配前后都不存在显著差异，说明匹配消除了实验组和对照组的变量差异，匹配质量较高。

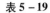

表 5 - 19   匹配质量的 t 检验结果

变量	匹配前	匹配后	变量	匹配前	匹配后
医疗保险	0.000	0.022	教育程度	0.061	0.214
自评健康	0.674	0.029	个人年收入	0.000	0.014
慢性病	0.000	0.551	家庭年收入	0.304	0.182
ADL	0.494	0.677	子女数	0.000	0.061
婚姻状况	0.004	0.442	女儿数	0.000	0.184
性别	0.000	0.722	儿子数	0.000	0.021
年龄	0.000	0.594	子女平均收入	0.110	0.506
居住地	0.013	0.444			

注：数据为 t 检验的 P 值。

（三）基于双重差分倾向得分匹配的稳健性检验

与可观测变量有关的选择性偏误虽然能够通过 PSM 修正，但无法解决不可观测变量遗漏可能带来的选择性偏误。基于此，如表 5 - 20 所示，以 2013 年为基期，2015 年为处理期，通过 DID 法进行稳健性检验。先将对照组与实验组进行匹配，在此基础上再进行 DID 分析。前面结果表明，2013 年和 2015 年养老保险都未对养老服务利用产生显著性影响。PSMDID 的估计结果与表 5 - 18 的 PSM 估计结果基本一致，表明在消除不可观测因素后，前面所得结论仍然是稳健。

表 5 - 20   养老保险对养老服务利用的 DID 估计

项目	2013 年	2015 年	PSMDID
实验组均值	0.017	0.017	—
对照组均值	0.016	0.021	—
差分	0.001	- 0.004	- 0.005
标准误	0.003	0.004	0.005
P 值	0.829	0.336	0.376

五、讨论与建议

本部分利用 CHARLS 数据，采用 PSMDID 方法研究了养老保险对老年人利用社会养老服务的影响。通过匹配前后各变量分布差异上的 t 检验证明匹配质量较高，通过双重差分倾向得分匹配检验，说明研究结论是稳健的。研究结果表明，截至 2015 年底，养老保险政策总体上并未提升老年人对养老服务的利用水平。

（一）养老保险未能提升养老服务利用率的可能原因分析

1. 养老保险增强了老年人代际互换能力

对于经济情况好、养老金数额高的老年人，养老保险可以增强老年人向子女进行代际转移的能力，从而更易获得子女的照料。中国是一个注重家庭养老的国家，老年人希望得到子女的照料而不是社会养老服务。在老年人看来，子女照料体现的是子女的孝顺，是很体面的事情，这也是大部分老年人不愿意去养老机构的原因之一。尤其是城市部分退休老年人，不但有社会养老保险，还可能有商业养老保险，加上退休金，足以弥补子女因照料老年人产生的机会成本。这一点可以从表 5 - 18 中的老年人"个人收入"这一变量的回归系数（ - 0.143＊＊＊）体现出来：老年人个人收入越高，对养老服务的需求越少。

2. 养老保险未能显著增强养老服务需求者的支付能力

对于经济条件差、养金数额低的老年人，养老保险无法支付昂贵的养老服务费用。这一特征在农村地区表现得尤为明显。当前农村老年人"新农保"发放的养老金偏低，基本在 100 元左右，所以，其对社会养老服务的替代效应并不明显，只能依赖家庭提供照料。但是，对于广大农村青壮年来说，如果在家照料失能父母导致家庭经济损失较大，那么其转而求助社会养老服务的可能性就会增加。表 5 - 18 中"子女的平均收入"这一变量的系数（0.017＊＊＊）说明，子女收入越高，老年人越可

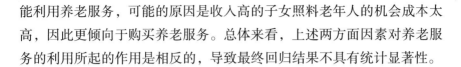

能利用养老服务，可能的原因是收入高的子女照料老年人的机会成本太高，因此更倾向于购买养老服务。总体来看，上述两方面因素对养老服务的利用所起的作用是相反的，导致最终回归结果不具有统计显著性。

（二）提升社会养老服务利用率的建议

根据前面分析可知，对于支付能力强的老年人，养老保险属于"锦上添花"，倾向于用家庭照料替代社会养老服务；对于支付能力弱的老年人，养老保险属于"雪中送炭"，仍然无法将养老服务转为有效需求，可谓是"能用的不想用，想用的不能用"。为此，提出如下建议：

1. 改变依靠社会养老保险解决养老的习惯思维

养老最头疼的不是老年人的衣食住行问题，而是失能老年人照料问题。依靠社会养老保险每年缓慢递增的养老金并不能解决根本性问题，而且养老金的增加受制于社会经济发展及国家财政情况。当前世界经济复苏乏力以及中国属于"未富先老"的现实并不允许大幅度提高社会养老保险金。

2. 鼓励开发差异化商业养老服务保险产品

制约老年人选择养老服务的一个重要因素是服务价格，针对中低收入家庭养老服务支付能力不足的困境，政府应鼓励保险公司开发保费低、覆盖面广的保险品种，尤其对于经济欠发达地区，政府可以对护理保险进行一定的财政补贴。对半失能、失能和半失智、失智老年人开发的护理保险，由保险公司提供相应护理服务，政府进行适当的保费补贴。对支付能力和支付意愿水平较高的老年人则可以提供个性化定制的养老服务，满足高端老年人的特殊养老需求。

3. 建立兜底式基本养老服务制度势在必行

作为非公共品的养老服务的高收费将真正的需求者拒之门外，对于养老机构提供的服务只能"望床兴叹"。政府有责任对社会弱势老年人，包括"三无""五保"、鳏寡孤独者、失能失智者、经济条件差者等纳入兜底保障范围，为他们提供基本养老服务保障，通过普惠政策引导他们使用社会养老服务。

4. 养老服务应体现城乡差别和灵活性

养老方式和养老资源在中国具有明显城乡差异。农村需要的是物美价廉的服务，服务内容偏重陪同就医、生活用品送货上门、送药上门等，服务方式以上门服务为主。城市老年人的需求除上述内容以外，可能还需要精神慰藉方面的服务，包括陪同聊天等。

第四节　乡村文化建设对精神慰藉的替代性

前面主要从微观照料视角分析了不同照料之间的可替代性，本部分则从宏观角度，研究乡村文化建设能否提升农村老年人幸福感，以检验文化建设对精神慰藉的替代性。之所以关注文化建设对农村老年人幸福感的影响，是因为农村老年人相较于城市老年人规模更大，文化生活更为匮乏，孤独感更强，幸福感更差。尤其是农村老年人子女外出务工，空巢老年人现象比城市更为严重，获得精神慰藉的机会更少，更需要寻找、探索其他的精神慰藉替代品。

在幸福经济学研究已显著影响到各国公共政策制定（胡洪曙和鲁元平，2012）、"幸福老龄化"正逐步成为国家治理重要内容的大环境下，中共中央、国务院 2018 年印发的《乡村振兴战略规划（2018—2022年）》提出了要提高农民的获得感、幸福感、安全感的要求。党的十九大报告提出"乡村振兴战略"而非"农村振兴战略"，意味着决策者开始从空间角度审视乡村，并遵循乡村自身的发展逻辑（孟祥林，2019），乡村公共文化的发展迎来了新的契机。健全乡村治理体系实现乡村振兴的关键点是乡村文化建设。乡村公共文化发展模式包括政府主导和现有基础上的自我发展。乡村振兴过程中，在行政管控下配置基础设施、兴办文化项目、开展文化活动，促进了乡村文化振兴。中国的城市化进程虽然处于快速推进过程中，但农村仍将是大部分农民未来较长

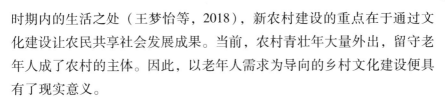

时期内的生活之处（王梦怡等，2018），新农村建设的重点在于通过文化建设让农民共享社会发展成果。当前，农村青壮年大量外出，留守老年人成了农村的主体。因此，以老年人需求为导向的乡村文化建设便具有了现实意义。

当前，乡村文化建设存在重形式轻实效、重设施轻内容现象（王梦怡等，2018）。比如，大量的送文化下乡的文化产品并未给农民带来精神上的愉悦。我们经常看到的场景是，许多剧团下乡演出戏曲时，台下观众寥寥无几；送电影下乡时，观众也是看一会儿就离开了。在电视、电脑、手机高度普及的情况下，上述的文化产品基本没有吸引力，乡村的文化场所也存在闲置浪费现象。

目前，关于乡村文化建设对农村老年人心理健康的影响，学者们进行的研究较少。有学者研究了城市社区周边文化环境，包括便民设施、社区内基础设施、社团、社区生活照料服务对老年人心理健康的影响（周素红等，2019）。庞春雨等（2017）认为中国大部分社区老年文化管理水平较低，建设力度小且方式被动，呈现无序状态，对老年人需求认识不足，而且已有设施建设不合理，难以满足老年人文化活动需求。

由于社会参与是社区文化建设影响老年人心理健康的中介变量，不少学者们研究了老年人社会参与的影响因素，但仍以城市老年人为研究对象。目前，学界主要从宏观、中观和微观三个层次研究老年人社会参与影响因素。宏观层次影响因素包括基础设施、社会政策、科技进步和经济运行状况等因素（陈岱云和陈希，2015）。中观层次影响因素主要有代际支持、家庭观念、居住方式等家庭因素以及组织、社区地理位置、社区制度、社区文化等社区因素（谢立黎和汪斌，2019）。微观层次包括老年人个体特征因素，比如经济状况、社会地位、离退休前的职业声望、受教育程度、性别和身心健康状况等（陆杰华等，2017）。张娜（2015）以开封市六个社区为例，对中国欠发达中小城市影响老年人社区参与的因素进行分析，发现年龄、受教育程度、自我经济评价、与他人交往频度、自评健康等因素对老年人的社会参与有较为明显的影响。

李宗华（2009）将社会参与划分为个人价值、互动以及参与社会三个层面，并认为社会参与是衡量老年人生活质量的一个重要标准。学者们主要从个人条件、社区认同感与归属感和社区参与的角度研究老年人社区参与的影响因素。除了个体特征的影响，对所属社区的情感认同程度、个人习惯、利益关联程度、社区及社区居民的权能、影响着居民的社区参与意愿（刘岩和刘威，2008），只有对其"赋权增能"才能推动城市社区参与。

与已有研究相比，本部分的创新点可能在于：一是在国家实施"乡村振兴战略"及建设美丽乡村大背景下，基于全国性调研数据首次针对乡村文化建设现状、老年人社会参与特征进行分析，并首次基于农村老年人社会参与的视角研究乡村文化建设对老年人心理健康的影响，推动政府在乡村振兴及新农村建设过程中对乡村文化建设问题的关注。二是研究了社会参与的中介效应，避免高估乡村文化建设或社会参与的福利效应。以往的学者主要研究了社会参与对心理健康的影响，其实乡村文化建设是社会参与的基础，会直接影响心理健康，并通过社会参与产生间接影响。本部分研究的乡村文化建设对老年人心理健康的影响及其存在的异质性，对于当前进行的美丽乡村建设以及实现乡村振兴战略发展目标可以提供一定的参考。

一、数据、模型与变量

（一）数据与模型

1. 数据

本部分仍然采用"中国健康与养老追踪调查数据（CHARLS）"，截至 2022 年 7 月共发布四次追踪调查数据，其中，只有 2011 年提供了社区数据，因此，本部分将采用 2011 年数据进行分析。CHALRS 本部分删除了 60 岁以下人口、城市人口及含缺失值的观测值，最终保留样本量为 5899 人。

2. 模型

考虑到乡村文化建设对老年人心理健康的影响，与老年人个体特征（低层次因素）有关，也与村庄特征（高层因素）有关，本部分采用多层线性模型（Hierarchical Linear Model，HLM）进行回归分析。其二层模型如式（5 – 10）和式（5 – 11）所示：

第一层　个体层次　　$y_{ij} = \beta_{0j} + \beta_{1j} x_{1ij} + \varepsilon_{ij}$ 　　　　　　(5 – 10)

第二层　村庄层次　　$\beta_{0j} = \gamma_{00} + \gamma_{01} G_{1j} + \delta_{0j}$ 　　　　　　(5 – 11)

$$\beta_{1j} = \gamma_{10} + \gamma_{11} G_{1j} + \delta_{1j}$$

其中，y_{ij} 表示老年人心理健康状况，x_{1ij} 表示老年人社会参与情况、乡村文化建设情况（包括硬件建设和软件建设），G_{ij} 是社区特征变量，本部分用村庄公交线路数量作为代表。

其对应的混合固定效应模型为式（5 – 12）：

$$y_{ij} = (\gamma_{00} + \gamma_{01} G_{1j} + \gamma_{10} x_{1ij} + \gamma_{11} G_{1j} x_{1ij}) + (\delta_{0j} + \delta_{1j} x_{ij} + \varepsilon_{ij})$$

$$(5 – 12)$$

（二）变量

乡村文化建设可能会直接影响老年人心理健康，而且还可能会通过提高老年人的社会参与间接影响其心理健康，其影响机制如图 5 – 11 所示。

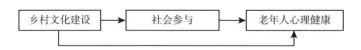

图 5 – 11　乡村文化建设影响老年人心理健康的路径

因此，变量选择如下：

1. 被解释变量

本部分的被解释变量为老年人的心理健康。借鉴已有研究的指标选取方法（何泱泱和周钦，2016；张川川，2015），将"抑郁程度的测量指标"和"生活满意度"作为老年人心理健康的衡量指标。其中，抑郁程度的测量指标由 CHARLS 问卷中的自评量表提供，该表具有较高的信度和效度。该自评量表询问了受访者近一周的心理状态，共 10 个问题，包括感到情绪低落、因小事而烦恼、难以集中注意力、感到孤独、感觉到做事情费劲、觉得无法继续生活、睡眠不好、感到害怕、对未来充满希望、很愉快。备选答案为：很少或根本没有、不太多、有时或者说有一半的时间、大多数的时间，上述四个答案赋值分别为 0、1、2、3。每个问题有四个选项分别代表严重程度，其中前 8 个指标取值越大表示抑郁症状越严重，心理健康越差；最后两项指标，即"对未来充满希望"和"很愉快"两个指标取值越大则表示抑郁症状越不严重。为了方便分析问题，首先将两个正指标"对未来充满希望"和"很愉快"的赋值进行调整，即"很少或者根本没有（<1 天）"=3、"不太多（1~2 天）"=2、"有时或者说有一半的时间（3~4 天）"=1 以及"大多数的时间（5~7 天）"=0。然后，将 10 项指标的值相加，即得到抑郁指数，该指数的最小值为 0，最大值为 30，数值超过 10 即认为有抑郁症状，数值越大越严重，数值越小表示心理健康越好。"生活满意度"的选项为：极其满意=1，……，一点也不满意=5。赋值越高，满意度越低，心理健康越差。

2. 解释变量

解释变量包括"乡村文化建设"和"社会参与"。其中，"乡村文化建设"包括村庄健身娱乐设施和村庄社团组织。健身娱乐设施包括、图书室、电影院/剧院、篮球场、游泳池、露天健身器材、乒乓球桌、棋牌活动室、乒乓球室等。社团组织包括书画协会、舞蹈队或者其他锻炼队、协助老弱病残的组织、老年活动中心、老年协会等。如果村里有其中一项娱乐设施，则赋值为 1，有其中两项则赋值为 2，以此类推。村庄社团组织变量做类似处理。如此，可以得到乡村文化建设的发展程度指标，指标值越大表示发展程度越高。"社会参与"变量衡量老年人过去一个月参与的社交活动，如串门、打麻将、无偿提供帮助、跳舞、健身、参加社团组织活动等，老年人参与其中一项活动赋值为1，参与两项活动赋值为2，以此类推，可以得到老年人社会参与程度的指标，变量值越大，表示参与程度越高。

3. 控制变量

"生物—心理—社会医学"模式认为，影响健康的因素不仅包含个人生物学特征，还包括个人的心理、家庭、社会环境等方面。具体来说，老年人的个人特征、社会经济地位、家庭与社会支持都是影响老年人身体健康和失能状况的重要因素。因此，本部分的控制变量包括老年人性别、年龄、受教育水平、婚姻状况等。

二、实证分析

（一）描述统计

表5-21显示，27.65%的受访老年人所在村有老年活动中心，23.33%的受访老年人所在村有露天健身器材，52.99%的受访老年人所在村有乒乓球桌，20.08%的受访老年人所在村有棋牌活动室，39.83%的受访老年人所在村有篮球场，而拥有游泳池或电影院村则较少。受访老年人所在村拥有舞蹈队、助老组织和老年协会的比例都在20%以上。总体来看，娱乐设施的拥有比例高于社团组织的拥有比例。

表5-21　　　　　　　农村健身娱乐设施和社团组织描述统计　　　单位：%

村庄健身娱乐设施拥有情况				村庄社团组织拥有情况	
老年活动中心	27.65	其他娱乐设施	8.46	书画协会	2.90
露天健身器材	23.33	游泳池	1.25	舞蹈队或其他锻炼队	22.44
电影院/剧院	3.53	乒乓球桌	52.99	协助老弱病残的组织	21.67
棋牌活动室	20.08	篮球场	39.83	老年协会	21.92

表 5-22 显示，过去的一个月内，农村老年人参与最多的社会活动是串门或跟朋友交往，比例高达 31.31%。另外是打麻将、下棋或打牌。"无偿照顾与不住在一起的病人或残疾人"的老年人数量占受访老年人总数的比例仅为 0.51%，说明互助养老在中国广大农村开展得不够理想。"参加社团组织活动"的比例仅为 0.72%，反映出中国农村地区社团组织较少，以及老年人参与积极性不高。综合表 5-21 与表 5-22 数据可以发现，虽然中国农村娱乐设施建设取得了一定发展，但对于农村老年人来说仍然缺乏吸引力，老年人对娱乐设施的利用率偏低。

表 5-22　　　　　　　农村老年人社会参与情况描述统计　　　　　单位：%

参加社团组织活动	0.72	去公园或者其他场所跳舞、健身、练气功等	2.03
串门、跟朋友交往	31.31	打麻将、下棋、打牌	12.32
志愿者活动或者慈善活动	0.21	无偿照顾与不住在一起的病人或残疾人	0.51
上学或者参加培训课程	0.10	炒股（基金及其他金融证券）	0.07
上网	0.09	其他	0.94
无偿向与您不住在一起的亲人、朋友或者邻居提供帮助			3.83

表 5-23 显示，受访农村老年人抑郁指数为 19.84，大于最小值 0 与最大值 30 的平均值，属于中度抑郁；生活满意度为 3.91，接近不太满意。可以说，农村老年人的心理健康状况不太理想。受访农村老年人的自评健康状况为 3.69，介于一般和差之间，即日常活动能力为"有困难，需要帮助"。受教育程度介于"未读完小学与私塾之间"，受教育程度较低。

表 5-23　　　　　　　　被调查农村老年人的个体特征

变量	赋值	样本数	平均数
抑郁程度	很少或者根本没有（<1天）=0，不太多（1~2天）=1 有时或者说有一半的时间（3~4天）=2， 大多数的时间（5~7天）=3	4997	19.84

续表

变量	赋值	样本数	平均数
生活满意度	极其满意 =1，非常满意 =2，比较满意 =3，不太满意 =4，一点也不满意 =5	4626	3.91
自评健康	很好 =1，好 =2，一般 =3，不好 =4，很不好 =5	5848	3.69
年龄（岁）		5846	68.33
性别	男 =0，女 =1	5895	0.52
日常活动能力	无困难或有困难但仍可以完成 =0 有困难，需要帮助或无法完成 =1	5852	0.66
婚姻状况	已婚并与配偶同住 =1，其他 =0	5899	0.45
受教育程度	文盲 =1，未读完小学 =2，私塾 =3，小学 =4，初中 =5，高中 =6，中专 =7，大专 =8，本科 =9	5865	2.36

（二）回归分析

1. 村庄特征对老年人心理健康影响的大小

两个随机参数的变异成分（τ_0^2 和 σ_0^2）之和构成总变异，比较 τ_0^2 与总变异即可了解村庄因素的相对重要性。τ_0^2 和 σ_0^2 之间的关系被称为群间关联度系数（Intra – Class Correlation，ICC）如式（5-13）所示：

$$\rho = \frac{\tau_0^2}{\tau_0^2 + \sigma_0^2} \qquad (5-13)$$

群间关联度系数反映的是村庄随机变量的变异占老年人心理健康总变异的比重，代表村庄因素对老年人心理健康的影响程度。

村庄间关联度系数，$\rho = \frac{\tau_0^2}{\tau_0^2 + \sigma_0^2} = \frac{0.191}{0.191 + 0.707} = 0.2129$ 说明因变量中约21%的变异来自村庄（即群间变异），其余79%的变异来自个人（即群内变异）。换言之，村庄和个人因素对因变量都很重要。

2. 回归结果分析

表5-24 中的模型1回归结果显示，村里的娱乐设施显著降低了老

年人的生活满意度，社团组织则显著提升了老年人的生活满意度。自评健康和 ADL 状况越好，老年人的生活满意度越高。另外，年龄越大的老年人，生活满意度越高。为了检验社会参与是否具有中介效应，在模型 1 的基础上，模型 2 加入了老年人社会参与的变量，回归结果显示，娱乐设施对生活满意度的影响没有明显变化，社团组织对生活满意度的影响有所降低，显著性也有所下降，同时"无偿帮助他人""打麻将、下棋、打牌"能显著提升老年人的生活满意度水平。上述结果表明，社会参与在社团组织和生活满意度之间产生了中介效应，即社团组织使得老年人有更多机会参与社会活动，从而让老年人的生活满意度达到更高水平。

模型 3 回归结果显示，社团组织减轻了农村老年人的抑郁程度。老年人的自评健康和 ADL 状况越好，抑郁程度越低。另外，已婚并与配偶同住也可以显著降低抑郁程度，女性的抑郁程度显著高于男性，学历越高，抑郁程度越轻。为了检验社会参与是否具有中介效应，在模型 3 的基础上，模型 4 加入了老年人社会参与的变量，回归结果显示，娱乐设施对抑郁程度的影响没有明显变化，社团组织对抑郁程度的影响有所降低，同时"串门、与朋友交往""打麻将、下棋、打牌"能显著降低老年人的抑郁程度，"炒股等投资行为"能显著加重老年人的抑郁程度。上述结果表明，社会参与在社团组织和抑郁程度之间产生了中介效应，即社团组织使得老年人有更多机会参与社会活动，从而让老年人的抑郁程度得到更大程度的减轻。

表 5－24　健身娱乐设施及社团组织对农村老年人生活满意度影响的回归分析

变量	生活满意度		抑郁程度	
	模型 1	模型 2	模型 3	模型 4
娱乐设施	0.032 *** (0.012)	0.034 *** (0.012)	－ 0.108 (0.106)	－ 0.087 (0.106)

变量	生活满意度		抑郁程度	
	模型1	模型2	模型3	模型4
社团组织	-0.028** (0.014)	-0.026* (0.014)	-0.436*** (0.125)	-0.430*** (0.126)
自评健康	0.139*** (0.011)	0.138*** (0.011)	1.976*** (0.085)	1.967*** (0.085)
ADL	0.044*** (0.009)	0.041*** (0.009)	0.884*** (0.063)	0.862*** (0.063)
年龄	-0.009*** (0.002)	-0.010*** (0.002)	-0.063* (0.013)	-0.023* (0.013)
婚姻状况	-0.044* (0.026)	-0.047* (0.026)	-1.021*** (0.200)	-1.063*** (0.200)
性别	-0.034 (0.023)	-0.036 (0.026)	1.233*** (0.177)	1.236*** (0.178)
教育	-0.003 (0.008)	-0.002 (0.008)	-0.248*** (0.061)	-0.224*** (0.062)
串门、与朋友交往		-0.035 (0.024)		-0.538*** (0.250)
无偿帮助他人		-0.142*** (0.053)		0.709* (0.422)
无偿照顾病人		0.113 (0.144)		-0.32 (1.106)
参加慈善活动		0.472* (0.248)		-1.256 (1.858)
参加社团活动		-0.040 (0.115)		0.225 (0.965)
参加培训课程		0.006 (0.314)		-0.876 (2.517)

变量	生活满意度		抑郁程度	
	模型1	模型2	模型3	模型4
炒股等投资行为		0.508 (0.405)		12.329 *** (3.487)
去公园跳舞等		−0.109 (0.072)		−0.931 * (0.558)
打麻将等		−0.078 *** (0.032)		−0.854 *** (0.250)
上网		−0.365 (0.362)		−0.854 (3.054)

注：括号内为稳健标准误，＊、＊＊和＊＊＊分别表示在10%、5%和1%水平上显著。

总体来看，健身娱乐设施未能提升甚至降低了老年人的生活满意度，可能的原因是已有的大部分设施不适合老年人而更适合中青年人，比如篮球场、乒乓球台等。甚至这些设施影响了老年人的娱乐活动，比如经常有媒体报道，老年人因为跳广场舞占据篮球场而和青年人发生纠纷，这些事件的发生会降低老年人的生活满意度。社团组织对于减轻老年人的抑郁程度有显著作用，可能的原因是中国是一个熟人社会特征特别明显的国家，尤其在农村，串门、聊天是农村老年人最喜欢的活动方式，在路边、院子门口经常会有不少老年人在一起打牌、打麻将、聊天，而舞蹈队、老年人协会为老年人的聚集提供了机会。这些交流活动都有利于老年人心情愉悦，减少抑郁症状的发生。

3. 内生性处理、稳健性检验及中介效应检验

回归中可能存在内生性问题，即主观幸福感高的老年人更可能参与社会活动，为了解决内生性导致的回归偏差，我们采用2013年的老年人生活满意度和抑郁程度数据，自变量采用2011年的数据。为了检验上述回归结论的稳健性，以及社会参与的中介效应检验，采用逐步回归法，即在模型1和模型3的基础上加入社会参与变量，观察自变量的回

归系数或显著性是否有明显变化。如有显著变化，并且社会参与变量的回归系数具有显著性，则可以认为社会参与具有中介效应。从表5-25结果可以看出，模型总体上是稳健的，社会参与具有一定的中介效应。

三、结论及建议

在中国快速城镇化的大背景下，大量农村青壮年人口离开农村到城市去工作和生活，留下大量"留守老年人""空巢老年人"在农村孤独生活。如何改善农村老年人的处境、提升他们的心理健康成为中国农村社会转型的热点问题。党的十九大提出的"乡村振兴战略"为解决这一现实困境提供了政策支持。本部分从提升农村老年人心理健康的视角，研究了农村健身娱乐设施和社团组织对老年人生活满意度和抑郁程度的影响。

描述分析发现，篮球场、乒乓球台等健身娱乐设施对老年人缺乏吸引力，串门、跟朋友交往仍然是老年人最喜欢的社会交往方式，也验证了中国的熟人社会特征。回归分析发现，健身娱乐设施没有显著提升老年人的心理健康，而社团组织能显著提升老年人的心理健康，并通过推动老年人社会参与进一步提升心理健康，具有中介效应。据此，我们针对新农村建设过程中关于老年人活动设施和社团组织建设提出如下建议：

（一）农村健身娱乐设施建设应关注老年人的需求

"乡村振兴战略"实现过程中，农村健身娱乐设施建设是振兴农村文化、回应乡村社会内在需求的应有之义。但当前建设的建设过程中，忽视了农村青年人偏少、老年人偏多的现实，设施没有更多地考虑老年人的需求，千篇一律地建设篮球场、乒乓球台、单双杠等更适合青年人或者城市老年人的设施。再比如，自社会主义新农村建设以来，各地开始重视农村文化建设，农家书屋基本普及。但是农村老年人居住分散、文化程度偏低，很少有老年人去农家书屋，而年轻人除了春节回家过年，平时很少在农村，即便在农村的年轻人平时也是通过手机查资料和学习，也不会去农家书屋，更何况书屋的书更新不及时难以吸引读者。相反，农家小院里的打麻将、打牌和拉家常的气氛却热闹非凡，深受老年人喜欢。因此，与其花费大量资金建设门可罗雀的农家书屋，倒不如结合农村老年人喜欢打牌、打麻将、下棋、聊天的需求，建设相关设施和配套桌椅板凳等，并能提供开水等。

（二）注重农村文化活动团体的建设

农村文化建设过程中，应当注重社团组织建设，原因首先在于健身娱乐设施建设需求大量资金和场地，而中国很多农村地区经济条件并不理想，其次在于社团组织的建设能显著提升农村老年人的心理健康。当前农村比较常见的适合老年人的组织主要就是以广场舞为代表的舞蹈队以及老年协会。眼下新农村建设的重点不仅仅是建设"强富美"的村庄，更要注重农村人口的主体——老年人的精神需求。乡村振兴的难点并不完全在于经济发展，不能仅仅着眼于基础设施建设和物质生活的改善，还要着眼于解决农民精神文化空虚等问题。大力发展农村老年人协会是丰富农村老年人精神文化生活的重要途径之一。一方面，老年人协会可以把村里的老年人组织起来搞文艺活动。农村中很多老年人具有文艺才能，特别是有些老年人在20世纪六七十年代参加宣传队，有表演的欲望，老年人协会为他们提供了一个表演的机会和平台。没有才艺的老年人则可以做热心观众。另一方面，老年人协会还可以帮助构建和谐家庭。通过评选好媳妇、好婆婆等活动引导农村积极向上的赡养文化，促进婆媳关系的和谐融洽，对于弘扬尊老、敬老的文化传统具有重要意义。

（三）农村老年人活动设施和社团建设的内容与模式不可"一刀切"

当前，有一种风气就是参观学习先进地区的做法。但是，每个地方每个村庄都有自己的特色和情况，别地方的好东西拿过来可能就会水土不服。比如，有的地方有舞龙舞狮的传统，有的地方则流行古装戏，有的地方则时兴农村小调、快板和打腰鼓等。因此，建什么样的设施和社团要首先了解该村老年人的需求，以需求为导向，因地制宜。对老年人的精神文化需求要做到雪中送炭而不是锦上添花，实现建设经费边际效用最大化。

小　结

照料资源的稀缺性决定了难以保证老年人的需求有求必应。由此，研究不同照料内容、不同照料模式之间，乃至乡村文化建设对精神慰藉的可替代性就很有必要，同时，有必要研究能否通过加强养老保险等经济手段提升养老服务购买力。第一节和第二节所用的 CLHLS – HF 2018 年数据具有多层次结构，个体数据嵌套于更高层次单位，即老年人个体数据嵌套与于社区数据，HLM 模型能够提高回归结果的准确性。

照料服务与经济支持、精神慰藉的可替代性研究表明，在控制其他变量的前提下，获得日常照料反而降低了老年人幸福感；经济支持可以替代日常照料；精神慰藉与日常照料间存在互补效应，原因在于，日常照料的提供者，往往会同时提供一定的精神慰藉。

与农村失能老年人相比，城市老年人得到经济支持能更显著地替代日常照料；无论城市还是农村，精神慰藉都不能替代日常照料；日常照料、经济支持都显著降低了 60 ~ 69 岁低龄老年人的幸福感；日常照料能提升高龄老年人幸福感，但会降低低龄老年人幸福感；经济支持对日常照料的替代效应与年龄无关；精神慰藉则不存在替代效应。

不同照料模式的可替代性检验表明，从提升老年人幸福感角度，其他照料模式难以替代家人朋友的照料，家人朋友照料可以替代社会服务照料；保姆照料和养老机构照料则不具备替代社会服务照料的功能；家人朋友照料能够替代保姆照料，但社会服务照料和养老机构照料则不具备此功能；家人朋友照料不能替代养老机构照料，但保姆照料可以一定程度上替代养老机构照料。

利用 CHARLS 数据，采用 PSMDID 方法研究养老保险对老年人利用社会养老服务的影响，结果表明养老保险政策总体上并未提升老年人对养老服务的利用水平，该结论通过了双重差分倾向得分匹配检验，说明研究结论是稳健的。养老保险未能提升养老服务利用率的可能原因包括：养老保险增强了老年人代际互换能力；养老保险未能显著增强养老服务需求者的支付能力。由此提出提升社会养老服务利用率的建议：改变依靠社会养老保险解决养老的习惯思维；鼓励开发差异化商业养老服务保险产品；建立兜底式基本养老服务制度势在必行；养老服务应体现城乡差别和灵活性。

关注文化建设对农村老年人幸福感的影响，是因为农村老年人相较于城市老年人规模更大，文化生活更为匮乏，孤独感更强，幸福感更差。尤其是农村老年人子女外出务工，空巢老年人比城市更为严重，获得精神慰藉的机会更少，更需要寻找、探索其他的精神慰藉替代品。

描述分析发现，篮球场、乒乓球台等健身娱乐设施对老年人缺乏吸引力，串门、跟朋友交往仍然是老年人最喜欢的社会交往方式，也验证了中国的熟人社会特征。回归分析发现，健身娱乐设施没有显著提升老年人的心理健康，而社团组织能显著提升老年人的心理健康，并通过推动老年人社会参与进一步提升心理健康，具有中介效应。由此，提出如下建议：农村健身娱乐设施建设应关注老年人的需求；应注重农村文化活动团体的建设；农村老年人活动设施和社团建设的内容与模式不可一刀切。

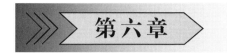

第六章

构建照料供需联动机制
制约因素分析

通过第四章、第五章的研究，发现不同照料内容、不同照料模式之间存在一定程度的可替代性，由此，在通过 DCE 问卷等方式获知老年人需求偏好的基础上，可以通过构建供需联动机制，及时对老年人需求变动做出反应，并通过替代品解决照料资源不足的难题。

本章所研究的联动机制是指照料资源稀缺背景下，各养老供给主体借助替代品或互补品，根据照料需求变化互联互动地提供老年照料以实现精准供给。为了构建照料供需联动机制，首先需要分析其中的制约因素。

在政府强调居家养老而家庭照料的传统模式又难以为继的背景下（杨团，2016），如何以老年人真实需求为导向，通过供需多方联动解决照料面临的困境、实现照料资源边际效用最大化，让老年人有尊严地、幸福地生活，优雅地老去，国内相关研究较少。因此，本部分将依次研究照料供给与需求联动机制的内涵与构建原则、联动机制的运行机制、供需主体博弈分析、需求表达过程中存在的问题、需求发现过程中存在的问题等内容。

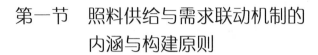
第一节 照料供给与需求联动机制的
内涵与构建原则

一、照料供给与需求联动机制的内涵

《辞海》对于"联动"的解释为：若干个相关联的事物，一个运动或变化时，其他的也跟着运动或变化。事物间的这种联合动态调整能够使影响效果更强，产生"1 + 1 > 2"的放大效应，即联动效应（耦合效应）。"机制"一词源自希腊文，通常指机器为发挥一定功能，各组成部分相互联系、相互作用，使机器得以有效地运转。由此，可以如此定义联动机制：组成系统的诸要素之间为了更好地实现预定目标，彼此相互联系、相互作用。

具体到老年照料供需联动机制，是指由老年人、家庭、养老机构、社区、政府等要素组成的系统，以满足老年人照料需求为预定目标，各照料供给主体相互联系、密切配合、实现照料资源有效配置。

机制设计理论起源于 20 世纪 30 年代关于什么样的经济机制才能实现资源的有效配置的"社会主义大论战"，也即如何设计一个机制，用更少的信息或更低的成本来实现资源配置帕累托最优。机制设计理论是博弈论和社会选择理论的结合，旨在探讨信息分散条件下，如何设计激励相容机制来实现资源合理配置，达到帕累托最优。对此作出突出贡献的是里奥尼·德赫维茨（Leonid Hurwicz，2007 年诺奖得主、"机制设计理论之父"）、罗杰·迈尔森（Rojer Myerson）和埃里克·马斯金（Eric S. Maskin）（郭其友和李宝良，2007）。

机制设计理论的内容包括信息效率、激励相容、显示原理和实施理论。机制的有效运行需要信息做支撑，信息的传递或信号的发送影响机制运行成本，因此，机制设计应充分降低信息维度。为避免信息不对称导致的资源配置效率低下，激励相容机制应当具备鼓励机制参与者"说真话"的功能。

显示原理是现代机制设计理论的核心，多用于公共选择领域，该原理是指能够通过机制实现资源配置的某种规则，也一定可以通过直接机制实现并保证每个理性参与人如实报告自己的信息。迈尔森对显示原理作出了突出贡献，他在1979年发表的《激励相容与讨价还价问题》中提出，机制设计包括委托人提出机制、代理人决定是否接受该机制、代理人在机制约束下进行选择三个阶段，属于三阶段不完全信息博弈，由此，复杂的社会选择问题转换为不完全信息博弈问题。为了实现给定的社会目标，机制设计者只需要考虑直接显示机制，以减少机制的复杂性（陈林荣，2010）。实施理论由马斯金于1977年提出，他在《纳什均衡与福利最优化》一文指出，在一定条件下，人们可以找到实现社会目标的机制（郭其友和李宝良，2007）。

二、照料供给与需求联动机制的构建原则

（一）目标导向原则

目标是整个供需联动机制的指南，系统各要素行动的灯塔，各要素朝着同一目标前行，可以避免各自为政和资源浪费。照料供需联动系统的各个供给主体的共同目标就是满足老年人的照料需求，提升老年人幸福感，最终创建幸福老龄化社会。

（二）效率原则

老年人的照料需求，尤其是生理、生活方面的照料需求会在很短的时间内形成，而且留给照料提供者做准备的时间很短，这就要求照料供需联动系统针对照料需求快速做出反应。老年人一旦未能在预期的时间内得到相应的照料，就会影响其满意度，降低其幸福感，而物联网技术的发展为提高供需联动的效率提供了保障。

（三） 整体性原则

联动机制产生"1 + 1 > 2"放大效应的前提是各要素的密切配合。整体性原则要求系统各要素相互协调、紧密配合，为实现系统目标发挥各自功能。老年人及时提出内心真实需求，家庭提供社区日间照料以外的照料，社区提供日常健康方面的服务及日间照料，养老机构上门提供卫生清洁、护理等照料服务，政府提供照料支持政策等，各主体各司其职，相互配合。

（四） 激励相容原则

激励相容的判断标准是，在自由选择、自愿交换的分散化决策条件下，在确保各参与主体实现个体利益的同时，实现联动机制当初设定的共同目标。老年照料供需联动机制的设计需兼顾家庭、社区、养老机构等各主体的利益追求，更要满足老年人幸福感提升这一机制目标。

（五） 环境适应原则

联动机制的正常运行必然要与外界发生物质、能量和信息交换，离不开外界环境的支持。环境的变化要求联动机制各主体适时进行动态调整，包括各自目标、战略调整等。联动机制的设计要适应文化环境、法律环境、经济环境等经济社会文化环境。

三、联动机制构成要素

建立老年照料供需联动机制的目标是提升老年人幸福感，这要求供需各方在沟通过程中具有共同的目标、顺畅的信息渠道、实时信息沟通意愿、适时的动态调整机制、合理的激励机制。其中，高效率的信息沟通是整体联动的前提，合理的激励机制是整体联动的根本。高效的联动机制应当包括如下要素：

（一）主体要素

老年照料供需联动机制中，老年人、家庭、社区、养老机构、政府都是联动机制的利益相关者，都是主体要素，但其地位作用、利益诉求和表达方式各不相同。老年人作为照料需求主体，在整个机制中居于核心地位，其对于其他主体提供的照料服务的满意度及对其幸福感的影响，是整个机制的目标，同时，老年人需求的变动会引起整个供给系统的联动。

各主体分工不同。2015年11月3日公布的《中共中央关于制定国民经济和社会发展第十三个五年规划的建议》中提出："积极开展应对人口老龄化行动，弘扬敬老、养老、助老社会风尚，建设以居家为基础、社区为依托、机构为补充的多层次养老服务体系。"这一表述明确了在照料供给中各主体的地位和分工。

其中，居家照料处于基础地位，完全符合中国国情和中国文化。正如习近平总书记2016年12月12日在会见第一届全国文明家庭代表时的讲话所阐释的，在社会转型与制度变迁的当代中国，家庭是中国历史起点和给定条件以及社会和谐的重要基点。中国养老保障和生活照料的基本来源仍是家庭内部的代际支持（戴卫东，2015），家庭是中国养老服务体系的第一支柱，任何历史情况下都要重视家庭建设（景跃军和李元，2014）。可以说，家庭是人类生活最基本的载体，是社会的细胞。

照料年迈老年人，除了有法律规范，中国还有几千年的"孝"文化伦理作为居家养老的强大支撑。中国传统的居住模式是数代同堂，代际关系具有共居、共饮、共财的特征，被抚养成人的子女负有赡养父母的责任。老年人观念里也认为与子女同住是子女孝顺的体现，与子女同住可享天伦之乐，也可以照顾子女的家庭，以体现自我价值，获得存在感。我们根据北京大学国家发展研究院"中国健康与养老追踪调查项目组（CHARLS）"2018年发布的全国28个省市的追踪调查数据，研究了7355名有已婚子女的老年人的居住偏好，结果显示，有配偶的老年人

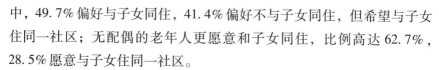

中，49.7%偏好与子女同住，41.4%偏好不与子女同住，但希望与子女住同一社区；无配偶的老年人更愿意和子女同住，比例高达62.7%，28.5%愿意与子女住同一社区。

而且，政府长期照料政策之"家庭化"导向明显。中国的家庭主义是一种隐性的家庭主义，也就是社会政策对于家庭长期照料功能或长期照料负担并未有明确的影响，社会政策关注的焦点是机构照料或社区照料，而把家庭作为长期照料风险的终极兜底者。比如，近年来主流意识形态日益强调传统家庭价值观，积极推进"家风""家教""家训"建设，大力弘扬传统家庭美德、"家本位"观念，社会责任"家庭化"趋势日益明显。其背后的逻辑就是：家庭才是理性选择、风险共担的单位。也就是为了平衡曾经失衡的个人、家庭、国家三者的关系，要求家庭承担更多的责任和压力。由于中国社会保障体系及保障力度有待完善与加大，事实上，家庭本身在与个体的关系中一直表现为一种服务性工具或者合作社伙伴的角色，是应对生老病死等风险的可获得性途径，是不可替代的，隔代家庭、留守家庭等都是这一工具的结果。

联动机制中，政府可以为机制建立与正常运行提供政策支持。科学的社会政策离不开家庭责任的制定安排。不单单是中国，国外亦是如此，比如在欧洲，家庭亦是老年人照料的重要供给主体；在东亚，鼓励对家庭责任的承担更是福利意识形态的重要部分，如2007年，韩国颁布《孝行奖励资助法》弘扬孝道文化，以解决老龄化社会面临的照料问题。

社区居于照料供给辅助地位。社区从地理环境角度看，是老年人生活活动主要所在地，便于及时提供照料服务；从社会治理角度看，社区是国家最基层的治理组织，直接负责国家政策的落地。社区可以通过提供日间照料、喘息服务等缓解家庭照料压力，社区还可以负责联动机制信息平台的建设与管理。

养老机构居于照料补充地位。这一制度安排基于如下考虑：机构照料费用高昂导致机构照料有效需求不足。中国政府在推动长期照料服务方面，曾经把机构建设作为着力点。特别是 2009 年国家发改委提出政府要开展大规模老年设施投资后，地方政府迅速响应。但由于政府自身在养老服务体系中定位不清，本应"保基本、保困难、兜底线"的公办养老机构却向一般社会老年人开放，给部分本不该入住的老年人提供了徇私舞弊的机会，偏离了公办养老机构为困难群体"雪中送炭"的初衷，成了为富裕老年人、经济社会地位高的老年人"锦上添花"之作。由于收费低，出现了公办养老机构"一床难求"现象，形成了新的社会不公平。同时，由于政策可操作性差、支持力度不够、收费高等原因，导致有效需求不足的民营老年服务机构经营困难，出现了如下的奇怪现象：一方面，长期照料需求巨大；另一方面，养老机构床位大量闲置。"第六次全国人口普查"数据显示，偏好机构养老的老年人仅为 3.5%，其根本原因是老年人或其家庭对于民营机构的照料服务购买力不强，有效需求不足。2016 年，中国退休职工养老金，企业平均每月不到 2500 元，机关事业单位不到 5000 元，去除日常开销所剩无几，而市场上护理型养老机构的价格一般是每月 3000～6000 元，疗养型的则高达每月 8000 元（彭希哲和胡湛，2015）。多数老年人不可能去住这些动辄数千元的养老机构，只能"望院兴叹"。而且，失能老年人照料费用日益攀升、康复周期长且康复难度大，有不少失能老年人在养老机构照料一段时间后，又回到自己或子女家中。2013 年全国养老服务机构空床率 38%，其中民营机构空床率则高达 50%（刘西国和赵莹，2020）。全国老龄办的数据显示，2015 年 51% 的民营养老机构处于盈亏平衡状态，40% 处于长年亏损状态（刘西国，2017）。居高不下的空床率使得养老机构举步维艰，只有通过提高收费标准维持运行，但高收费导致更高的空床率，形成恶性循环。这一难题即便在养老服务社会化程度很高的美国也无法化解：美国护理院的平均费用是 65 岁及以上老年人平均收入的 3 倍，为每月 6500 美元，美国虽然拥有世界上最好的医疗卫生设施，却被称为"老年人的地狱"（张盈华，2013）。

（二）客体要素

老年照料是联动机制的客体要素，也是供需联动过程的核心要素。人口老龄化的核心问题就是失能老年人的照料问题。今天的中国，老年人的衣食住行都有坚实的保障，老年人无须为吃穿发愁。失能老年人的照料是个社会性问题，照料主体的任何一方都无力承担全部的照料。全国老龄工作委员会办公室 2015 年 7 月的一份研究报告指出，2014 年年底中国的失能老年人接近 4000 万①。全国老龄工作委员会预测，到 2030 年和 2050 年，中国的失能老年人将分别达到 6168 万人和 9750 万人（李志宏，2015）。2030 年，中国将进入老龄化问题集中爆发阶段（苏群等，2015），而长期照料问题爆发最晚，也最难解决。同时，4 - 2 - 1 型的家庭结构、人口大量流动以及大量空巢家庭的存在，都不利于由家庭来提供长期照料。

（三）环境要素

环境要素是老年照料供需联动各要素之间相互作用的渠道和平台，主要包括技术发展水平、政策环境等。

1. 技术发展水平

技术发展状况是决定联动机制效率和效果的根本因素，也是影响联动机制建立的重要条件。随着老龄化带来的问题越来越多，亟待探索新型多元复合治理手段来解决多层次照料需求。"互联网 +"时代的来临，以及物联网、云计算、大数据等技术，为供需联动机制的建立提供了技术支持。供需联动机制可以利用先进的 IT 技术手段，研发面向供需双方的信息平台来提供实时、精准的照料服务。

2. 政策环境

国家的政策环境，是影响联动机制建立与运行的基本因素。因此，

---

① 周润健. 我国失能半失能老人数量已接近 4000 万［N/OL］. 搜狐，2015 - 12 - 07. https://www.sohu.com/a/46769606 - 117503.

如何通过制度设计，让家庭成员或近亲属积极主动、心情愉悦地提供照料，需要政策设计者细化制度顶层设计，细化失能评估机制、补贴对象的确认、补贴标准、服务提供和监督管理等方面的工作规范。此时，政府的责任边界，一是兜底没有家庭依靠的老年人的长期照料服务，而非大包大揽整个社会的长期照料服务；二是通过家庭能力建设以及可持续发展的支持政策，提高家庭成员提供长期照料的积极性。

图 6 - 1 中，联动机制的目标是老年人幸福感提升，联动机制的主体是老年人、家庭、社区日间照料中心、养老机构和政府，客体是老年照料。家庭是老年人照料的主要供给者，老年人或老年人家庭也可以通过"社区居家养老云服务呼叫中心"，获得社区日间照料中心或者养老机构提供的照料。政府负责对老年人家庭、社区日间照料中心和养老机构的政策支持。

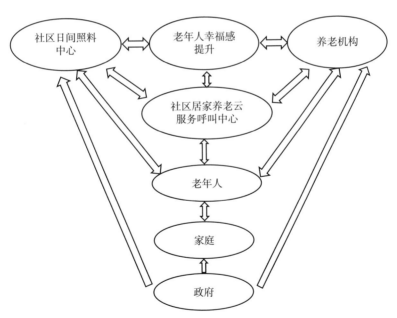

图 6 - 1 老年照料供需联动机制

第二节　联动机制的运行机制

一、信息共享机制

(一) 信息共享体系结构

供需联动机制的关键是信息共享。信息共享体系应当包括信息生产、采集、报告三部分。"互联网+"以互联网为基础，借助 WIFI、5G 等无线网络，将移动互联网的基于位置的服务 (locatio based services，LBS)、传感器中的传感技术等应用在经济社会生活中，将互联网、物联网、移动通信网三网融合，应用到养老服务业，建立信息资源共享、业务协同，能更好地满足老年人的照料需求。

(二) 信息共享原理

利用互联网的信息集成和挖掘功能，摸底调查老年人的照料需求，建立照料需求信息库，依托手机 App 和个人计算机客户端，实现供求信息交换。该平台包括老年人、社区服务中心、服务商、加盟企业。信息交互平台利用互联网、射频识别 (radio frequency identification，RFID) 技术，将记录、统计、监控到的需求信息集中汇总并分别发送到服务团队。

利用互联网整合离散的社区养老资源。当前，养老资源归属不同社区，缺乏调配平台，亦不对外开放，社区间资源缺乏连接与整合，导致资源重复投入且利用率低，抬高了服务成本。服务项目条块管理，养老服务主体直接沟通、互动不足，难以形成资源的共享与合作，如民政部门负责照料、家政等，卫生部门负责医疗、保健等两部门之间没有沟通机制。可以利用由政府出资建设的养老服务综合服务平台，通过成立社区老年人照料协会，积极挖掘身边照料资源，实现社区互助养老。政府可以借助该平台宣传照料服务规则，真正做到信息从采集到反馈的闭环式管理。

比如，定位技术收集的信息可以由家人和照料机构共享。虽然不少老年人配有手机，但许多老年人尤其是高龄老年人、失能老年人不会用手机，或者看不清屏幕上面的字，或者记不住亲人的电话，或者不会查询电话簿，一般仅限于接听电话。通过养老服务平台与 GPS 对接，结合老年人佩戴的智能腕表、手机等终端设备可以实时定位老年人位置，对于寻找迷路老年人非常方便。室内定位基于超宽带（ultra wide band, UWB）技术，定位误差 30 厘米左右，可以实时定位、查询老年人室内位置及移动轨迹、设置电子围栏、安全健康监护和一键报警求助等。给老年人佩戴防拆防水定位手环实时定位并监控老年人的位置信息，一旦老年人走出电子围栏限定的安全活动范围，系统会自动通知平台或者照料者。老年人去厕所的时间超过一定时长也会报警。室内定位系统也能用于监督照料人员是否按要求进行定时巡查，以降低意外事故发生概率。

二、协调对接机制

所谓协调对接，是一个双向的、互动的过程，是各联动主体基于满足老年人照料需求、提升老年人幸福感的目的，及时在各联动主体间、各司其职地传递信息并达成协议的过程。协调对接在联动过程中扮演着重要角色，只有借助准确、及时、有效的协调对接才能实现信息共享，及时化解联动过程中可能出现的风险。协调对接机制要求各联动主体将适当的信息以适当方式，适时传给相关对象，从而实现整体联动。

（一）协调对接的要求

每一个联动主体都有可能是联动信息的发出者，也有可能是信息的

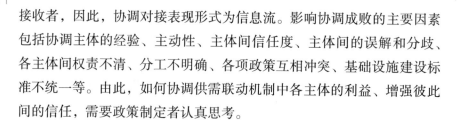

接收者，因此，协调对接表现形式为信息流。影响协调成败的主要因素包括协调主体的经验、主动性、主体间信任度、主体间的误解和分歧、各主体间权责不清、分工不明确、各项政策互相冲突、基础设施建设标准不统一等。由此，如何协调供需联动机制中各主体的利益、增强彼此间的信任，需要政策制定者认真思考。

（二）协调对接的渠道

协调对接渠道是协调对接的载体，是老年人照料供需联动信息得以表达和传递的途径。协调对接渠道的畅通离不开科学的工作流程、先进的通信工具、专业的信息人员。协调对接按联动信息的流向，可分为上级政府对社区发送的下行信息、社区向上级政府发送的上行信息等纵向协调对接和横向协调对接（如社区养老服务平台向各供需主体发送的信息、各供需主体向社区服务平台发送的信息等）。

（三）不同层面的协调对接机制

1. 基于中央层面的协调对接机制

中国的人口老龄化问题已成为国家战略的重要组成部分，让老年人老有所养、老有所乐、共享国家发展福利、实现幸福老龄化是各级政府的共识。在2021年2月9日举行的《"十四五"城乡社区服务体系建设规划》举行的政策例行吹风会上，国家发展和改革委员会社会发展司司长欧晓理指出："不能在最基本的需求没有保障好之前先去搞'诗和远方'，不能让城里老年人在互联网时代成为'需求孤岛'，不能让农村老年人八九十岁高龄还要自己劈柴做饭。""我们要力争在未来五年内，大城市老年助餐服务逐步覆盖到80%以上的社区，特殊困难老年人月探访率达到100%"。

中华人民共和国人力资源和社会保障部、国家卫生健康委员会、工业和信息化部负责照料标准、失能等级、信息平台标准制定。如中华人民共和国人力资源和社会保障部为中央与地方老年人照料供需联动提供必要的信息共享、风险警示等服务。人社部作为养老问题的管理主体，负责养老相关社会保障政策制定；民政部负责养老法规制定及养老服务工作的推进和监管。人社部及时把握全国老年人口状况，对各地老龄化工作开展指导、监督，以及经验推广；发现各地养老工作中存在的问题、风险；统筹协调地方养老工作；对老年人人口照料需求做出精准预测，并将上述信息进行共享，是开展供需联动的重要基础。国家卫生健康委员会负责医养结合、老年疾病防治、老年人医疗照料与心理健康等老年健康工作。国家卫健委结合各地经济社会发展情况，协同人社部制定失能老年人评估问卷及失能等级标准，设定照料服务、卫生保健服务、送医送药上门的内容。工业和信息化部负责解决老年人"数字鸿沟"难题等。

目前，中国协调对接机制方面存在的问题主要体现在缺乏规范的管理机制和统一的信息化标准，出现了养老服务参差不齐、资源利用率低下、重复建设等问题。不同省份的智慧养老产品差异很大，不利经验推广。智慧养老产业规模小且以低端产品为主，局限于智能穿戴设备相关产品上，智慧养老的系统和平台存在重复建设、分头管理、沟通不畅等问题（张运平等，2020）。

2. 基于供需层面的协调对接机制

老年人照料供需联动机制的目标是满足老年人照料需求，建设幸福老龄化社会。因此，在照料供需联动层面，首先要解决的问题就是如何识别老年人需求。对于养老服务信息平台建设、应用较好的社区，可以根据老年人个人档案，并通过大数据技术识别老年人需求。对于广大农村地区的老年人，可以通过现场调查、走访了解老年人的照料需求。

社区老年人服务中心将识别的老年人照料需求信息及时发送给照料机构、志愿者、社区卫生服务站、养老院等照料供给主体，各主体根据各自的服务内容及时跟进服务，并由社区老年人服务中心对服务过程进行监督，对服务结果进行满意度调查。

三、风险预警机制

"预警"就是在收集信息的基础上，通过识别潜在风险而及早采取行动，以避免或减少风险。老年人照料供需联动机制中的风险包括未能精准识别老年人的真实照料需求、未能精准提供照料服务、提供的照料服务未达到约定标准、照料服务被投诉、照料服务给老年人造成伤害等。

（一）风险预警过程

1. 感知风险

老年人供需联动机制中的风险存在于信息收集、信息传递、服务传递及服务结果反馈等各个环节。风险可能导致老年人照料需求未能满足、照料供需失配产生投诉，更为严重的是照料提供不及时给照料需求者带来伤害等。风险预警必须保证快速感知和准确识别风险，及早发现风险征兆，并识别信息真伪，对于真实可靠的信息要判断其所处阶段及下一步发展趋势。

（1）收集案例信息。收集与老年人照料供需联动相关的各种数据和信息，包括案例信息，也就是各地发生过的各类典型风险案例信息，包括各类投诉；也包括风险征兆信息，比如相关机构发布的警示性信息等。

（2）挖掘风险根源。借助监测系统和监控网络分析出现风险征兆的信息，找出危机源头。

（3）分析风险迹象。风险暴露或出现前，大多会出现一些反常，比如，对某项服务的投诉率突然上升，或者老年人整体满意度下降等。

（4）评估发展趋势。管理者通过掌握的信息预测风险事件的持续时间、产生的影响等。

2. 风险预警生成

风险预警的目的就是根据感知到的风险，生成预警信息，并向各照

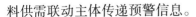

料供需联动主体传递预警信息。

（1）设定预警规则。服务内容纷繁复杂，应结合国内外照料风险案例，以相关法律、法规及老年人照料服务中心的规章制度为基准，分类设定预警规则。

（2）评估风险程度。根据风险破坏的严重程度，可将风险划分为三个预警级别：特别重大风险、重大风险、一般风险。为判断风险严重程度，可对各项预警指标进行加权评分、分类评分，再结合以往工作经验，判定风险的影响范围和可控性等。

（3）有效传递预警信息。养老服务中心应将确定的预警信息通过养老服务平台及时发送给各联动主体，以便各主体及早采取行动，防患于未然。甚至可以将预警信息发送给照料需求者及其家庭，作为其选择服务提供方的依据。

3. 启动与应对

对于产生的预警信息，管理者应协同供给主体以及需求主体，共同应对，并分析风险产生的根源，采取措施消除隐患，可谓"亡羊补牢，未为晚矣"。

（二）风险预警机制

1. 风险识别机制

通过风险感知、风险评估等活动对老年人照料供需联动过程中的风险予以鉴别、确认和分析，设计合理的评价方法，对信息共享机制采集的危机数据进行分析，进而判断危机类型、损害程度以及潜在风险。

2. 风险管控机制

社区老年人照料服务中心应建立完备的工作规程和内部控制制度，并保证其可行性和有效性。制度设计可以找专业机构来做，也可以借鉴其他社区的做法，并结合自身情况自行设计，确保系统、周密、完备。设计的制度应体现主动防范和有效化解风险的实际举措，将风险控制由事中改为事前，将风险管控端口前移。风险管控相关操作规范和工作制度主要包括：信息共享与信息传递细则、风险信息处理标准化规范等。

3. 决策生成机制

管理者需在前述机制的基础上，对于风险事件制定科学的解决方案，跟进决策实施进度，评估决策执行的成效和结果。

4. 传播响应机制

风险事件发生后应采用适当的方式、选择适当的时机、在适当的范围内及时地进行传播。而且要用新的思维有效和统一的资源配置，明确分工，分清责任，妥善处理相关部门之间的关系。

第三节　供需主体博弈分析

供需联动机制的构建需要先厘清事物内部因素的耦合关系及其相互作用的形式。老年供需联动机制包括参与机制、市场机制、政府购买机制、服务管理与监督机制、服务质量反馈机制、信息渠道机制等。需要明确老年人照料供需过程中，各参与主体相互作用和博弈的原因，可能遇到的阻力，供需可能出现的偏差，应采取的评价、监管和调控手段等。本节采用博弈理论分析的原因是，通过该理论可以明确各利益主体竞争与合作的情况。

一、均衡策略的影响因素

影响老年照料供需均衡的因素包括社会文化因素和经济因素两个方面。

（一）社会文化因素

1. 供需联动机制的正常运行离不开社会文化因素的影响

中国是一个非常重视孝养文化的国家，"养儿防老"观念根深蒂固。子女如果对失能父母不管不问，一定会受到社会谴责，是社会道德、道义所不允许的。甚至在很多人观念里，会认为把失能父母送进养老院由社会养老机构照料是子女不孝的体现，这也是中国的养老机构入住率低的重要原因之一。

但"望子成龙，望女成凤"的传统观念，使得中国老年人在照料需求方面产生了矛盾心理。一方面希望子女在跟前尽孝，另一方面又担心将子女拴在身边，影响子女事业发展，往往是后者战胜前者：许多老年人只要自己能够勉强照顾自己，虽然日常活动需要一定的帮助，仍然会让子女外出安心工作。

2. 涉老法律制度的建设、执行及监督极大影响供需联动机制运行

如何保障老年人需求的满足，各照料主体承担什么样的责任，如何保证各责任主体尽职尽责，都离不开制度保障。近年来，国家建立健全了家庭养老支持政策。如，2013 年颁布的《老年人权益保障法》规定，外地子女应当"常回家看看"父母，给老年人必要的精神慰藉。为了方便照料老年人，该法还规定，鼓励家庭成员与老年人共同生活或者就近居住，借鉴韩国为了照顾老年人提出的子女与老年人居住距离为"一碗汤距离"。同时，要求地方各级人民政府为老年人随配偶或者赡养人迁徙提供条件，在廉租住房等保障性住房方面应当优先照顾符合条件的老年人。

为监管养老机构的服务，《养老机构设立许可办法》等明确规定了养老机构的设立许可、法律责任、服务内容等。针对养老机构虐待老年人事件，《养老机构管理办法》指出，情节严重的可依法追究刑事责任。

（二）经济因素

经济因素是联动机制运行的物质基础。首先，满足老年人照料需求离不开子女的经济支持、老年人的退休金或者养老保险。其次，老年人照料的供给方更关注经济利益。在中国，老年人照料最重要的供给方是子女等家人朋友，接下来是养老机构。子女为了养家糊口，往往跟随就业机会四处漂泊，留下无人照料、无人陪伴的空巢老年人、留守老年人，这一现象在中国广大农村更为普遍。营利性养老机构为了保证正常的利润，会根据经济学供需平衡理论确定服务价格，根据老年人失能等级不同，每月收费数千元甚至更高，这一价格是很多家庭难以承受的。结果就是，营利性养老机构床位大量空置，失能老年人"望床兴叹"，供需失衡。最后，无论是公益性养老机构、社区养老的发展，还是社会养老保险金的发放，都需要大量的财政资金，如果经济发展缓慢，财政收入放缓，必然影响社会养老的发展。

二、照料供需主体博弈分析

博弈论（亦称对策论）于1944年由计算机之父冯·诺依曼在《博弈论与行为经济学》中首次提出。该理论的代表人物是约翰·纳什，其经典论著是《n人博弈的均衡点》和《非合作博弈》。博弈论是一种理性分析工具，在不同参与主体利益冲突背景下，用数学方法寻求最优决策。

纳什均衡理论给予老年人照料供需联动机制的启示是：（1）供需联动过程中，各主体基于利益诉求会采取各种行动，竞争与协作并存，是为博弈。（2）每一主体都会根据他方行为的改变而改变自身最优策略，但未必能获得他方完全信息，由此可将博弈分为"完全信息博弈"和"不完全信息博弈"。（3）各方的博弈行为使得没有任何一方能够实现利益最大化。（4）纳什均衡是相对的，动态的，外部条件改变，供需各方都会产生新的应对行为，此谓动态纳什均衡。

（一）静态均衡

基于博弈论视角，我们需要构建供给方、需求方、管理方三方博弈模型，为此作如下假设：

1. 管理方假设

在老年人照料供需联动机制中，政府或社区必须承担起管理者角色，投入政府财政支出 G，并通过政策制定或政策执行来履行监管和协调义务。政策分为"维持"（不变＋宽松监管）和"勤政"（补贴＋奖惩＋严格监管）两种策略。假设采用"勤政"策略需额外投入成本 B。

2. 供给方假设

假设养老机构、家人朋友照料服务产生的总收益为 M，由管理方和需求方共同分担，假设管理方分担比例为 β，需求方承担比例为 1 − β。

供给方为追求利益最大化，可能采取两种策略："积极"（拓展服务内容、提升服务质量）和"消极"（偷工减料、弄虚作假）。假设前者成本为 C^1，后者成本为 C^2，且 $C^1 > C^2$。"消极"策略可以获利 $C^1 - C^2$，但也有被罚 F 的风险。

3. 需求方假设

假设老年人不让家人朋友照料，确需照料时利用社会服务、保姆或养老机构照料，家人朋友则可以进入劳动力市场获得收入并向国家纳税。假设供给侧"积极"策略下释放劳动力 D^1，"消极"策略下释放劳动力 D^2，边际产出 1，上交税率 t。由于需求方基本是失能老年人，需求反馈渠道和话语权有限，以及照料服务对其幸福感的影响难以货币化衡量，因此此处不予关注。

4. 概率假定

假设供给方采取"积极"策略的概率是 p，管理方采取"勤政"策略的概率是 q。根据表 6 − 1，供给方采用"积极"策略的期望收益为式（6 − 1）：

$$E_{积极供给} = q(M - C^1) + (1 - q)(M - C^1) \qquad (6-1)$$

供给方采用"消极"策略的期望收益为式（6-2）：

$$E_{消极供给} = q(M - C^2 - F) + (1 - q)(M - C^2) \qquad (6-2)$$

表6-1　　　　　管理、供给、需求三方收益博弈矩阵

项目		管理方	
		勤政（q）	维持（1-q）
供给方	积极（p）	（供）$M - C^1$	（供）$M - C^1$
		（需）$D^1 - (1-\beta)M - tD^1$	（需）$D^1 - (1-\beta)M - tD^1$
		（管）$-\beta M - B + tD^1 - G$	（管）$-\beta M + tD^1 - G$
	消极（1-p）	（供）$M - C^2 - F$	（管）$M - C^2$
		（需）$D^2 - (1-\beta)M - tD^2$	（需）$D^2 - (1-\beta)M - tD^2$
		（管）$-\beta M - B + tD^2 + F - G$	（管）$-\beta M + tD^2 - G$

供给方综合收益为式（6-3）：

$$E_{供给} = M - (1-p)Fq - (1-p)C^2 - pC^1 \qquad (6-3)$$

供给方采用"积极"策略，需求方的期望收益为式（6-4）：

$$E_{积极供给} = p(q(D^1 - (1-\beta)M - tD^1) + (1-q)(D^1 - (1-\beta)M - tD^1))$$
$$= p(D^1 - (1-\beta)M - tD^1) \qquad (6-4)$$

供给方采用"消极"策略，需求方的期望收益为式（6-5）：

$$E_{消极供给} = (1-p)(q(D^2 - (1-\beta)M - tD^2) + (1-q)(D^2 - (1-\beta)M - tD^2))$$
$$= (1-p)(D^2 - (1-\beta)M - tD^2) \qquad (6-5)$$

需求方综合收益为式（6-6）：

$$E_{需求} = p(D^1 - (1-\beta)M - tD^1) + (1-p)(D^2 - (1-\beta)M - tD^2)$$
$$\qquad (6-6)$$

供给方采用"积极"策略，管理方的期望收益为式（6-7）：

$$E_{积极供给} = p(q(-\beta M - B + tD^1 - G) + (1-q)(-\beta M + tD^1 - G))$$
$$= p(-qB - \beta M + tD^1 - G) \qquad (6-7)$$

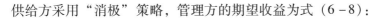

供给方采用"消极"策略，管理方的期望收益为式（6-8）：

$$E_{消极供给} = (1-p)(q(-\beta M - B + tD^2 + F - G) + (1-q)(-\beta M + tD^2 - G))$$

$$= (1-p)(-qB + qF - \beta M + tD^2 - G) \quad (6-8)$$

管理方综合收益为式（6-9）：

$$E_{管理} = (1-p)tD^2 + ptD^1 + (1-p)qF + qB - G - \beta M \quad (6-9)$$

供给方到底采用"积极"策略，还是采用"消极策略"，取决于供给方能否得到最大收益。为此，我们对供给方综合收益关于采用"积极"策略的概率 p 一阶求导，并令一阶导数等于 0，可以得到供给方采用"积极"策略的概率为 $(F-B)/F$，也可以表示为 $1-B/F$。该结果表明，供给方采用"积极"策略的概率是由管理方的"勤政"成本 B 和"处罚力度"F 共同决定的："处罚力度"F 一定的情况下，"勤政"成本 B 越低，供给方采用"积极"策略的概率越高，原因在于，在财政资金有限情况下，管理方可将节约的管理成本通过补贴的形式发放给照料服务的供给方，提高供给方的积极性。"勤政"成本一定的情况下，"惩罚力度"F 越大，供给方采用"积极"策略的概率越高，原因在于供给方作为理性经济人，有避免被处罚的动机。

类似地，可以求得管理方采用"勤政"策略的概率为 $(C^1-C^2)/F$。此结果表明，管理方采用"勤政"策略的概率与供给方采用"消极"策略投机获利（C^1-C^2）多少正相关，供给方通过"消极"策略获利越多，管理方采用"勤政"策略的概率越高，因为管理方有义务有责任加强对供给方的监管，督促其积极提高照料服务。"处罚力度"F 越大，管理方采用"勤政"的概率越低，原因在于处罚力度大到一定程度，供给方采用"消极"策略可能得不偿失，会转而采用"积极"策略避免被罚，从而降低了管理方采用"勤政"策略的必要性。

（二）动态纳什均衡

事实上，由于外界环境的变动，上述静态均衡是暂时的。因为环境的改变，供给、需求、管理三方一般会做出相应的回应。任何一方都会根据有限信息，通过有限理性分析其他两方的策略，然后采用自身利益最大化的策略，进行第二轮博弈。每一方都在根据对方的策略调整自己的策略，如此往复，即是不完全信息动态博弈均衡。

第一轮博弈中，管理方为了建设幸福老龄化社会（管理方诉求），可能会对养老机构、社区日间照料中心、居家养老的家庭照料人员提供财政补贴（管理方策略）。为了领取更多的补贴，养老机构可能会增加床位、提高管理水平和服务水平（供给方策略），提高老年人对其工作的认可度（需求方策略）。

第二轮博弈中，随着照料的长期开展（环境改变），部分供给方受利益驱动，降低了照料服务的质量（供给方策略），老年人或其家人会向社区等管理方投诉（需求方策略），管理方通过环境分析，研判养老照料服务业态日趋成熟（经济环境改变），有必要根据供给方和需求方的策略（服务质量降低，投诉次数增加）制定新策略。比如，管理方决定引入市场化机制，降低补贴和市场准入门槛（管理方策略）。依靠市场竞争机制，淘汰采用"消极"策略的供给方（管理方策略），或者供给方采用"积极"策略（供给方策略），减少老年人或其家人投诉数量（需求方策略）。

第三轮博弈中，由于市场准入门槛降低，更多的养老机构等照料提供方出现（经济环境改变），供给、需求、管理三方都希望提供更多的照料服务，满足更多老年人及其家庭的需求，管理方需要制定新的管理政策（管理方策略），供给方根据新政策，调整照料服务的内容和服务标准（供给方对策），老年人将照料服务满意度反映给管理方（需求方对策），管理方根据反馈完善新政策（管理方对策），开始新一轮博弈，保持纳什动态均衡。

第四节　需求表达过程中存在的问题

需求表达，是指需求者通过直接或间接方式将个人的需求偏好表达出来，为供给者决策提供参考。中国老年人照料供需失衡、失配的原因之一就是需求表达机制存在不足。比如，中国老年人照料服务中，精神照料是短板，而老年人精神文化生活可以作为公共产品由政府负责供给。因此，本节重点分析老年人照料中，需求表达过程中存在的问题。

需求表达的方法主要有直接法和间接法两类。通过问卷调查直接发现受访者的需求偏好属于直接法。根据调查对象的实际行动推断其偏好属于间接法。或有估价法（contingent valuation method）是需求直接表达法的一种，该方法通过问卷调查识别受访者对于公共品的实际支付意愿，支付意愿越高，偏好程度或者说需求意愿越高。该方法由万特鲁普（Wantrup，1947）首次提出。戴维斯（Davis，1963）首次将该方法用于实证分析。有学者使用该方法发现人们对国家公园的需求偏好，提出国家公园仍然存在涨价空间（Leea & Han，2002）。还有学者证明或有估价法提高了公共决策的公正性和税收的接受性（Fujii et al.，2004）。

间接法包括交通成本法（travel cost method）、快乐定价法（hedonic approach）。前者通过分析人们消费公共品所需交通成本来推断其对公共品的评价，后者根据不同环境下资产价值，推断该环境（公共品）价值。比如，同样的两幢房屋只是所处位置不同，一幢位于空气污染区域，一幢位于空气未被污染地区，那么两幢房屋的差价就是洁净空气这一公共品的价值，这一价值越大，反映居民对这一公共品偏好程度越高。

由于老年人照料服务供给主体多元化，包括政府、养老机构、志愿者、家庭成员、亲戚朋友、邻居等，而其中的政府、养老机构和家庭属于不同利益主体，基于效用最大化原则，其供给偏好未必与老年人需求偏好一致。不符合老年人需求的照料服务供给可能会影响老年人幸福感提升。因此，有必要研究如何提高老年人需求表达的积极性、政府应当构建怎样的需求表达渠道，如何将个体需求汇总为总体需求，如何对需求表达机制进行绩效管理等内容。

一、需求表达机制存在的问题

（一）缺少需求表达的渠道

中国公共品的民主决策机制尚不健全（汪志芳，2006）。科学的需求表达机制要求充分发挥需求者的积极性和主动性，管理者要积极提供需求表达通道，决策时充分考虑需求者的偏好，并接受需求者的监督，对于反馈的意见及时做出回应。

同时，缺乏公共品需求信息表达渠道，导致这些决策可能违背了需求者的需求，好心办坏事（洪源，2004）。如，新农村建设过程中文化广场的建设，应该建设哪些内容，安装什么样的健身器材，需要什么样的养老设施等，并未切实了解群众需求。有些地方建设的"农民书屋"就是典型的"面子工程"，基本成了摆设。因为农村老年人识字率低、视力也不好，想看书也看不了，而年轻人外出务工，平时根本不在村里，逢年过节回村后也是看手机，手机信息量大、更新及时，而且可以随时随地看，所以，年轻人也不愿到"农民书屋"看书，何况很多时候"农民书屋"都是大门紧闭。如果农民文化设施建设过程中，能够多给予村里常住居民需求表达的机会，就可能避免"面子工程"劳民伤财，减少资源浪费。

（二）缺少需求表达的意识

对公众需求的不重视，使公众表达需求的意愿降低，逐渐形成被动接受管理者安排的消极适应模式（刘华安，2009）。首先，形成这种结果的原因与中国几千年的小农经济、封建文化有关，这种环境下逐渐养成了不主动、不参与、不争取的习惯，"搭便车"的心理现象普遍存在。其次，虽然有部分觉悟高的公众有积极表达需求的意愿，但管理者的不重视、不解决、推诿扯皮，逐渐地让这部分有觉悟的公众失去了表达意愿。最后，老年人自身的局限性。"政治资源是一个人影响他人的

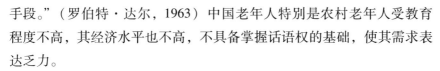

手段。"（罗伯特·达尔，1963）中国老年人特别是农村老年人受教育程度不高，其经济水平也不高，不具备掌握话语权的基础，使其需求表达乏力。

老年人属于社会弱势群体，加之中国传统文化中老年人的"不愿给人添麻烦"的心理，使得中国老年人缺少需求表达的积极性。同时，由于中国老龄化工作起步晚，老年人需求表达渠道不足或者不够畅通，甚至对于收到的需求信息不能有效反馈，处于失语状态。有效的需求表达机制，能够让老年人充分表达需求，让管理者识别出老年人的需求，唯有如此，老年人照料服务的供给方能有的放矢，提升供给效率。

另外，中国有"和为贵"的传统，老年人坚信"家丑不外扬"，对于子女照料是否满足其需求，是否需要精神慰藉，是否需要社会服务，是否需要住养老院等需求，出于各种顾虑，也不愿对外表达这些方面的真实诉求。

（三）缺乏表达需求信息的代言组织

由于老年人群体文化程度低，缺少自己利益的代言人。虽然在基层组织存在"一事一议"制度，但个别基层管理者"一言堂"现象突出，听不进他人的合理化建议。而且，部分参与者抱着"多一事不如少一事"的心理，有意隐藏自己的真实偏好，让别人出头的"搭便车"心理严重。

二、需求表达的理论基础

根据理性经济人假设，照料服务的供给应当回应需求者的偏好。在价值观念上，布坎南认为，一切价值评估都应当以"个人是唯一的意识单位"为评估的起点，个人是真正的选择者，是基本分析单位。因此，个人是经济社会生活的唯一积极主动的参与者，个人决策的出发点是个人利益，而且个人的利益是什么只有本人最了解（Hamlin，1991）。具体到老年人照料供给，只有老年人自己最清楚照料效用的大小，因此，老年人照料需求表达是照料供给中的重要问题。

三、需求表达机制运行机理

兼顾效率与公平。公平原则要求市场参与主体在机会均等、遵循竞争规则的前提下进行等价交换（张屹山，2007）。公平原则要求公共照料服务均等化，无论是经济发达地区还是经济落后地区，老年人照料都是基本的需求，政府有责任提供照料保障。公平原则要求每位纳税人都有权力进行需求表达，而且要保证"一人一票"。公平原则要求需求表达中谨防"多数人暴政"，即需求表达过程中一般遵循"少数服从多数"原则，但也可能出现多数人侵犯少数人利益的行为。

不同投票规则效率不同，效率原则要求需求表达机制的投票规则要有效率。多数同意规则较一致同意规则有效率，但同样要谨防"多数人暴政"。效率原则也意味着权力赋予机制有效率。权力赋予应当注意制衡和牵制，谨防权力腐败与滥用。效率原则要求需求表达机制的技术手段有效率，可以采用互联网技术、大数据技术实现高效率的需求表达。

诺奖得主奥斯特罗姆（Ostorm，2009）提出公共制度设计的八项原则，主要包括清晰界定边界，比如，照料服务包括哪些内容，哪些老年人可以享受这些照料服务；符合当地条件，比如，在设计照料服务的供给时间、地点和技术时，应当因地制宜；集体选择的安排，比如，照料供应应当考虑大多数人的需求等。

四、需求表达路径建设

当前的需求表达行为多为偶然发生的，如政府官员工作考察期间与民众的交流中感知到的照料需求偏好。应当设置专门的需求表达机构，比如定期听取老年人的需求表达。

健全需求表达的民间路径，借助适宜的老年人组织，形成需求表达合力。可以将社区老年人组织起来，成立类似老年协会这样的组织。安排文化水平高、身体健康、表达能力强、热心肠的老年人做负责人，不定期征求大家对老年人照料需求方面的意见和建议，老年人有什么样的需求或想法也可以随时向负责人反映，最后由负责人集中向基层组织管理者反馈。

还要借助各种新闻媒体，强化需求表达监督。对于老年人的合理合法而且具有代表性的需求，如果基层组织有能力去满足而又不愿意去执行，老年人组织可以借助新闻媒体，监督事情的解决。

第五节　老年人照料需求发现过程中存在的问题及对策

需求和需求管理是现代管理的核心问题，"以顾客需求为中心"的管理模式体现出识别顾客需求成了企业管理的核心问题，由此开发出了系统化的知识与操作体系，如 1980 年开发的"接触管理""客户关怀"等客户识别方法，20 世纪 90 年代末提出的"客户关系管理"技术极大地提高了决策和服务的精准度。

但在社会公共服务领域，管理者缺乏对公众真实需求的观察和回应，基本是管理者主动提出、需求者被动接受，这一模式饱受各方批评（王玉龙和王佃利，2018）。受企业管理的启发，20 世纪 90 年代，公共需求管理逐渐受到重视，新公共管理和新公共服务开始重视"需求导向"，要求优先考虑服务对象的需求，通过顾客满意度提升服务质量，如全国各地开设市民服务热线，鼓励市民表达需求，也方便了管理部门及时识别和发现需求。对于个体需求可以通过大调研、大走访去主动识别，也可以通过设立热线、个人信访、意见箱去被动识别。对于群体需求，可以通过座谈会、满意度调查、公开征集意见等去主动识别，也可以通过群体信访、公民投票去被动识别。热线电话、网上办事、网络购物、网络调查、网络社区、微信群聊等都能帮助管理者进行需求识别，某些方式隐秘性比较强，可以打消被调查对象的顾虑，获得更为真实的需求信息。

一、照料需求发现过程中存在的问题

（一）数字基建薄弱

中国存在数字基建规模不足（李春顶和刘园婷，2020）、数据运营管理机制、保护法规等滞后于硬件建设（郭斌和杜曙光，2021）、数字基础建设空间分布城乡不平衡等问题。截至 2021 年 6 月，中国农村网民只占网民整体的 29.4%[①]，尤其是老年人更是处于"数字鸿沟"的边缘，难以借助数字技术表达照料需求，成为服务领域"算法歧视"的受害者。

（二）信息不对称

透明悖论是指大数据使用的工具不透明，使用的技术犹如暗箱，违背其"让世界更透明"的初衷（Richards N M，2013）。信息不对称使得低质量服务将高质量服务从服务市场驱逐出去，产生"劣币驱逐良币"效应，也称为"柠檬效应"，最终难以解决服务质量问题。产生这种现象的原因是需求标准不统一、重点需求人群不清晰，无法根据需求重要程度进行排序。

（三）数据壁垒严重

表现在如下三个方面：一是数据开放程度低，各级政府部门手握中国 80% 以上信息数据资源，造成信息浪费[②]。二是数据共享壁垒多，不

---

① 陈锐海，曹露浩. 我国农村网民共 2.25 亿人，占网民总数 26.3% ［N/OL］. 央广网，2019 - 10 - 20，http：//news. cnr. cn/dj/20191020/t20191020_524823468. shtml.

② 李克强：信息数据"深藏闺中"是极大浪费 ［N/OL］. 中华人民共和国中央人民政府，2016 - 05 - 13，https：//www. gov. cn/xinwen/2016 - 05/13/content_5073036. htm.

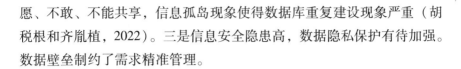

愿、不敢、不能共享，信息孤岛现象使得数据库重复建设现象严重（胡税根和齐羸植，2022）。三是信息安全隐患高，数据隐私保护有待加强。数据壁垒制约了需求精准管理。

（四）问卷设计不严谨

有些调查问题直接询问受访者"您觉得幸福吗?"这种抽象的问题，以及直接询问"您愿意住养老院吗?"这种敏感问题，等等，受访者顾及家庭和睦，可能说出的答案并不是内心的真实想法，这就对问卷设计的科学性提出挑战。一些知名度高的追踪调查，其问卷的设计值得学习。例如CHARLS2013年问卷在询问老年人居住偏好时设计的问题如下：CG001_W2假定一个老年人有配偶和成年子女，而且与子女关系融洽，您觉得什么样的居住安排对最好？让受访者以旁观者的身份进行回答，要比以自身身份进行回答得到的信息更真实（刘西国，2017）。

（五）学术研究重理论轻实践

中国学者在照料模式研究方面，调研材料与实践经验严重不足，而且忽视老年人的主观需求（张志雄等，2015），导致服务质量和服务内容无法满足老年人需求（马少勇等，2018）。而且，关于照料方面的研究数量不够，所提问题都缺少对背后原因的深刻分析，所提建议缺乏针对性和可行性（丁雪萌，2020）。

二、识别照料需求的对策

借助大数据技术识别照料需求。美国2016年提出，要"利用数据创造出新一代服务和新一代功能。"（贺晓丽，2019）如社区智慧养老，通过信息技术将服务需求方、社区、政府、服务供给方有机联系起来，通过积累的老年人需求信息，挖掘社区整体性和个体性身体健康特征以及潜在的照料需求，进而优化社区"日间照料中心""长者照料中心"等照料资源配置和供给精准度。对于老年人照料需求，通过评估量表和腕表等感知设备进行需求识别。

中国政府也日益重视大数据的应用。《"十三五"推进公共服务均等化规划》明确提出，为给政府决策和监管提供支持，要通过大数据理念、技术和资源，及时了解人民群众公共服务需求和实际感受。2021年，国家"十四五"规划提出，要通过大数据技术促进公共服务均等化。

进行需求精准管理的基本思路是，通过精准感知获取需求信息，将需求信息精准聚类，对每类需求精准测量、精准供给并精准监督。可以通过老年人佩戴的腕表、睡觉时所用的具有血压、体温、心率等感应功能的床垫精准感知老年人的健康信息、定位信息、身体状态信息。2021年，杭州市余杭区开发的"云上夕阳红"服务平台，前台通过各种感应设备可以精准聚类老年群体的需求，后台则连接区、镇街、村社等供给主体。

小　　结

为了构建照料供需联动机制，首先需要分析其中的制约因素，基于此，本部分依次分析了老年照料供需联动机制构建原则、构成要素、运行机制、供需主体博弈分析。本章所研究的联动机制是指照料资源稀缺背景下，各养老供给主体借助替代品或互补品，根据照料需求变化互联互动地提供老年照料以实现精准供给。

联动机制的构建原则包括目标导向原则、效率原则、整体性原则、激励相容原则、环境适应原则。目标是整个供需联动机制的指南，系统各要素行动的灯塔，各要素朝着同一目标前行，可以避免各自为政和资源浪费。效率原则要求照料供需联动系统针对照料需求快速做出反应。整体性原则要求联动机制产生"1＋1＞2"放大效应的前提是各要素的密切配合。激励相容原则要求联动机制的设计需兼顾家庭、社区、养老机构等各主体的利益追求，更要满足老年人幸福感提升这一机制目标。

环境适应原则要求联动机制的设计要适应文化环境、法律环境、经济环境等经济社会文化环境。

高效的联动机制应当包括主体要素和客体要素。老年照料供需联动机制中，老年人、家庭、社区、养老机构、政府都是联动机制的利益相关者，都是主体要素，但其地位作用、利益诉求和表达方式各不相同。老年照料是联动机制的客体要素，也是供需联动过程的核心要素。环境要素是老年照料供需联动各要素之间相互作用的渠道和平台，主要包括技术发展水平、政策环境等。

联动机制的运行机制包括信息共享机制、协调对接机制、风险预警机制。信息共享机制要求利用互联网的信息集成和挖掘功能，摸底调查老年人的照料需求，建立照料需求信息库。依托手机 App 和个人计算机客户端，实现供求信息交换。协调对接机制要求各联动主体基于满足老年人照料需求、提升老年人幸福感的目的，及时在各联动主体间、各司其职地传递信息并达成协议的过程。风险预警机制要求在收集信息的基础上，通过识别潜在风险而及早采取行动，以避免或减少风险。老年人照料供需联动机制中的风险包括未能精准识别老年人的真实照料需求、未能精准提供照料服务、提供的照料服务未达到约定标准、照料服务被投诉、照料服务给老年人造成伤害等。

博弈分析结果表明，管理者勤政和加大对违规者的处罚力度能够有效解决老年人照料服务供给过程中的问题。"处罚力度"一定的情况下，"勤政"成本越低，供给方采用"积极"策略的概率越高；"勤政"成本一定的情况下，"惩罚力度"越大，供给方采用"积极"策略的概率越高。

照料需求表达存在的问题包括：（1）缺少需求表达的渠道，公共品供给很多是在需求者没有参与的情况下，由基层管理者根据地方政府利益最大化原则进行决策，缺乏公共品需求信息表达渠道，导致这些决策可能不符合需求者的需求，好心办坏事。（2）缺少需求表达的意识，基层管理者对公众需求的不重视，抑制了公众表达需求的意识，逐渐形成被动接受管理者安排的消极适应模式。（3）缺乏表达需求信息的代言组织。由于老年人群体文化程度低，缺少自己利益的代言人。虽然在基层组织存在"一事一议"制度，但个别基层管理者"一言堂"现象突出，听不进他人的合理化建议。而且，部分参与者抱着"多一事不如少一事"的心理，有意隐藏自己的真实偏好，让别人出头的"搭便车"心理严重。需求表达路径建设包括完善照料服务需求表达的官方路径、健全需求表达的民间路径。

最后，分析了需求发现过程中存在的问题，包括：数字基建薄弱、信息不对称、数据壁垒严重、问卷设计不严谨、学术研究重理论轻实践。老年人处于"数字鸿沟"的边缘，难以借助数字技术表达照料需求，成为服务领域"算法歧视"的受害者。信息不对称使得低质量服务将高质量服务从服务市场驱逐出去，产生"劣币驱逐良币"效应。

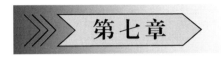

第七章

基于幸福老龄化实现的照料
供需联动机制构建

本章结合前面提到的供需联动机制构建原则、联动机制构成要素、运行机制、博弈分析及需求表达、需求发现过程中存在的问题，构建供需联动机制。

传统养老产业是粗放型的，没有精准的服务投放策略，服务对象模糊，服务内容及服务层次没有适应社会经济发展需要，没有树立"以顾客需求为导向"的服务理念，导致"供需失配"，影响了幸福老龄化社会的建设。目前的健康管理平台仍以线上咨询为主，尚未形成良好的互动模式。2000 年，世界卫生组织（WHO）发布《建立老年人长期照顾政策的国际共识》报告，就已经提出对于失能老年人提供"长期照料"的过程中要优先满足其照料偏好，尽最大可能提高其生活质量，使其能够实现独立、自主、参与、个人充实和人类尊严（宋志颖，2014）。

而"互联网＋"和物联网技术为供需联动机制建立提供了技术支撑。基于大数据技术的智慧养老模式，通过大数据收集存储，可以量化、连续化、智能化收集照料需求信息，改变过去粗放型服务投放模式。通过需求发现和智慧化决策，可以挖掘市场潜在需求，开发新市场，改变过去先有需求再有供给的模式。通过引入机器人，解决人力资

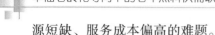

源短缺、服务成本偏高的难题。

本部分研究如下问题：基于幸福老龄化实现的老年人照料供需联动机制、照料供需联动机制运行过程解析、基于大数据与云计算技术的需求表达与需求发现机制。

<h1 style="text-align:center">第一节　基于幸福老龄化实现的
老年照料供需联动机制</h1>

根据前面关于联动机制问题的分析，我们构建了如图 7 – 1 的联动机制。图 7 – 1 中，政府政策供给与监管是整个联动机制的逻辑起点。政府相关部门根据联动机制构建原则，履行相关职责，构建联动机制。这一机制的最终目标就是构建幸福老龄化社会。联动机制包括信息共享机制、协调对接机制和风险预警机制，这些机制构成了社区照料服务中心信息平台建设的内容。

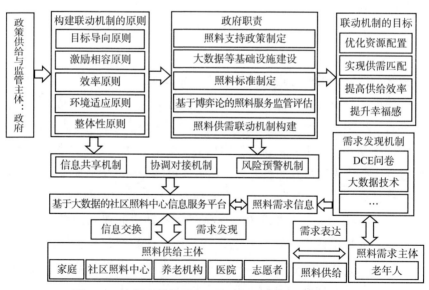

图 7 – 1　幸福老龄化导向下的老年人照料供需联动机制

资料来源：由笔者绘制。

社区照料服务中心信息平台通过基于离散选择实验（DCE）的调查问卷、大数据及时发现老年人的照料需求，并将该信息及时发送给指定的照料供给主体，照料供给主体根据接受的照料信息及时提供照料服务。照料供给主体提供照料过程中，通过与照料需求主体的交流，也可以发现失能老年人的照料需求，并将该需求信息反馈给信息平台，由平台统一发布需求信息给相应供给主体。

社区照料服务中心信息平台也可以通过随时接受照料需求方的投诉以及随机服务回访，及时了解各供给主体的服务质量。对于服务质量差的服务供给者，可以减少派单，直至拉入平台黑名单、从平台剔除。

供需联动机制的构成及目标如下。

整个联动机制共有三个主体：政策供给与管理主体、照料供给主体、照料需求主体。整个联动机制的中枢是：基于大数据的社区照料中心信息服务平台。整个联动机制的目标是：优化资源配置、实现供需匹配、提高供给效率，最终提升老年人幸福感。

其中，政策供给与管理主体主要是各级政府管理部门，主要包括人力资源和社会保障部、国家卫生健康委员会、工业和信息化部，以及上述中央部委的地方部门。政策制定应坚持目标导向原则、激励相容原则、效率原则、环境适应原则、整体适应原则。管理部门在对照料供给主体管理的过程中，应坚持"勤政"工作态度，应利用博弈理论，在充分调研、科学分析基础上制定处罚标准，制约照料供给方的"消极行为"，发挥监管作用。

照料供给主体包括：家庭、社区照料中心、养老机构、医院、志愿者等。各主体应严格遵守相关政策，供给主体之间密切协助，保质保量完成照料服务，并接受上级主管部门监管，对于服务对象的投诉和建议认真对待，有则改之，无则加勉。

照料需求主体主要是失能老年人。照料需求主体应认真对待社区照料服务中心的问卷调查，真实表达照料需求，客观评价照料者提供的照料服务，提出改进意见和建议，切实维护自身合法权益，配合政府、照

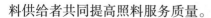

料供给者共同提高照料服务质量。

基于大数据的社区照料中心信息服务平台是整个联动机制的枢纽、心脏，负责供需信息的上通下达。政府各项照料政策的落实、对照料供给的监管、照料需求方的诉求、服务质量反馈等信息都要通过信息服务平台汇总、发布。该中心可以借助大数据和云计算技术及时获取、发布供需双方的信息，消除信息不对称、数据壁垒带来的不利影响。

图7-2反映了联动机制三个主体之间的关系。政府负责对其余两个主体提供政策支持，包括各种财政支持、税收优惠、场地支持、住房支持、假期支持等，同时对照料供给方进行监管。照料供给方则反馈政策执行中存在的问题、提出相应的政策诉求。照料需求方也可以借助基层管理者走访、集体讨论的机会反映照料方面的诉求，比如，要求政府增加精神文化生活方面的投入。

在当今大数据时代，具备条件的社区，联动机制三主体之间的信息交流可以借助互联网技术及社区照料服务中心信息平台开展。

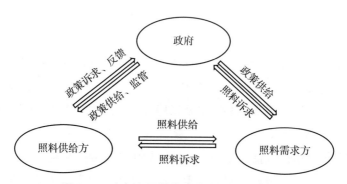

图7-2　老年人照料供需联动机制三方关系

资料来源：由笔者绘制。

第二节　照料供需联动机制运行过程解析

一、政策供给与监管的运行解析

政府作为联动机制中的政策供给与监管主体，负责联动机制的构建与政策支持，是整个系统高效、正常运行的保障。政府应结合人口老龄化发展情况、老年人照料需求情况、各地照料主体照料供给情况进行照料支持政策的制定、大数据等基础设施的建设、照料标准的制定、照料服务的监管评估、照料供需联动机制的构建。

近年来，中国各级政府出台了大量的照料政策，有力地推动了照料供给，为联动机制正常运转提供有力保障。

（一）照料支持政策制定方面

根据前面的博弈分析，政府只有保障照料供给方的利益不受损，才能激发照料供给方的积极性。借鉴国外经验，中国政府已经为照料者制定了照料者喘息服务、税收优惠、照料假期等家庭照料支持政策。比如，四川和广西要求用人单位为需要照料住院父母的独生子女提供每年最多 15 天的护理照料时间，非独生子女则为 7 天，福建省规定"独生子女护理假"为每年最多 10 天。

2022 年 6 月 6 日，广州市民政局向社会公众公开征求民办养老机构资助办法，包括护理补贴、新增床位补贴、医养结合补贴、等级评定补贴及资助审核和资金拨付等相关内容。

深圳市 2021 年 3 月 16 日宣布修改《深圳市民办养老机构资助办法》，其中规定民办养老机构收住本市户籍 60 周岁及以上失能老年人，入住满 30 天的，根据实际入住天数按照失能程度给予护理服务资助。

上海 2021 年 6 月 24 日发布的《上海市养老服务补贴管理办法（试

行)》为本市经济困难且有照料需求的老年人提供基本生活照料服务的保障。

国务院2022年2月11日发布的《国务院关于印发"十四五"推进农业农村现代化规划的通知》，规划了2021～2025年农业农村现代化的主要方向。其中要求：农村养老服务体系进一步完善，发展农村普惠型养老服务和互助性养老，村级幸福院、日间照料中心抓紧建设，乡镇敬老院进行升级改造，每个县要建设一个失能照料和集中供养机构，满足特困失能群体照料需求。

2021年12月，国家开发银行、民政部等部门发文推进养老服务相关专业教育体系建设，鼓励养老机构与职业院校开展校企合作，支持建设"人才培养训练实训基地"和"示范点"，并通过上述单位加强对养老服务人员及养老机构管理者的专业培训。

2021年12月31日，国家卫生健康委、全国老龄办、国家中医药局三部门联合发布《关于全面加强老年健康服务工作的通知》。

2022年2月11日，国家卫生健康委印发最新《医疗机构设置规划指导原则》，要求合理配置区域综合和专科医疗资源，促进康复、护理、医养结合、居家医疗等接续性医疗服务快速发展。

北京市2022年1月发布了《北京市加快推进安宁疗护服务发展实施方案》。

北京市2022年民政局等部门联合印发的《关于支持开展"物业服务＋养老服务"试点工作的通知》，提出"物业服务＋养老服务"模式，可以实现居家社区养老服务方便、廉价的有效供给，而且，社区物业服务人员熟悉环境，了解居家老年人情况，老年人也乐意接受熟人的服务，创新性地解决了失能失智、重度残疾、高龄、独居等老年人生活照料和长期照料难题。

老年人的精神生活需求、心理健康状况对于幸福老龄化的实现举足轻重。2022年6月，国家卫生健康委发布《关于开展老年心理关爱行动的通知》。

（二）大数据基础设施建设方面

联动机制的正常运转，大数据基础设施建设是核心。近年来，中国各级政府在关于大数据基础设施建设的政策供给与政策支持方面做了大量工作。"智能化养老"最早由全国老龄办于2012年提出，同年，成都锦江区就开发出为老年人提供日常生活援助的"长者通"。2015年和2016年国务院分别印发《关于积极推进"互联网＋"行动的指导意见》《关于全面放开养老服务市场，提升养老服务质量的若干意见》，"智慧养老"第一次在国家文件中被提及。2018年7月，工信部、国家发展和改革委员会发布《扩大和升级信息消费三年行动计划（2018－2020年)》，要求提升智能健康养老能力。2019年4月国务院《关于推进养老服务发展的意见》要求促进新一代信息技术和智能硬件等产品在养老服务领域深度应用。为了让智慧养老政策落地生根，2022年6月，全国老龄办发布《关于深入开展2022年"智慧助老"行动的通知》，要求聚焦疫情防控中老年人的实际需求。

（三）照料标准制定与照料服务监管评估方面

根据前面的博弈分析，作为管理方的政府采取"勤政"（补贴＋奖惩＋严格监管）策略，与供给方采用"消极"策略投机获利多少正相关，供给方通过"消极"策略获利越多，管理方采用"勤政"策略的概率越高，因为管理方有义务有责任加强对供给方的监管，督促其积极提高照料服务质量。"处罚力度"越大，管理方采用"勤政"的概率越低，原因在于处罚力度大到一定程度，供给方采用"消极"策略可能得不偿失，会转而采用"积极"策略避免被罚，从而降低了管理方采用"勤政"策略的必要性。基于此，政府制定了照料服务标准并加强对标准执行情况的监管，督促照料供给方积极提高照料服务质量。

2021年，广西壮族自治区颁布《养老机构认知障碍症老年人照护服务规范》。

2021 年，上海市发布《上海市人力资源和社会保障局等四部门关于进一步规范和完善本市养老护理员职业技能培训评价工作的通知》。

2021 年，湖南省要求加强养老服务机构综合监管。

2021 年，四川省出台《四川省人民政府办公厅建立健全养老服务综合监管制度的实施意见》。

2021 年，深圳宣布对列入本市养老机构联合惩戒对象名单的机构依法实施联合惩戒；涉及违法行为的，依法追究相关单位和人员的法律责任；接受资助的养老机构应当按照资助协议使用资金。

2022 年，北京市发布最新版《养老机构老年人生活照料操作规范》。

2022 年，上海市发布《上海市养老服务机构信用评价管理办法》，遵循"依法依规、公开透明、标准统一、分级分类"原则对养老服务机构开展信用评价，依法加强养老服务机构的规范管理，保护养老服务机构和相关人员的合法权益。

二、照料供给运行过程解析

联动机制中，各照料供给主体应根据社区照料中心信息平台提供的照料需求信息，保质保量提供照料服务。由于各照料供给主体之间的照料内容存在一定的可替代性，任何照料主体都可以提供日常活动照料，但是家人提供的精神慰藉就很难被其他照料主体替代，医院提供的住院照料也难以被其他照料主体替代。

根据第五章的不同照料模式的可替代性检验、不同照料内容的可替代性检验，以及博弈分析等内容，构建照料供给运行过程解析图 7 - 3。图中，社区照料服务信息平台通过 DCE 问卷、大数据、面对面交流等方式获取老年人照料需求偏好，结合不同照料模式/照料内容的可替代性，选择合适的照料模式和照料内容。照料供给方则根据获取的照料任务，保质保量完成照料服务。

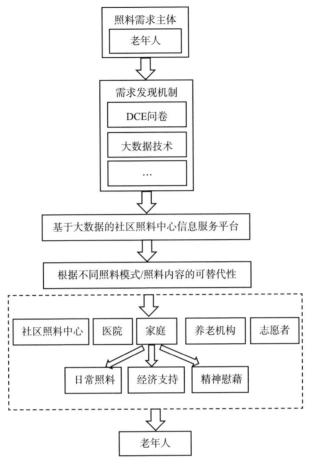

图 7 - 3 照料供给运行过程解析

资料来源：由笔者自行绘制。

（一）老年人家庭

中国老年人照料的政策导向是"居家为基础、社区为依托、机构为补充"。居家养老是中国政府大力提倡的基础性养老模式，符合中国的赡养文化，也是最受老年人认可的照料模式。因此，家庭是老年人照料最重要的供给者。

家人可能也需要社区照料服务中心提供老年人照料需求信息。虽然与老年人同住，但老年人出于家庭和睦、体谅子女等家人生活不易等各种顾虑，未必愿意向家人表达真实的照料需求。比如，老年人为了找到老邻居聊聊天，这样可以不耽误家人工作，因此可能希望白天去社区日间照料中心接受照料服务；老年人也可能更希望得到子女的经济支持而非日常照料等，这些想法未必愿意向家人表达。但可以通过社区照料中心开展的问卷调查或大数据技术来发现老年人的这些真实需求。

家人也可以通过照料服务中心信息发布的照料需求信息了解老年人的真实需求，也可以代替失能老年人向平台表达需求信息，还可以对其他照料供给者的照料服务进行评价、反馈。

（二）社区照料中心

社区是中国养老体系的依托。社区照料中心是居家养老的重要组成部分。社区照料中心可以根据信息平台提供的照料需求信息，提供上门送药、打扫卫生、做饭、洗衣服等居家服务，也可以将服务过程中发现的问题、发现的新需求反馈给信息平台。社区照料中心也可以提供日间照料，也就是白天可以接收失能老年人，并提供相应照料服务，晚上再由老年人家人将其接回家中，由家人照料。

（三）养老机构

养老机构是中国养老体系的重要补充。养老机构一般接受的是重度失能老年人，或者是年龄较大的老年人，以及无子女的老年人。养老机构也可以根据社区老年照料服务平台发布的需求信息，为失能老年人提供上门照料服务，并接受社区监管。养老机构也可以直接利用智慧养老平台及时发现老年人的照料需求。

（四）医院

医院一般是医养结合模式下的照料服务提供者，通常提供的是医疗照料和日常活动照料。也可以通过信息平台发现居家老年人、社区照料中心老年人的医疗照料需求，提供上门医疗照料服务。

（五）志愿者

志愿者是社会公益组织的重要组成部分。志愿者可以根据社区信息平台发布的照料需求信息，到养老机构、社区照料中心、老年人家庭，提供清洁服务、精神慰藉服务。

上述照料供给主体之间并非完全独立，而是可以相互配合，责任共担、利益共享。比如，老年人希望家人提供照料，而家人也可以根据需要接受社区或志愿者的服务，享受喘息服务。社区照料中心在提供照料服务的同时，也有可能需要借助医院给健康状况不佳的老年人提供健康方面的护理。对于不同照料主体间的利益分配，可以根据政府制定的照料服务标准及收费标准进行合理分配。

第三节　基于大数据与云计算技术的需求表达与需求发现机制

养老服务数据共享困境制约了照料需求的表达与发现。护理、家政、救助、维修、配餐、心理关爱等需求数据规模大且分散，而且各服务机构的服务质量参差不齐，服务机构彼此缺乏合作交流，独自开发各自的数据造成重复开发和资源浪费。政府未能完全开放诸如医疗机构配比、社区（活动、养老）中心数量及分布等公共数据也是各机构之间形成"信息孤岛"的原因之一。

一、智慧养老是大势所趋

通过构建大数据云服务平台，区域内的养老服务机构可以搭建信息互联、接口开放大数据信息中心，然后，通过平台大数据挖掘与分析技术，掌握老年人使用照料、医疗服务及参与社区活动的数据，发现行为规律，识别个体需求特征。

中国养老服务机构的条件近年来得到极大改善，但相对于需求的快速增长，机构提供的服务难以满足老年人的个性需求，而大数据技术通过定期的数据分析，总结其行为规律，为个性化服务提供诸多可能，并能提升护理人员的工作效率。

国外在智慧养老方面的做法给我们提供了思路。美国弗吉尼亚州大部分医院建设了"远程医疗网"，30%的老年人家庭应用机器人护士提供日常护理工作，机器人还能为老年人提供咨询建议等互动。英国在老年公寓的建设中，在家具和地板中植入芯片，实现远程监控老年人生活情况。

如今，中国的智慧养老也开展得如火如荼。浙江乌镇与中科院物联网研发中心合作开发的椿熙堂项目，通过"物联网＋养老"居家养老服务照料中心惠及全镇；湖南长沙韶山路社区的"康乃馨智慧养老"综合服务平台，借助智慧终端和体验设备提供远程养老服务；江苏常熟建设的智慧居家养老服务中心，通过"持续照料社区模式"，推出"医养康护"四位一体养老体系；内蒙古构建了"一台五网"智慧养老应用体系，开通为老服务热线对接需求与服务。

二、传统的老年人照料需求评估流程

需求表达与需求发现最直接、最有效的方式是问卷调查。对于照料服务平台应用较好的社区，并且老年人能够使用相应电子产品的情况下，可以采用网络调查的方式。对于老年人照料服务平台建设不完善的社区，特别是广大农村地区，老年人对相关电子产品应用较少，老年人需求的发现或者老年人需求的表达将更多地依赖社区工作人员通过深入调查、随访及座谈会的形式获得相关信息。评估人员通过对被评估老年人的日常活动能力（ADL）、感知能力、精神状态、社会参与情况、沟通能力等指标进行评估，得出老年人失能等级，以及照料需求的具体项目和要求。

评估人员进一步结合被评估老年人家庭实际情况，包括与老年人同住的家庭成员数量、老年人与家庭成员的关系、家庭成员照料老年人的意愿及能力、有无保姆、家庭支付照料服务的能力、老年人生活习惯、老年人对照料服务的偏好、养老场所的选择、个性化需求等，做出照料需求评估并提出照料服务建议。问卷调查的基本内容及流程如图7-4所示。

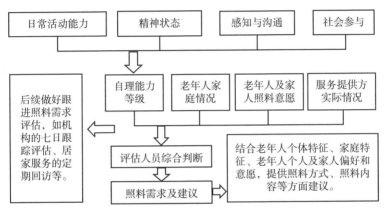

图7-4 老年人照料需求评估流程图

资料来源：陈之焕. 青岛发布老年人照护需求评估规范，家人照看能力单列［N］. 齐鲁晚报，2016-12-22.

三、基于大数据与云计算技术的客观需求表达与发现

老年人的需求可以分为客观需求与主观需求。所谓客观需求，是指一种客观的、不可或缺的需求，如果不能满足该类需求，老年人的生活就会受到影响，甚至危及生命安全等，比如失能老年人需要有人照料吃饭、洗澡、穿衣等，就属于客观需求。该类需求可以通过智能产品进行表达，并通过信息中心发现需求信息，及时提供照料服务。所谓主观需求，是指难以通过外部观察发现的需求，这类需求存在于老年人内心，需要借助大数据技术进行数据挖掘或者通过基于离散选择实验的问卷，才能实现需求发现。比如，精神慰藉方面的需求。

图7-5展示了智慧养老的基本原理（黄昕，2020）。智慧养老将政

府、照料供给主体、老年人三者有机联系起来。该框架体现了联动机制设计的信息共享机制、协调对接机制、与风险预警机制。该框架在政府监管之下，以人工智能 + 大数据 + 云计算为核心，通过养老服务平台，将照料需求端与照料供给端连接起来，实时了解老年人需求。

图 7 - 5 中的智能紧急求助服务模式包括远程监控、可穿戴设备的开启与关闭、自动报警等。远程监控及可穿戴智能终端设备实时采集老年人健康等数据。智能紧急救助系统无须老年人操作，系统会自动跟踪识别，一旦发现异常，系统会自动报警，减轻工作人员监护工作，以将更多精力投入老年人照料中。而且，"人工智能 + 养老"服务评价机制的引入，有助于加强政府监管，促进相关机构改进服务，推动建立公正、透明的养老服务市场。

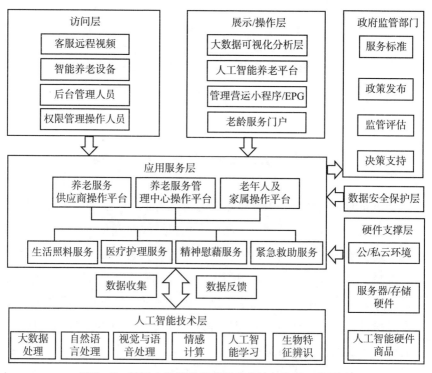

图 7 - 5　基于大数据的客观需求表达与发现工作原理

资料来源：黄昕．"人工智能 + 养老"服务模式探究［J］．西安财经大学学报，2020（5）．

（一）客观需求表达与发现的基本框架

老年照料需求表达与发现离不开资源的共享与信息整合，云计算可以较好地解决这一问题。云计算有两种服务方式，其中，类似百度的搜索和各种邮箱服务属于"公共云"，提供开放服务；"私有云"则只为某个特定组织提供服务。云计算的核心理念是在资源池进行计算，资源池负责数据集中，然后进行无人参与的自动管理，让用户在使用时可以自动调用资源，不再为细节烦恼，可以专心于自己的业务。

无论是社区老年照料服务中心的信息平台，还是养老机构的信息平台，老年人及其家属都可以随时登录进入信息平台发布需求信息，表达照料需求。

1. 通过可穿戴智能终端生命体征监测设备实现需求表达与识别

对于养老机构以及独居老年人、空巢老年人，通过先进的穿戴设备或其他感应设备如果监测到生命体征异常，就会发送信息给服务中心工作人员。还可以通过大数据分析，预测老年人发生某种疾病的可能性，为照料中心提供前瞻性预防信息。

《人民日报》2020年2月5日第13版详细介绍了上海市杨浦区社会福利院的这一做法。上海市杨浦区社会福利院2号楼走廊墙面上，有一个很大的触摸屏。对于每位老年人的睡眠情况都可在大屏上查询，例如一天之中老年人在床时长、睡眠时长等，并根据深度睡眠和浅度睡眠时长，对睡眠质量进行评价。此外，老年人整晚的实时心率、呼吸值、实时"睡眠事件"情况都能在大屏幕显示。如果大屏幕显示某位老年人的信息为绿色，表示老年人在床且一切正常；如果大屏幕显示空白乃至红色警示，意味着老年人离床或发生异常体动，而这一异常信息会第一时间告知给护理台及值班护理员，提醒其前去查看、处理。

通过智能床垫就可以实现上述需求发现。该床垫在老年人睡下时的胸背处有一条两寸宽薄带，薄带利用光纤传感、压力传感等技术，感应和监测老年人的在离床、呼吸、心率、体动等数据信息。养老机构在信息平台设置每位老年人夜间上厕所次数、每次的离床时间等生活习惯方面的数据，一旦上厕所时间明显增加，或者上厕所次数明显增加，监测系统就会翻红提醒，并实时发送到养老机构的信息平台，同时通过 App 发送到值班看护人员手机上，使异常信息能够实时提醒值班看护人员。这样不但可以节省人工，还可以提高服务的精准度。

2. 通过智能产品进行健康和照料的需求表达与需求供给

比如，上海殷行街道的智慧健康小屋，刷身份证或医保卡 + 人脸识别进行验证，然后可以使用智慧自助体检设备获取一份详细体检报告，包括体重、身高、血压、脂肪等体征指标以及认知能力、跌倒风险和高血压等自评结果。智慧自助体检设备根据上述检测结果为老年人提供个性化健康干预方案，如运动方案、慢病管理方案、生活方式干预等。所有上述数据同步上传至云端的个人健康档案，社区卫生服务中心签约的家庭医生同时获得老年人健康方面的异常指标。家庭医生也可以随时登录"上海健康云" App 的医生端，了解所管理的签约对象健康状况。

上厕所、洗澡等涉及老年人隐私及尊严的日常护理活动是影响老年人幸福感的重要因素。在老年人生活活动区，利用智能产品提供照料服务，满足老年人照料需求。如，对于上下床困难的老年人可以借助电动助起护理床、对于下蹲及站起困难的老年人，可以借助 AI 语音交互式助起沙发和液压式助起马桶、电动升降式洗澡机帮助老年人完成站起、上厕所及沐浴。这些设备能够让老年人更舒适、有尊严感地生活，提升其幸福感。

3. 安防报警及一键呼叫表达紧急需求

养老机构的老年人、独居老年人及其家人最担心的是，老年人出现紧急意外情况怎么办？老年人如何表达紧急需求？养老机构、家人、社区如何第一时间发现紧急需求？

图 7 - 5 中的人工智能硬件商品能够解决这一难题。其中的智能呼叫模块具备智能求救和智能求助功能，也是失能老年人登录应用服务平

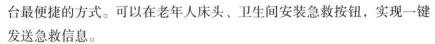

台最便捷的方式。可以在老年人床头、卫生间安装急救按钮，实现一键发送急救信息。

还可以在老年人佩戴的腕表中安装一键呼叫器，比如，老年人单击装置上的红色"＋"图标时，表示病情只是头疼、发热等不严重病情，由社区医疗机构提供服务即可，单击"120"图标，表示出现心脏病等紧急情况，医院会安排120急救车（张运平和黄河，2021）。

还可以在门口安装门磁感应器，记录老年人进出家门的时间及频率；在厨房安装煤气浓度监测器和烟雾警报器，预防烟雾或煤气浓度超标危及老年人安全。

4. 借助云定位表达位置安全需求

老年人佩戴的腕表将老年人与其儿女、社区服务中心等连接，子女可远程查看老年人状态。如果老年人在外迷路，子女可以及时确定父母的地理位置。在管理软件平台输入老年人的姓名或编号就可以快速定位老年人的位置。腕表中的加速度传感器模块还可以监测摔倒，其原理是控制模块定时采集加速度值，如果加速值超过预定加速度阈值则判断为老年人摔倒，并将此信息通过射频模块发送到监控计算机，并语言提示看护人员。通过刷脸实现识别、记录、提醒、预警等功能，工作人员可以对重点关注的老年人动态设置其"安全区域"，一旦发现离开，系统会自动报警。家中子女因工作长期不在家，可以在老年人房间安装视频监控，利用监控，子女及社区照料中心可以随时了解老年人状况及护工的护理状况。

5. 借助社区服务云模块提供及时服务

对于需要照料服务的老年人，可以通过该模块享受送饭送菜、卫生保洁、陪护聊天等服务。云购物模块包含老年人、各大商场、超市的信息，形成一个信息完整的资源汇集池，通过商家和老年人云终端，提供自动化管理的快速交付功能。通过智能终端设备，老年人可以联系商家送货上门，商家也可以通过资源汇集池的记录情况，为老年人自动提供及时的物品及服务。

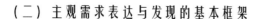

（二）主观需求表达与发现的基本框架

图 7-5 中的大数据可视化分析面板可以帮助后台管理人员实时监控并形成分析报告，挖掘老年人的真实需求，总结失能老年人照料需求特点。

1. 老年人精神慰藉需求的发现

图 7-5 中的人工智能技术层通过自然语言处理等技术对应用层收集的数据进行大数据处理，提高运算结果的精准性，再反馈至应用层，提高照料供给者提供照料服务的精准度。

智能产品首先采集老年人日常生活中的音视频，经过识别系统将音视频转化为可供系统理解的数据，其次通过情感识别系统对其中规律性部分根据情感偏好算法生成相应图像与语音，输出给老年人。智能识别系统通过自我学习功能，对老年人语言、动作、情绪的不规律部分进行深度记忆与学习，不断计算感情偏好并修正算法，能够精准识别与回应老年人需求。智能精神慰藉服务一般涵盖心理咨询、聊天、交友、与子女沟通等方面，实现虚拟陪伴，满足老年人的社交需要，提高幸福感。由于情感计算涉及大量老年人的隐私，政府必须加强监管，防止老年人隐私的泄露。

2. 老年人精神慰藉需求的供给

娱乐交流云模块。该模块通过老年人喜闻乐见的形式将娱乐融入老年人的日常生活，创造适合老年人交流及娱乐的环境氛围。利用微信等平台把老年人联系在一起，开展养花、书画、垂钓、跳舞、旅游活动等娱乐交流方式。上海市杨浦区社会福利院把反映老年人重要人生瞬间的照片贴在走廊设置的照片墙上，勾起老年人的幸福美好回忆；在院子里展示老年人绘画作品以及种植养护的花草，让老年人收获成就感，还给老年人配备自助点歌、听戏等设备。对于不能到现场参加活动的老年人，可以单击娱乐交流云模块智能产品终端中的音符图标，云端参与娱乐活动；云计算可以将老年人整合在一起，扩大他们娱乐交流的范围。

情感交流模块。精神抚慰云模块将居家老年人集中起来,同时把老年人子女集中起来,让他们充分交流,并由专业人员提供网络咨询与心理抚慰,传递积极乐观的生活态度,降低抑郁症发病概率。该模块将老年人的信息和其他家庭的信息进行整合,帮助老年人及时发现他人的需求,并发出帮助请求,通过为他人提供力所能及的服务,让老年人感到存在的价值,能极大提升老年人幸福感。

3. 教育需求供给

为了让老年人更好地融入社会,教育云模块可以提供学习模块。只需单击智能终端设备上的图标,就能第一时间与教育机构联通,获取所需知识。老年大学等老年人教育机构由于资源有限,难以满足老年人学习需求,完全可以借助教育云模块,满足更多老年人的学习需求,让政府及社会公益组织投入的资金更好地发挥作用。

小 结

本章首先分析了老年照料供需联动机制的三个主体及其分工。整个联动机制的中枢是基于大数据的社区照料中心信息服务平台。整个联动机制的目标是优化资源配置、实现供需匹配、提高供给效率,最终提升老年人幸福感。

政府政策供给与监管是整个联动机制的逻辑起点。政府相关部门根据联动机制构建原则,履行相关职责,构建联动机制。这一机制的最终目标就是构建幸福老龄化社会。联动机制包括信息共享机制、协调对接机制和风险预警机制,这些机制构成了社区照料服务中心信息平台建设的内容。政策供给与监管的运行包括:照料支持政策制定、大数据基础设施建设、照料标准制定与照料服务监管评估。

政府作为联动机制中的政策供给与监管主体,负责联动机制的构建与政策支持,是整个系统高效、正常运行的保障。政府结合人口老龄化发展情况、老年人照料需求情况、各地照料主体照料供给情况进行照料支持政策制定、大数据等基础设施建设、照料标准制定、照料服务监管评估、照料供需联动机制构建。

社区照料服务中心信息平台通过基于离散选择实验（DCE）的调查问卷、大数据及时发现老年人的照料需求，并将该信息及时发送给指定的照料供给主体，照料供给主体根据接受的照料信息及时提供照料服务。

照料供给运行过程包括：中国老年人照料的政策导向是"居家为基础、社区为依托、机构为补充"。家人可能需要社区照料服务中心提供的老年人照料需求信息，也可以代替失能老年人向平台表达需求信息，还可以对其他照料供给者的照料服务进行评价、反馈。社区照料中心可以根据信息平台提供的照料需求信息，提供上门送药、打扫卫生、做法、洗衣服等居家服务。

智慧养老是大势所趋。通过生命体征监测设备实现需求表达与识别；通过智能产品进行健康管理、需求表达与需求供给；安防报警及一键呼叫表达紧急需求；借助云定位确定老年人所在位置；借助社区服务云模块提供及时服务。

主观需求表达与发现的基本框架。老年人精神慰藉需求的发现：智能产品经过识别系统将音视频转化为可供系统理解的数据，再通过情感识别系统对其中规律性部分根据情感偏好算法生成相应图像与语音，输出给老年人。老年人精神慰藉需求的供给包括：信息平台的主动关怀、娱乐交流云模块、情感交流模块。

第八章

照料供需联动机制政策支持研究

前面关于老年照料联动机制构建制约因素分析、构建路径研究，指出政府的政策供给居于主导地位，尊老敬老的社会环境是幸福老龄化的根本，照料供需信息联动是核心，家庭照料能力是保障。

英国经济学家汤普逊（1775～1833年）在《最能促进人类幸福的财富分配原理的研究》中写道："一切制度和法律的唯一目的应该是增进社会全体的幸福。"（何慕李，1976）。党的十九大报告提出"要构建养老、孝老、敬老政策体系和社会环境"，政府应积极营造老年友好型社会环境，通过税收与经济等多种手段保障供需联动各方利益，督促相关职能部门进行适老化改造，消除数字鸿沟，制定家庭照料支持政策。

可以说，供需联动机制的有效运转离不开强有力的政策支持，而中国政府出台的养老相关文件已经开始关注通过各方联动构建幸福老龄化社会。如2021年12月30日《国务院关于印发"十四五"国家老龄事业发展和养老服务体系规划的通知》，其指导思想是让老年人共享改革发展成果、安享幸福晚年，其发展目标是让老年人的获得感、幸福感、安全感显著提升。基本原则中要求"系统谋划，整体推进"。坚持满足老年人需求，"统筹把握老年群体与全体社会成员、老年期与全生命周期、老龄政策与公共政策的关系，系统整体推进老龄事业发展。"

"多方参与，共建共享。坚持政府、社会、家庭、个人共同参与、各尽其责。"要实现幸福老龄化，可以从 5 个维度实施幸福生命管理，挖掘生命潜力。这 5 个维度分别是（1）关注老年人的观念、目标与梦想；（2）激发老年人的生命激情、乐观的生活态度、亲和力和正能量；（3）给予老年人为社会做贡献的机会；（4）扩大生命的影响力；（5）提高老年人的健康品质和生命长寿（宋志颖，2016）。

国内外经验表明，老年照料政策必须视同社会政策产品，嵌入到社会结构的一系列规范和社会关系中，方能促进政府责任的回归，确保家庭照料的践行，照料政策应当兼顾老年人的晚年生命质量和家庭发展。

第一节　中国老年照料政策体系的历史演进

老年照料难度大、负担重，加之不同家庭照料禀赋的差异性，社会照料范式始终不可或缺，并随着经济社会的发展不断丰富照料的内容与深度。中国关于老龄化问题的政策起步晚，导致政策出台密集且没有形成系统的政策体系。

一、社会照料范式萌芽期

这一时期的照料主要以血缘关系为纽带，家庭几乎承担了全部的照料责任，但也具有了社会照料的萌芽。比如，族群照料就是原始社会的照料特征。西汉礼学家戴德和他的侄子戴圣编定的《礼记》对古时候的照料做了如下描述："人不独亲其亲，不独子其子"（《礼记·礼运篇》）；"有虞氏养国老于上庠，养庶老于下庠；夏后氏养国老于东序，养庶老于西序；殷人养国老于右学，养庶老于左学；周人养国老于东胶，养庶老于虞庠"（《礼记·王制》）。描述的是虞氏、夏后氏、殷人、周人分别在上庠、东序（大学，国老养老的地方）、下庠、西序（小学，古代宫室的西厢）等场所招待国老和庶老的场景。

中国人偏好家庭照料老年人的传统与中国的农耕经济、家庭私有制经济以及儒家孝道文化密切相关。"孝子之事亲也，居则致其敬，养则致其乐，病则致其忧，丧则致其哀，祭则致其严。五者备矣，然后能事亲"（孝经·纪孝行章第十）。大意是说："孝子对父母亲的侍奉，在日常家居的时候，要竭尽对父母的恭敬；在饮食生活的奉养时，要保持和悦愉快的心情去服侍；父母生了病，要带着忧虑的心情去照料；父母去世了，要竭尽悲哀之情料理后事；对先人的祭祀，要严肃对待，礼法不乱。这五方面做得完备周到了，方可称为对父母尽到了子女的责任。"老年救助性照料则与封建道德和社会伦理有关。《唐令拾遗》记载："诸鳏寡孤独贫穷老疾不能自存者，令近亲收养，若无近亲，付乡里安恤。在路有疾患，不能自胜者，当界官司收付村坊安养，仍加医疗。"①

中国每个朝代都有专门法律要求家庭成员的老年照料义务，社会伦理认为子女不赡养老年人是大逆不道。政府对赡养老年人的家庭有充分的政策支持，如，免除赋役、死刑犯赦免养亲；为照料老年人，独生子女不得出家为僧为尼和出赘，而且要与老年人"同堂"；政府通过赏赐爵位、日常用品、挂牌匾立牌坊等形式表彰孝子贤孙。对于不尽赡养义务的则严厉惩罚，如《大明律》"凡子孙违犯祖父母、父母教令及奉养有缺者，杖一百"②。

二、计划经济时期：老年照料政策初步创立（1949～1978年）

由于财力有限，资源匮乏，这一时期的照料以经济互助为原则。这一时期，中国社会发展落后，生产力水平低下，政府无力承担社会养老负担，加之当时家庭人口规模较大，农村家庭几乎承担全部的养老义务，政府只负责无子女、无养老依靠的老年人的照料工作，政策中心是

① 仁井田升．唐令拾遗：卷九〈户令〉37 开元二十五年令［M］．栗劲等编译．长春：长春出版社，1989：95．

② 戴卫东．中国家庭老年照料的功能变迁与价值转向［J］．安徽师范大学学报（人文社会科学版），2021，49（1）：64－73．

生存保障，服务于计划经济体制。如 1956 年 6 月 30 日第一届全国人民代表大会第三次会议通过的《高级农业生产合作社示范章程》规定，由农村的人民公社、生成大队等集体组织负责"五保户"的照料。

对于城镇职工则建立了一整套福利制度，如 1951 年 2 月 26 日政务院公布的《中华人民共和国劳动保险条例》和 1952 年出台的《中华人民共和国工会法》，可以保障退休后的老年人能得到单位的照料支持。1954 年 9 月 20 日第一届全国人民代表大会第一次会议上通过的第一部《中华人民共和国宪法》以及此后颁布的 1975 年宪法和 1978 年宪法，都明文规定老年人有获得物质帮助的权利。

三、改革开放至 20 世纪末：老年照料政策改革调整（1978 ~ 2000 年）

随着联合国 1982 年发布《老龄问题国际行动计划》、1991 年发布《老年人原则》和 1992 年发布《老龄问题宣言》，中国政府更为关注老年人照料问题。

1982 年中国第四部宪法颁布，截至 2018 年先后经历 5 次修改，都明确规定"成年子女有赡养扶助父母的义务"。1996 年首次颁布的《中华人民共和国老年人权益保障法》规定，家庭成员对老年人有经济支持、日常照料和精神慰藉的义务。2018 年修订的老年人权益保障法增加了"国家建立健全家庭养老支持政策"的内容。2000 年颁布的《中共中央　国务院关于加强老龄工作的决定》要求"以家庭养老为基础"。

四、21 世纪老龄化时代：老年照料政策快速发展（2000 年至今）

进入 21 世纪，中国的经济社会形势呈现新特征，人口老龄化程度进一步提升，养老压力越来越大，养老政策顺应形势发展而不断调整和优化。2001 年国务院发布的《中国老龄事业发展"十五"计划纲要（2001－2005 年）》要求"坚持家庭养老与社会养老相结合，继续鼓励和支持家庭养老"。2006 年《关于加快发展养老服务业意见的通知》提出"以居家养老为基础、社区服务为依托、机构养老为补充的服务体系"。2011 年《国民经济与社会发展第十二个五年规划纲要》提出"建立以居家为基础、社区为依托、机构为支撑的养老服务体系",将 2006 年的"机构养老为补充"调整为 2011 年的"机构为支撑",提升了机构养老的地位,但 2016 年《国民经济和社会发展第十三个五年规划纲要》又将"机构为支撑"调整为"机构为补充",降低了机构养老的地位,但家庭养老始终居于基础地位,体现了中国特色和中国国情。2017 年出台的《关于制定和实施老年人照顾服务项目的意见》要求大力发展居家照料服务,2019 年出台的《关于推进养老服务发展的意见》则有力地促进了养老机构的服务能力。

强调家庭养老的基础地位,弘扬了儒家的孝养文化,是中华文明繁荣与社会稳定的重要保障,体现了高度的文化自信。"四世同堂""子孙绕膝""天伦之乐""含饴弄孙"的温馨画面,能极大提升老年人幸福感。截至 2019 年底,国家共出台家庭养老政策文件 272 个,地方政府出台家庭养老政策文件 220 个(郭金来,2021)。其中,中共中央办公厅 2 个,国务院 26 个,国务院办公厅 24 个,国家发展和改革委员会 15 个,民政部 82 个,国家卫健委 32 个,人社部 28 个,全国老龄办 15 个等。地方政府出台家庭养老政策最多的是北京(78 个)、上海(40 个)、福建(25 个)、江苏(22 个)①。

五、中国老年照料政策的演变逻辑

(一) 政策聚焦对象从"特殊"转向"特殊"与"一般"并存

改革开放前,受制于经济社会发展水平,中国老年照料政策关注的

---

① 郭金来. 中国家庭养老服务支持政策:需求、评估与政策体系构建 [J]. 广州大学学报(社会科学版),2021,20 (2):61 – 70.

重点人群是弱势群体，如无养老依靠的"五保户"等，其他群体的照料责任全部由家庭承担，而且缺少相关家庭照料支持政策。改革开放后，尤其进入21世纪以来，随着中国经济实力日益强大、执政理念越来越注重民生，以及人口老龄化的深度发展、家庭养老功能式微，普惠性的照料政策陆续出台，极大地提升了社会公平和人民的幸福感，照料政策的立法目标从维护社会稳定转向对幸福美好生活的追求。

这一转变还包括从对经济风险的控制转向对失能风险的控制（成志刚和卢婷，2021）。老年人丧失劳动能力后，主要经济来源中断，健康服务的支付能力随之降低，进一步导致失能风险增加，而失能老年人的照料成本高昂，由此形成经济风险—健康风险—经济风险的恶性循环。虽然中国开始了长期照料保险的试点，但依然解决不了养老保险只负责支付保险款而不管照料的难题。而社会照料政策可以弥补家庭照料的短板，注重老年人的健康护理与照料，降低了失能风险。

（二）照料责任由"私域"转向"私域"与"公域"并存

自古以来，中国社会普遍认可老年人照料就是家庭责任，家庭成员有不可推卸的责任，早期的养老政策基本只是关注家庭照料禀赋匮乏的老年人，将照料责任归于私域。改革开放前，中国老年照料受国家帮扶的群体极其有限且服务水平低。21世纪以来，关于老年照料的社会政策密集投入，加强了社区照料的依托功能和养老机构的补充功能，形成了家庭—社区—市场多元照料供给体系，老年照料开始进入公域。

2022年2月28日，国家统计局数据显示，截至2021年底，中国养老机构4.0万个，养老服务床位813.5万张（2017年底为714.2万张），社区服务中心2.9万个，社区服务站47.2万个。

2022年5月《关于推进以县城为重要载体的城镇化建设意见》要求县城建设要科学布局社区综合服务设施，推进养老托育等基本公共服务的便捷供给。

此类政策体现了政策决策理念从伦理本位向社会价值的转变。私域照料体现的是"亲亲""尊尊"等儒家伦理本位。随着中国人口红利的转变及家庭养老功能弱化，照料政策开始关注家庭照料支持政策的社会价值，要求社会分担家庭照料功能。家庭照料不但有极高的机会成本，还严重影响劳动力市场的供给以及人口的合理流动，影响经济发展。据测算，家庭成员照料老年人的机会价值相当于政府投入养老服务资金的13.3～22.5倍[①]，意味着政府应该继续加大对家庭照料的政策支持，加大照料服务由私域向公域的转变范围。

（三）照料内容从物质需求扩展到精神需求

2022年2月，国务院印发的《"十四五"国家老龄事业发展和养老服务体系规划》第22条要求"丰富老年人文体休闲生活"。

2022年3月江西省人民政府发布的《江西省"十四五"老龄事业发展规划》提出发展目标之一为"老年人社会参与进一步扩大。城乡社区老年教育持续发展，老年人体育、休闲、精神文化生活更加丰富多彩，支持老年人社会参与的各类平台组织更加丰富，参与渠道更加多元。"

2022年3月，国家卫健委等15部门印发《"十四五"健康老龄化规划》要求关爱老年人心理，扩大心理关爱行动覆盖范围，提供心理辅导、情绪纾解、悲伤抚慰等心理关怀服务。对抑郁、焦虑等老年人常见精神障碍类疾病早预防早干预，开展心理健康状况评估、早期识别和随访管理。

2022年4月中共北京市委办公厅、北京市人民政府办公厅发布的《关于推进街道乡镇养老服务联合体建设的指导意见》要求"引导辖区内公益组织为有需求的老年人提供临时陪伴、精神慰藉等公益服务，有效满足老年人社会参与、精神文化等方面需求。"

（四）照料对象从单向扶助转向双向关怀

以往只关注需要照料的老年人，现在转向同时关注老年人和照料

---

① 戴卫东. 中国家庭老年照料的功能变迁与价值转向［J］. 安徽师范大学学报（人文社会科学版），2021，49（1）：64－73.

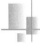

者。对照料者的关怀有助于提升照料服务的质量。例如，《德国民典法》《瑞士民典法》都承认家务劳动的经济价值，夫妻家务劳动价值平等，职业劳动和家务劳动价值平等。欧盟国家职工有带薪照料假、个人所得税减免、照料者补贴以及为方便家庭照料可以灵活选择上班时间和上班地点。中国开展的"全国文明家庭表彰大会"就是对家庭照料者的一种认可与鼓励。国家卫健委等 15 部门印发的《"十四五"健康老龄化规划》要求"支持为失能老年人家庭提供家庭照料者培训和'喘息'服务。"

（五）照料手段向人工智能转变

2019 年民政部印发的《关于进一步扩大养老服务供给促进养老服务消费的实施意见》要求："运用现代信息技术，……，开发多种'互联网＋'应用，打造多层次智慧养老服务体系。"

2020 年 11 月 15 日，国务院办公厅印发《关于切实解决老年人运用智能技术困难实施方案的通知》，要求开发的智能产品要满足适老化要求，以切实解决老年人在运用智能技术方面遇到的突出困难。

2020 年 12 月 31 日，国务院办公厅印发《关于促进养老托育服务健康发展的意见》，提出发展"互联网＋养老服务"，研究开发适老化智能产品，简化应用程序使用步骤及操作界面，引导帮助老年人融入信息化社会，创新"子女网上下单、老年人体验服务"等消费模式。

2021 年 12 月 30 日，国务院印发《"十四五"国家老龄事业发展和养老服务体系规划》，要求充分利用科技发展成果，提升服务手段。

2022 年 3 月 1 日，国家卫生健康委等 15 个部门近日联合印发《"十四五"健康老龄化规划》，提出"普及智能技术知识和技能，提升老年人对健康信息的获取、识别和使用能力。""充分运用互联网、物联网、大数据等信息技术手段，创新服务模式，提升老年健康智能化服务质量和效率。"

第二节　老年照料政策中的利益平衡问题研究

如前所述在老年照料供需联动机制构建，以及博弈分析部分，都反映出老年照料政策的制定与执行必须兼顾联动机制各主体的利益平衡问题，而且政策的制定也是一个不断完善与修订的过程。比如，中共中央、国务院 2019 年印发的《国家积极应对人口老龄化中长期规划》将"积极应对人口老龄化"确定为重大国家战略，要求分三步走完成这一战略：第一步，制度框架初步建立（2022 年）；第二步，制度安排更加科学有效（2035 年）；第三步，制度安排成熟完备（2050 年）。政者政略、纲要，策者谋略、方术，公共政策应以现实、合理、有效和可行为准绳，制定出切实可行、能有效解决关系社会公众的问题（张国庆，2010）。

老年照料政策是公共政策的重要组成部分，而公共政策需要体现目标、价值与策略（Harold D. Lasswell，1971），是对全社会的价值做权威分配（戴维·伊斯顿，1965），更要创造社会价值。从逻辑上说，政策的制定与执行过程中必须平衡各方利益，因此，政府首先必须建立起自身的价值标准，才可能对社会价值进行分配，使得分配具有公信力，并延续自身的权威地位。

一、老年照料政策的特征

老年照料政策不但要兼顾社会公众的利益和政策制定者的既得利益、意识、目标，还要结合一个国家的政治、经济、文化、伦理现实，才能保证政策具有社会可行性以及组织可行性。既定的照料政策发布和实施之后，如果社会效果不好，就有可能产生包括政策批评等在内的政策后果问题（张国庆，2010）。

（一）政策问题的复杂性

老年照料政策以照料诉求和照料行为为对象，而家庭禀赋和失能情况不同、照料偏好不同，增加了照料政策的复杂性。而任何组合，包括制定公共政策和执行公共政策的组织，其能力都是有限的，这意味着必然存在工作能力所不及的领域，因此，政策问题的复杂性容易因为"无能"而使政策失败。不过，这种"制定无能""执行无能"具有客观性，通过调整政策范围是可以弥补的。

1. 政策问题的相关性

老年照料政策作为公共政策，其价值标准要兼顾当前的和未来的、直接的和间接的、直观的和潜在的政策后果和政策影响。具体而言，当下的老年照料政策不但影响政策当事人的幸福感，也会影响当下年轻人对未来老年生活质量的判断，甚至影响当前的消费，因为他会根据当前的照料政策、老年人的照料现状考虑将来自己对照料模式的选择。而且，对于即将步入需要照料者序列的年轻老年人，根据眼前的老年照料政策及其发展走向，如果预期自己未来的晚年生活会很幸福，那么，这些老年人也就没了后顾之忧，幸福感也会提升。

2. 政策目标的多重性

人口老龄化社会的发展是多元化的，照料政策的目标选择具有多重性且在理论上可能出现悖论。比如，政府为了减轻子女照料老年人的经济压力，提出"居家养老为基础"的照料模式，而居家养老意味着更多的照料工作需要由子女来承担（依靠家政服务人员照料老年人的家庭是少数），这势必影响子女的工作与个人发展，机会成本较高，无形中增加了老年人的内疚感，与建设"幸福老龄化社会"的政策目标相悖。

3. 政策问题的动态性

"政策问题动态性"包括政策环境或政策对象的变化和政策制定系统的变化。发展节奏和生活节奏明显加快、价值标准多元化以及动态化是现代社会的三大特征（张国庆，2010）。具体到老年人照料这一政策问题，在经济发展较为落后的时期，人口流动性较差，由家人照料老年人没有多大困难，而现在经济发展了，人口流动性增强了，家人照料老年人的各种困难也就显现了。而且，以前对老年人的照料主要考虑的是经济问题，只要老年人的衣食住行能得到保障就行，而如今还要考虑老年人的精神需求。同时，现在政策关注如何借助人工智能实现智慧养老，但也要考虑"数字鸿沟"问题。

（二）政策主体多元化

老年人照料政策的制定至少有 3 类主体：国家公共法权主体（属于体制内力量）、社会政治法权主体、社会非法权主体，这些主体可以深深地影响政策制定。

1. 国家公共法权主体

在中国，国家公共法权主体由宪法规定的"一党执政、多党参政"的政党制度所决定，同时，由于现代社会极具复杂性，作为政策执行者的行政机关直接面对政策对象，对于政策需求以及政策环境最有发言权，并赋予行政机关一定的政策解释权，以增强政策灵活性，对付多变的情形。如，代表国家最高权力机构的全国人民代表大会 1996 年制定《中华人民共和国老年人权益保障法》；2017 年发布的《国务院办公厅关于制定和实施老年人照顾服务项目的意见》；2018 年发布的《中共中央　国务院关于加强新时代老龄工作的意见》。

2. 社会政治法权主体

其不拥有合法的权力去做具有强制力的政策决定，但享有社会法人的资格并受法律的保护。如，"中国老龄产业协会"是全国性、行业性社会团体，是非营利性社会组织，可以参与制定国家老龄产业发展规划。作为个体的公民也是社会政治法权主体之一，其参与公共政策制定过程的唯一固定而有效的途径也许就是公民投票。

3. 社会非法权主体

其宗旨不在于参与制定公共政策，却有能力影响公共政策。比如某些利益集团，一般通过极具隐蔽性的幕后活动的方式影响公共政策的制定，甚至采用一些不光彩、不合法的手段去游说政策制定者。另外一个比较有影响力的社会非法权主体就是新闻媒体，其影响政策制定的最重要手段就是制造和传播社会舆论。当然，新闻媒体可以反映老百姓的呼声，为公众利益奔走呐喊，监控政府行为的合法性、合理性；也可能被利益集团操纵，通过制造舆论给政策制定者施加压力。

在中国，因为媒体的报道引起舆论关注，最终促成相关法律法规出台的案例不胜枚举。最为典型的案例是"孙志刚之死"直接导致旧政策的废止和新政策的诞生。孙志刚 2003 年 3 月 17 日因无暂住证在广州街头被转送广州市收容站及收容人员救治站；3 月 20 日，被执法人员毒打致死，殁年 27 岁。这个因没带暂住证也没带身份证而死的年轻人，在当时引起了舆论对收容遣送制度的极大反思，终结了 1982 年 5 月发布的《城市流浪乞讨人员收容遣送办法》。[①] 另一个典型案例是，1995 以前中国法律中没有"家庭暴力"这一术语，但由于媒体大量报道了家庭暴力现象，2001 年 4 月，《中华人民共和国婚姻法》正式提出禁止家庭暴力。[②] 再一个案例就是"醉驾入刑"，2009 年 7 月，南京一醉酒司机驾车撞死 5 人撞伤 4 人引起社会极大关注，以及后来的几起醉驾事故引起的舆论关注，催生了"醉驾入刑"。[③] 上述案例说明，老年照料政策的制定、推行可以考虑借助新闻媒体的力量。

二、老年照料政策的价值基点与公众利益

一切公共政策在渐进的过程中通过系统公共政策的运用，倡导积极向上的社会价值观。具体到老年人照料政策，就是要倡导、推动、固化

---

① 纪念改革开放 30 周年：收容遣送制度存废之间 [N/OL]. 中国日报网环球 https：//www. chinadaily. com. cn/hqzg/2008 – 11/13/content_7202658_3. htm.

② 卜卫. 中国大陆媒介与性别/妇女研究回顾与分析（1995 – 2005）[J]. 新闻与传播研究，2006（4）：78 – 89，96.

③ 徐旺明. 醉酒驾驶入刑的反思 [J]. 中国检察官，2020（9）：23 – 26.

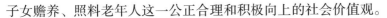

子女赡养、照料老年人这一公正合理和积极向上的社会价值观。

老年照料政策在价值分配过程中必定带来利益冲突，而利益的冲突可能有利于政策的完善，也可能让政策半途而废。比如，利益冲突能将民众的诉求传达到公共权力机构，形成竞争性利益表达机制和利益表达渠道，及时发现政策存在的不足。在政策执行过程中，一方面，利益冲突可以产生杠杆效应，放大政策运行过程中暴露出来的瑕疵，最终促进政策主体进行调整，以均衡各方利益。另一方面，如果应对不力，利益冲突就会阻碍政策的顺利推行，妨碍政策目标的实现。

比如，政府一直倡导的推进智能技术的适老化政策，这一政策给老年人带来了利益，却损害了智能产品生产商和供应商的利益，因为智能产品的适老化改造或开发会增加厂家的成本，而如果厂家因此提高产品价格则又损害了老年人利益。现在智能产品的适老化工作开展并不顺利，如何协调其中的利益冲突，考验的是政策制定者的智慧。

政府在协调各方利益的时候，需要正确处理效率与公平的关系，让人们获得利益的多少与他们对社会作出贡献的大小相一致，避免伤害公众的积极性，影响幸福感。

同时，老年照料政策作为一项制度，其质量高低以及执行效果是否理想，与制度环境息息相关，亦与公共信息的公开透明度息息相关，信息公开透明才能在政策制定过程中沟通政策制定主体和政策受众，"阳光能够杀死细菌，路灯可以防小偷"，信息的公开透明能够减轻利益冲突发生的概率和协调利益冲突。

公众利益是一切公共政策的出发点和最终目的，但公众的利益需求在实现过程中难以完全一致。老年政策必须调和不同的利益需求，实现公众利益的平衡。如，中国 2013 年新修订的《老年人权益保障法》为了保障赡养人不因看望家中老年人而影响工作，法律同时规定赡养人所在工作单位应当保障赡养人探亲休假的权利。这一法律规定就兼顾了老年人和家庭成员的利益。因此，能否通过一种有意识的、合理的政策序列的设计和安排，保证公众的共同利益、发掘利益相同点、平衡不同利益需求，是政府公共政策水平的集中体现（张国庆，2010）。

公共政策的利益取向是以总体系统观为指导的总体利益。中国在计划经济时期，政策的制定过于强调集体利益，忽视个人或局部利益。此时的整体利益是缺乏生命力的。只有基于子系统的利益，整体利益才是鲜活的、有人情味的。公共政策的制定不宜一味强调牺牲局部利益保全整体利益，而应该用系统论视角，以总体利益最大化为标准。比如，中国"十二五"规划提出的养老"以机构为支撑"，在"十三五"规划中则调整为"以机构养老为补充"，就是充分考虑了中国老年人的家庭观念特别强，愿意去机构养老的是极少数，绝大部分老年人还是希望家庭养老和社区养老相结合这一现实。国家养老政策的这一调整，就是基于保护老年人的整体利益。

（一）兼顾直接利益与间接利益

老年照料政策如果也为其他公众带来间接的利益，那么这项政策就容易被社会公众接受。比如，2020年发布的《国务院办公厅关于切实解决老年人运用智能技术困难的实施方案》就要求，切实维护老年人在信息时代下的合法权益，帮助老年人跨越"数字鸿沟"，这一政策的直接获益者是老年人，但老年人运用智能技术也可以减轻银行、医院、车站等涉老服务部门线下服务的压力，银行、医院、车站即属于间接利益的受益者。

（二）兼顾现实利益与未来利益

某些老年照料政策从更长的时间维度看最终会带给社会公众更多的利益，甚至当初的利益受损者可能最先受益。比如，《失能老年人照料险》让许多健康老年人感觉每年白白交那么多保险费，利益受到了损害，但是，从长远来看，未来每位老年人都有失能的可能，一旦失能，就会出现"一人失能，全家失衡"的问题。因此，考虑到政策的前瞻性、社会问题的不确定性，政策制定要坚持预测性原则。社会发展越来越快，社会问题越来越复杂，不确定性越来越强，政策制定者能否准确预判社会问题的发展趋势及其结果，决定了政策能否成功。

（三）兼顾形式利益与内容利益

老年照料政策在制定过程中应尊重公众的民主权利，即要重视形式利益，建立起合理的、开放式的政策制定和执行程序，体现政治公正。要保证公民的参与权、过程的透明度、发表意见的合法途径。同时，老年照料政策必须符合利益普惠原则，要为全体公民谋取利益，而不是为少数人或特殊利益集团谋取利益。这就要求老年照料政策的制定要多听取社会公众，尤其是老年人的意见，内容上、形式上反映和体现公众利益。

三、老年照料政策的制定

老年照料政策属于社会问题，而社会问题"是一种综合现象，即社会环境失调、影响社会全体成员或部分成员的共同生活，破坏社会正常运行，妨碍社会协调发展的社会现象。"[①]，由此，政策的制定需遵循一定的规则与原则。

（一）政策确认的规则化

老年人照料问题既是家庭问题，也是社会问题。在确认老年照料政策问题时，应首先考虑这一问题是否反映了多数社会公众的意愿和要求，要获得这一信息就要有一套能够深入了解民情的政策信息机制，这一政策信息机制为公众利益提供通道。充分、及时、准确、可靠的信息是制定公共政策的基础和依据，否则，公共政策的制定将成为无源之水、无本之木，而且在现代高度发达的信息社会里，信息在政策制定过程中的地位越来越重要。

要坚持政策制定过程中的兼听原则。公共政策的制定过程中，尤其是政策方案的设计、论证和评估的过程中，要广泛征求民意，进行深入

---

① 袁方. 社会学百科辞典［M］. 北京：中国广播电视出版社，1990.

的社会调查，不可闭门造车，想当然。

通过上述做法，政策制定者可以更多地掌握那些构成公共政策问题的源泉信息。同时，还要对信息进行深入挖掘和研究，以便获取具有专门指向性和一定深度的信息。没有这些信息的全面掌握，政策主体在确认政策问题时，只能是盲目的、主观臆断的，从而也很难是科学、准确的。

（二）政策制定的基本原则

政策制定要兼顾政策的信度与效度。信度表现为公民对于政策的认同，而政策认同要求政策必须具备一致性、稳定性和可预测性。政策的效度，也就是政策的有效性，也就是政策在多大程度上实现了预期目标。为此，政策制定需坚持如下原则：

1. 从基本国情出发原则

从本国国情出发制定和执行公共政策的过程，就是公共政策内生化的过程、乡土化的过程。很多国家的老龄化工作起步都早于中国，也制定了许多关于老年照料的行之有效的政策，但这些政策和做法仅适合借鉴参考。中国国情，尤其是家庭照料方面的国情与其他国家尤其西方国家有天壤之别。我们必须结合自己的养老文化、自己的国情，要结合老年人口基数大、中国正处于社会转型期、人口流动性大、城镇化程度低、社会保障水平低等现实制定照料政策。

2. 整体效益和系统性原则

公共政策是用来解决社会问题的，而社会问题都是系统性问题，和其他领域、其他层次的社会问题息息相关。所谓政策的整体效益，指公共政策必须兼顾社会效益、经济效益和生态效益。因此，公共政策制定要有系统观、整体观，不能顾此失彼，因小失大，比如，中国老年照料政策要有利于实现幸福老龄化，最终提升全体国民幸福感。

有些地方政府制定的照料政策不严密、不配套。任何单项政策都不是独立的存在，需要其他政策的配合。很多政策单独看没问题，但执行起来处处碰壁，最后不了了之，就是因为政策间缺少整体性和相互配套。还有一种现象就是政策不稳定，朝令夕改，最终损害政府的威信。

3. 社会公正及利益补偿原则

公共政策一般影响面广、涉及利益复杂，唯有坚持社会公正，才有可能避免引起巨大的社会动荡。所以，在政策制定过程中要兼顾并综合权衡不同社会主体的利益，坚持利益补偿原则。坚持社会公正及利益补偿原则，才有可能避免牺牲一部分人及其某一群体的利益去保全另一部分或其他群体的利益，尽量减少矛盾和冲突。中国老年照料政策的制定要考虑老年人的利益、照料者的利益、地方政府的利益、养老机构的利益，以及整个社会的利益，不能顾此失彼。

四、老年照料政策的执行

一些政策设计得很好，但是并未很好地落实、执行。如政策要求智能产品进行适老化改造，结果许多设备仅在页面部分提供大字号，点开菜单后，却没有大字号，政策落实流于形式和应付。需要做好政策执行方面的人财物准备，要先行"试点"积累经验，需要媒体宣传形成的良好环境和动力，需要协调、监督和控制。

执行准备，也就是落实组织人员，即根据行动计划的编制要求，落实政策执行具体由哪个组织机构负责，该机构是否配备了胜任的负责人和工作人员，职、责、权是否明确。执行者能力不够、宣传不到位、执行原则性不强、执行偏差，以及政策适用对象不配合都会导致政策执行失败。必须制定必要的管理制度，政策推行的准则和依据必须明确、具体，这使政策执行有一个正常秩序的保障，而且管理制度应当包括目标责任制、检查监督制度和奖惩制度。

政策实验要求一项新政策在正式推广之前，应当先行试点，投入较少的人、财、物，在较小的范围和较短的时间内开展试点。

政策宣传就是通过广泛的政策宣传和舆论导向，使他们相信政策的实施将会带来利益，提高人们的满意度，并将这种心理认可转化为自觉的行动。

监督控制的原因是在政策执行过程中，由于主观认识不到位以及政策环境限制，政策执行出现偏差、失误、违法与低效等情况屡见不鲜。无论政策制定还是政策的执行，政策意志（力）是一种难能可贵的政策资源。一般而论，政策意志主要指公共政策的决策主体决心达到某种目的而产生的心理状态，可能构成决定公共政策成败的决定性因素。不确定的社会条件下，出于不同利益诉求，可能出现"政策赤字"。同时，为避免政策失效，政策执行过程中应避免如下现象：一是政策表面化，即政策执行过程中只宣传不实施，雷声大雨点小、走过场以及形式主义，政策未得到具体落实，比如，"素质教育轰轰烈烈，应试教育扎扎实实"现象；二是政策的偷工减料导致部分政策内容被冷落；三是政策替换，背离原政策精神内容，貌合神离；四是政策被中途截留，政令不通，政策内容不能传达目标群体和利益相关人（张国庆，2010）。

第三节　营造老年友好型社会环境的政策支持研究

幸福老龄化社会建设，需要营造一个老有所养、老有所医、老有所为、老有所学、老有所乐的老年友好型社会环境，在全社会形成一种敬老、爱老、孝老的风气。这是一个漫长、日积月累、潜移默化的过程，而政府通过出台相关政策，可以加速这一过程，尽早营造一个老年友好型社会环境。

一、重新审视经济发展与人类幸福的关系

社会生产的目的是发展经济，经济发展的目的是人的发展，人的发展的目的是幸福生活。简而言之，社会发展应以提高人的幸福感为终极目标。在中国，对人的幸福问题研究迟迟不彰，却对如何创造更多 GDP

的研究此乐不疲。2001 年，于光远的《吃喝玩——生活与经济》一书，呼吁经济发展与改善生活的目标就是提高民众的幸福感。2002 年，丹尼尔·卡尼曼因研究快乐经济学而获诺贝尔经济学奖，给中国研究幸福经济学带来机遇（陈惠雄和蒲德祥，2020）。陈惠雄在国内最早开始研究以幸福指数来衡量、解释、检验经济发展成效，研究成果被《人民日报》等多家媒体报道，说明政府、媒体、理论界开始重视经济增长与国民幸福问题。

幸福不仅是个人选择与经济发展的终极价值目标，同样也是衡量政府治理效能的终极价值标准，人民幸福应该是一切公共政策的出发点与归宿处。从全球治理经验看，各级政府是谋求人民幸福的关键主体，公共政策与制度设计是走向幸福国家治理的核心环节。

二、政府善治与国民幸福

公民的普遍幸福是执政的最高准则，政府存在的目的是保障人们平等的生命权、自由权和追求幸福的权力，政府行为的科学性与国民幸福息息相关（何建华，2010），政府行为的出发点和落脚点都应是为了增进最大数人民的最大幸福。

政府占有绝对的资源，拥有统一性和强制性权力，因此，国家治理质量和治理绩效是影响公民幸福水平的重要因素。需要政府为公众提供满意的社会环境与制度保障。21 世纪以来，各国政府越来越关注经济发展对幸福的影响，幸福导向的发展研究成为政府决策的全球性热点。英国政府提出的国民幸福账户（NWBA）概念很有意义，认为幸福账户比财富账户、幸福核算比 GDP 核算更加重要。这是继不丹王国开展幸福核算后，一种新的政府治理趋势。

2007 年，《光明日报》进行了近一年的经济学视野中的幸福与快乐的理论讨论，中国政府与媒体开始关注把人民的幸福感、满意度、获得感作为执政的检验标准。全球性的国家治理经验表明，人民幸福对于国家治理与经济发展的意义都是根本性的，而政府善治则成为提升国民幸福感的非常关键的因素。当一个国家的治理与经济发展不是以国民幸福总值（GNH）为中心，而是以国内生产总值（GDP）为中心，就容易顾此失彼，从而对多数人幸福的环境造成损害，对弱势群体失去照顾，使人民的幸福不可持续，国家难以长治久安。

人们的社会比较心理为政府政策促进幸福提供了用武之地。比如，政府提供的公益性照料服务必须坚持公平公正，否则由于社会比较心理，即将自己的生存状况与他人比较导致的攀比心理会严重影响老年人幸福感，因为在与他人攀比过程中，关心的不是自己拥有什么东西、不是拥有了不曾拥有的东西，而是关心自己拥有的他人是否同样拥有，或者谁拥有的更多。而且，人们很少进行精神享受的比较，一般喜欢进行物质财富的比较。制度实施过程能够带给人们积极的自我感，满足人们自主、关系、胜任等内在的心理需要，这就是制度的程序效用。程序效用给我们的启示就是，过程一样可以给我们带来幸福，甚至比结果更重要，"重在参与"说明享受的就是过程（Frey et al.，2002）。程序效用的作用可以用程序公平加以说明：程序效用关注过程而非结果，社会公平公正对于幸福感的影响至关重要，一个正直的人更关注结果的形成过程。

行为经济学为解释幸福感产生的原理提供了理论支撑。行为经济学的存在，主要就是以批判理性人假定为己任，揭示人们认知和行为选择的错误。标准经济学的假定过于简单，忽视了人的行为受经验、情绪、记忆、印象、社会诉求等心理因素的影响。按照这种简单的假定，人将沦落为一台只会精打细算、精于计较的冷冰冰的机器。行为经济学通过提供更为现实的心理基础，进而增加了经济学的解释力（Loewenstein G，2007）。由于行为经济学在解释标准经济学无法解释的异象方面的表现突出，2002 年的诺贝尔经济学奖被授予美国心理学家丹尼尔·卡尼曼和实验经济学之父弗农·史密斯。

三、营造老年友好型社会环境的政策支持

幸福老龄化的实现需要一个老年友好型社会环境。政府有责任弘

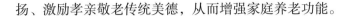

扬、激励孝亲敬老传统美德，从而增强家庭养老功能。

（一）加强孝养制度与文化建设

对家庭的重视已经成为 21 世纪中国文化自信的标志之一。2022 年 5 月 7 日，《文史哲》杂志与《中华读书报》共同开展的 2021 年度"中国人文学术十大热点"评选揭晓，其中的第 4 个学术热点就是"从'毁家'到'回家'：依托'亲亲'文化对治'个体主义'弊病的思路渐成气候"。对这一现象的解释是"20 世纪初的新文化运动通过对传统家族的彻底解构来摧毁宗法礼教，……'毁家'遂成为追求个体自由以及肯定人的自主权的重要表现。与之相对，近十几年来，一种以'家'为基点的哲学思考在中国学界持续发酵……，试图重新发现和确立'家'的正面价值，引起了广泛讨论。'家哲学'的兴起，……更是从学理上对现代个体主义弊端的一种中国式努力。……'家哲学'的提倡者们强调'亲——子''孝——慈'等传统伦理之于人格养成的根本意义，提出了设立'个体＋亲亲'的双重本体、以'家'为枢纽重塑'健全个体'与'共同体文化'等主张。从'毁家'到'回家'，重估家的价值正成为一股新的思潮。"（文史哲杂志公众号，2022 年 5 月 7 日）

借助全社会对家庭价值重新认识的机会，政府应加强孝养制度与文化建设。

1. 推出更多相关文艺作品

比如，在全社会开展人口老龄化国情教育，让每位公民认识到中国人口老龄化的特殊性，及其面临的机遇、挑战，推动形成积极应对人口老龄化的广泛共识。

积极践行社会主义核心价值观，通过标语、新闻媒介、文艺作品大力弘扬"百行孝为先"的中华民族传统美德。当年农村题材的影视作品《喜盈门》《墙头记》等，以广大农民喜闻乐见的形式宣传孝养文化，深受大众喜爱。遗憾的是，多年以来，类似题材的作品几乎销声匿

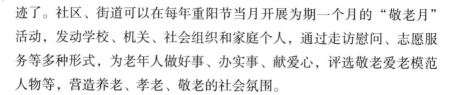

迹了。社区、街道可以在每年重阳节当月开展为期一个月的"敬老月"活动，发动学校、机关、社会组织和家庭个人，通过走访慰问、志愿服务等多种形式，为老年人做好事、办实事、献爱心，评选敬老爱老模范人物等，营造养老、孝老、敬老的社会氛围。

2. 培育敬老爱老助老社会风尚

各项养老政策的落实需要一个敬老爱老的良好社会氛围，政府有责任建立常态化指导监督机制。加大反面案例的宣传，让虐老弃老者付出代价才能起到更好的警示作用。文明城市建设受到各地政府的高度重视，如果将示范性老年友好型社区创建活动等内容作为文明城市评选的重要指标，必将有力提升地方政府对这一问题的重视。通过走访、热线电话、举报电话、微信平台、App 等多种形式督促赡养人履行赡养义务。民政等部门必须对欺老、虐老、弃老现象做出相应的回应，包括媒体曝光、纳入个人社会信用记录等。地方政府有责任解决无监护人的特殊困难老年人监护保障问题。对于因为渎职导致欺老、虐老、弃老现象出现的，应当追究相关管理部门的责任。

另外，各地可以利用志愿者等开展的公益慈善活动，服务老年人。可以建立健全为老志愿服务项目库，养老机构可以自行开发志愿服务项目，再通过社会组织管理机构、教育管理部门，发动公益慈善类社会组织、在校生志愿服务组织参与志愿服务项目。可以借鉴大学生暑期支教社会实践活动的做法，让大学生到养老机构、失能老年人家庭开展助老社会实践活动。社会学、护理学、心理学、法律等相关专业的学生也可以参与养老方面的社会实习。

（二） 加强适老环境建设

包括适老住宅空间，适老功能家具、设施，适老辅助器具，智能安全监护设备以及环境卫生等，这些设施能为老年人提供安全、便利、舒适的居家养老感受，具备预防老年人跌倒、跌倒不受伤害、伤害及时发现的居家养老环境。

1. 提升家庭和社区适老化水平

家庭的适老化改造要结合老年人的具体情、家庭状况、房间现有状况和家庭经济条件制订个性化的改造方案。改造方案要有前瞻性，即考虑老年人的日常活动能力会越来越差，要预留护理空间以及将来可能要配置更多适老设备。室内自然光线与灯光要舒适，通风良好，地面要防滑和不宜摔倒，房屋内要尽量避免各类高差，各类生活用品摆放到合适位置，避免绊倒老年人，尽量消除家具的棱角，避免老年人磕伤。多多设置连续性扶手辅助老年人行动，门和走道的宽度要尽量满足轮椅等助行辅具的要求。

老旧小区存在路面坑洼不平、缺少无障碍通道、无防滑处理，容易导致老年人摔倒，也不方便老年人坐轮椅出行。路面修整、无障碍通道建设、防滑处理势在必行。对于无电梯楼房，在楼梯沿墙加装扶手、楼层间安装挂壁式休息椅等，方便老年人在爬楼过程中，随时坐下休息。有条件的小区可建设凉亭、休闲座椅等，方便老年人在一起聊天交流。加大社区卫生服务中心、社区综合服务设施等适老化改造力度。对于农村地区，应结合农村人居环境建设契机，开展适老设施建设。

英国的社区服务最为成功，管理者认识到老年人也有精神生活的需求，并认识到专门机构虽然可以提供专门的精神慰藉，但可能会让老年人对未来缺少安全感，所以让照料回归社区其实就是对老年人精神需求的回应。日本为了发展家庭照料，设计了两类老年人住房：住宅设施和机构设施，后者能够提供医疗服务，老年人根据自己的需要选择服务并与房东签订服务合同。

2. 推动公共场所适老化改造

全社会尊老敬老风气的形成也可以借助公共场所无障碍环境建设（设置老年人专座及绿色通道）得以实现，让每位公民都能感受到全社会对老年人的关爱。

（三）加大老年人精神文化活动资源供给

首先，扩大老年文化服务供给。具体措施包括新建/改扩建老年公共文体活动场所、支持老年文化团体登台演出、增加经营性文化娱乐场所面向老年人的优惠时段、编辑出版适合老年人的大字版图书、创作弘扬孝亲敬老美德的艺术作品。

其次，支持老年人参与体育健身。具体措施包括加强适合老年人的运动场所和设施的规划建设、开发适合老年人的体育健身项目、推广中国传统保健体育运动、鼓励推出适合老年人的体育服装、锻炼器材等。

最后，促进养老和旅游融合发展。景区和度假区加强适老化建设和改造，开发老年特色旅游产品，拓展老年医疗旅游、观光旅游、乡村旅游等新业态。上述各项活动中，对于参与老年人的资格审核要改变以往的以年龄作为主要约束条件的做法，应该更多以健康状况作为约束条件。

四、正确认识家庭照料者的贡献

（一）正确认识照料的经济价值

著名的关怀经济学创始人、美国经济学家理安·艾斯勒在其成名作《国家的真正财富——创建关怀经济学》中主张正确认识主要由女性来承担的家庭照料活动。传统经济学在计算 GDP 等经济指标时，认为家庭照料，比如对老年人的照料劳动无法量化（实际上可以量化而且事实上已经量化），而不进行核算。结果就是各国所制定的经济措施与政策中不包括最基本的人类劳动——照料劳动。

事实上，家庭应该是经济生产率的真正核心，它支援一切其他部门的经济活动并使其运作成为可能，家庭不只是消费单位，它更是一个生成单位，家庭生成的最重要的产品就是人，这一产品在后工业经济中是最为重要的，而"高质量的人力资本"是企业最重要的财富（理安·艾斯勒，2009）。由此，家庭照料活动，无论是照料儿童、上班族还是照料老年人，都在创造价值。但遗憾的是，无论是政府还是公众，普遍认为家庭照料者没有参与生产活动，没有挣到钱，没有创造价值。这一看法给家庭照料者带来压力，认为自己在吃闲饭；也给被照料者带来压力，感觉耽误了家人挣钱。

从社会角度看，家庭照料其实给社会创造了无可替代的价值，但从家庭角度看，家庭照料者确实没有给家庭带来经济收入，所以家庭照料活动的价值难以被认可，人们不愿意把时间花在照料老年人上，也就是大家没有认识到照料的重要性。类似地，为居民提供无报酬照料服务的慈善团体和团体中的志愿者其实也在创造价值。既然照料对社会如此重要，如何让照料者的利益得到保障、地位得以提升，需要引起政策制定者的重视。

在当前的评价模式下，市场经济往往是挫伤而不是鼓励关怀，虽然研究表明雇员感受到关怀时会有更强的创造力和更高生成动力。也有部分政府政策承担了关怀活动，比如公共卫生机构提供的服务，但绝大部分国家的政府政策并未对家庭和社区提供的无酬照料活动提供支持。

不过，人们对于照料的看法在逐渐转变。过去认为照料活动无关紧要，一般只有女性才会从事照料活动，现在，越来越多的男性开始从事照料活动。

（二）正确计量照料的经济价值

根据经济学的供需理论，供需是影响价格的重要因素。老年照料需求越来越大，而供给严重短缺，所以现在医院护工、家庭保姆的工资都很高，家人提供的无酬照料活动如果放到市场也会创造很多的价值。改变经济游戏规则的一个重要步骤是启动更加准确的经济度量，政府与企业管理者应在经济指标中包含家庭照料，这些改变会让公众了解到家庭照料的价值。

幸运的是，越来越多的人认识到变革国内和国际记账方法的必要性，如联合国《人类发展报告》、"重新定义进步"和"卡尔费特—亨德森生活质量指标"，还有联合国国家收支系统（SNA，即国民收入计算的国际标准）中现在有一个子系统，它包括了家庭等其他无报酬工作的统计数据。此外，有些国家已经把家庭内照料的无酬工作的经济贡献加以量化，发现其具有很高的货币价值，如美国薪资网上公司（Salary. com）估计一名典型居家父母的合理工资应为一年 134471 美元。瑞士政府 2004 年的一项调查报告称，无报酬工作的价值为 1620 亿欧元，或 1900 亿美元，相当于报告中瑞士 GDP 的 70%①。

一种更为简便的估算方法是，家人提供的某种照料活动，如果从市场聘请提供同样服务的家政人员，根据该家政人员一年的工资额，即可估算家人提供照料服务的价值，而且家人提供的服务较家政人员提供的更安全、可靠、方便、及时，带来的精神体验也是不一样的。但现实生活中，人们并不这样想、这样做，而是家人外出挣钱，然后用挣来的钱请家政。

（三）全社会重视家庭照料者的价值

政府应当通过宣传媒介、学校通过对学生进行照料技能的培训等方式让公众认识到在文化上忽视照料活动已经给经济理论、政策和措施带来不利影响，认识到我们需要一个重视照料职业的市场经济，这对于健全的社会和经济非常重要。政府应当将照料活动的价值纳入 GDP/GNP 核算，构建重视和支持照料的文化观念和体制。

重视女性家庭照料者的价值。当亚当·斯密和马克思提到女性在家庭中从事的照料工作时，他们把它降为次要的"再生产"领域而不是"生产"领域，而且直到今天，在经济理论和经济模式中不重视照料工作仍然影响着经济度量、措施和政策。其实，女性照料家庭过程中，同样一元钱所带来的效用远远高于男性。邓肯·托马斯在《家庭内部的资源分配》中写道："在巴西，一个妇女手中的一美元对于孩子生存的效用相当于男子手中的 18 美元。"（Duncan Thomas，1990）布鲁斯和劳埃德发现，在危地马拉，"母亲手中一个月多得 11.40 美元使小孩体重增加的效用相当于父亲多收入 166 美元的效用"。（Bruce & Lloyd，1997）

---

① 理安·艾斯勒. 国家的真正财富——创建关怀经济学［M］. 北京：社会科学文献出版社，2009.

第四节　基于提升家庭照料能力与意愿的政策支持研究

　　本部分所构建的联动机制中的照料主体包括家庭、社区照料中心、养老机构、医院和志愿者，其中，家庭是最为重要的照料主体，原因之一就是中国非常缺少除了家庭成员以外的其他照料人员。为了解决养老护理人员短缺问题，2020 年 6 月，民政部养老服务司起草的《养老护理员培训大纲（征求意见稿）》将养老护理从业人员的"普通受教育程度"由"初中毕业"调整为"无学历要求"，反映出中国养老产业对护理员人力是需求量之大，不得不将学历门槛降至零，这也将影响养老产业人力素质与专业培训。若以预估中国有超过四千万失能及认知症老年人，将有高达 1300 多万的护理员缺口，因此，家庭照料仍最为重要。

　　2016 年 5 月，习近平总书记在"中共中央政治局就我国人口老龄化的形势和对策举行第三十二次集体学习"会议上要求将"制定家庭养老支持政策"作为着力完善老龄政策制度的重要内容之一。同年 12 月，习近平在全国文明家庭表彰大会上指出，"人民幸福，最终要体现在千千万万个家庭都幸福美满上"，强调了家庭的社会功能和文明作用不可替代。然而，当前中国家庭老年照料资源严重短缺，仅有 54.4% 的不完全自理老年人获得家庭照料，近 20% 的完全失能老人缺乏照料（《中国家庭发展报告 2016》，国家卫计委）。

　　西方人口老龄化国家的"再家庭化"做法值得我们借鉴。20 世纪 70 年代初，福利国家的经济下滑限制了国家对家庭的介入。面对家庭核心化趋势越来越明显、离婚率、不婚率、不育率越来越高、老年人人口率和抚养比越来越高等家庭问题日趋严重，第 44 届联合国大会提出"家庭：变化世界中的动力与责任"，并将 1994 年确定为"国际家庭年"，意在强调家庭政策要引导照料"回归家庭"。

美国企业界较早认识到家庭照料对职工的影响越来越大。2020 年与 2005 年相比，美国 50 岁以上人口增加了 74%，而 50 岁以下者只增加了 1%。民调表明，54% 的美国工人预计自己在十年中要照看一位老父亲/母亲或亲戚（Minnetonka，Minn，2005）。基于此，美国的许多公司给予员工宽松的照料假期，比如私营软件公司 SAS 研究所对员工的病假天数不限，而且可以用来照顾有病家属。强生公司靠灵活的工作选择和家务休假政策使该公司雇员旷工率比一般的职工旷工率平均低 50%，艾特纳公司实行雇员可以在家工作后，业务量增加 30%（理安·艾斯勒，2009）。

家庭养老服务支持政策的终极目标就是提升家庭养老功能，尽可能将老年人留在家中养老，既能满足老年人家庭养老愿望，又能减轻机构养老负担，还能减轻家庭经济负担。政策支持对象包括居住在家中的老年人，以及为老年人提供照料服务的家庭成员。

一、家庭照料者支持政策

家庭照料责任应该通过法律手段实现法治化、制度化，并能结合经济社会发展情况兼顾政策的稳定性和动态性，通过法律调整家庭养老的各种关系，固化家庭养老功能。同时以法律形式明确家庭照料的支持主体及其责任和义务，通过各种保障、补贴制度给予老年人家庭经济支持。

居家养老是中国养老模式的基础，但照料失能老年人也减少了照料者的就业机会，增加了生活压力。为了减轻照料者负担，政府应将家庭照料者纳入养老护理员职业技能培训等范围，对家庭成员进行照料方面的技能培训。政府可以通过补贴等方式支持有关机构、行业协会开发公益课程，这些课程可以通过文艺作品等多种形式在互联网平台、电视台等免费开放，也可以依托基层群众性自治组织等提供指导，提高家庭成员的照料能力，同时引导人们更新观念，认识到家庭照料者也在创造价值。

探索设立独生子女父母护理假制度，比如，带薪休假制度。发展家庭"喘息服务"，让长期照料者得以喘息。为提升服务供给质量，相关部门应加强对"喘息服务"提供者的技能培训。为缓解照料者的心理压力，对家庭照料者开展针对性的心理疏导、心理慰藉和情感疏导，以此增进身心健康。对长期照料老年人达到一定年限的年轻人给予一定的补贴等。

二、税收与经济支持政策

要想方设法提升老年人家庭的经济水平，增强家庭照料能力。对于必须长期照顾高龄老年人或失能老年人的家庭，给予所得税减免。对于照料者，如果与照料对象共同居住时间较长并给老年人送终者，给予遗产税优惠。为了与老年人同住方便照料而需要卖掉住房者给予所得税优惠、减免。对于需要长期照顾老年人的自主创业者家庭税收给予优惠。就业方面，公益岗位安排向老年人照料者家庭倾斜。对于发展家庭养老服务的企事业单位在行政审批、用地、税收等方面给予优惠和扶持。政府可以通过财政补贴等形式支持高龄、失能、残疾老年人家庭实施居家适老化改造，配备辅助器具和防走失装置等设施设备。

三、住房支持政策

在公租房、经适房、廉租屋等福利性住房资源配置上，对于能够积极、认真照顾老年人的家庭，并愿意与老年同住的家庭，尤其对于三代及三代以上同堂家庭应进行政策性照顾。考虑到部分中国已婚家庭不喜欢与父母同住的现实，政策制定者可以考虑创新公积金项目，比如设立家庭养老住房公积金项目，支持在父母住房附近购房或者为父母在子女附近购房，以方便子女随时看望父母并提供日常照料，尤其是陪父母聊聊天等精神层面的慰藉。

四、医疗护理支持政策

政府可以建立健全长期护理制度，比如给予高龄、重病、失能等老年人家庭一定的免费照料服务，并在家庭医疗保险的缴费率方面给予优惠。由老年人或老年人家人等通过社区老年照料信息平台提出家庭护理服务申请，社区日间照料中心等非营利性公益护理机构结合老年人身体状态、自理能力、家庭状况等确定护理级别，提供相应的服务。也可以由专业护理机构提供服务，费用通过财政划拨、公益基金资助、医疗保险等形式分担，其分担人分别是家庭、政府、公益组织等。

五、精神慰藉支持政策

澳大利亚学者爱德华兹在《如何与经济学家争辩》写道："幸福的要义：一是良好的社会关系；二是自我实现；三是生活的意义。精神也构成幸福的要件，因为它使我们的生活具有意义。"①

第一章的理论分析则表明心理因素对老年人幸福感有重要影响，第四章的研究证明日常照料活动难以提升老年人幸福感，可能的原因是供需失配，由此说明，精神照料/精神慰藉是提升老年人幸福感的重要途径。家庭能够提供的精神照料基本包括陪伴老年人、经常回家看望老年人、打电话、视频聊天等。但是，因为工作、居住地等各种原因，家庭提供精神照料难以满足老年人的日常需求。此外，政府还应充分利用心理学理论，从政策层面帮助提升老年人幸福感。

（一）开展社区心理健康服务

老年人因为社会功能的退化、家庭功能的减弱、身体机能的下降、

---

① 爱德华兹. 如何与经济学家争辩 ［M］. 黄胜强，许铭原译. 北京：中国社会科学出版社，2006.

个人角色的转变，会遇到各种心理困惑，产生心理问题（夏莉等，2015），最终影响幸福感。因此，政府应结合 2016 年 10 月 25 日中共中央、国务院发布的《"健康中国 2030"规划纲要》和 2016 年 12 月 30 日国家卫生计生委等 22 部门发布的《关于加强心理健康服务的指导意见》等文件要求，充分认识到构建老年人心理健康服务体系的重要性。当前，中国社区关于心理健康的服务只是在部分发达城市的部分社区开展，因此，政府可以通过制定政策要求构建基于社区的老年人心理健康服务体系，以支持家庭精神照料的不足。老年人群是一个亟须社会支持的人群，社会支持对其幸福感起着非常重要的作用。年龄越大的老年人，对社会支持的渴望越强烈（Merz & Consedine，2009），社会支持水平与生活满意度水平高度正相关（Pinquart & Sorensen，2000）。其中，情感支持、资讯支持和工具支持都能影响主观幸福感，而情感支持的影响最为明显（邢占军和张羽，2007）。

（二）创造老年人参与社会的机会

耶鲁大学经济系著名教授希勒，2013 年因"资产价格实证分析方面的贡献"获得诺贝尔经济学奖。他在《金融与好的社会》中说道："心理学研究证明，当人们采取利他主义的行动时，内心通常感受到更多幸福，也极少会出现抑郁的症状。在大的社会背景下，利他主义是一剂很好的抗抑郁药。用来炫耀的住房和豪华的汽车不一定给人带来幸福感。个人的成就感取决于人生的意义和目标，我们的社会应该通过各种方式鼓励人们采取行动强化人生的意义。"[1]

大卫·休谟（1711～1776）在《休谟经济论文选（1748–1758）》中写道："人人都应当能享受自己劳动的成果……正是这种平等十分适合于人类的天性，它增进穷人的幸福，却丝毫无损于富人的幸福。"[2]亚当·斯密（1723～1790）在《道德情操论》中写道："相互关心使得

---

① 席勒. 金融与好的社会 [M]. 束宇译. 北京：中信出版社，2012.
② 大卫·休谟. 休谟经济论文选 [M]. 陈玮译. 北京：商务印书馆，1984.

彼此幸福。""人类幸福的主要部分来自被人所爱的意识。"①

美国密歇根大学通过对1200名老年人的研究发现，每年做义工40小时以上的老年人比不做义工的老年人更长寿。诸如此类观点都说明老年人参与社会能增强老年人存在感，提升幸福感。捷克经济学家托马斯·赛德拉切克是捷克前总统的经济顾问，2009年，他在《善恶经济学》中写道："如果我们单独追求幸福，就绝不会快乐，幸福似乎是做某些善事的副产品，而不是幸福本身的结果。"②

在第三届全国老年人心理关爱研讨会上，顾秀莲提出要用积极的情绪去面对老年人的心理问题，以激发老年人自身固有的积极品质，帮助老年人开启通向幸福的大门。政府应当通过立法形式为老年人参与社会创造条件，践行"积极老龄化""健康老龄化"。

第五节　幸福行为经济学理论在政策设计与执行中的应用研究

幸福感具有比较效应、适应机制、程序效用、记忆可得性偏差、信息可得性偏差、反事实思维等特征（熊毅，2016），政策制定者、社区管理者及老年人家人在照料政策设计、政策执行及照料服务，尤其是精神慰藉提供等方面应充分利用这些理论，帮助提升老年人幸福感。

一、锚定效用的应用

作为基层管理者可以充分利用锚定效应来提升老年人幸福感。比如，某社区或村里每年年底都会给老年人发放福利红包10000元，但今

---

①　亚当·斯密. 道德情操论［M］. 蒋自强等译. 北京：商务印书馆，1972.
②　赛德拉切克. 善恶经济学［M］. 曾双全译. 长沙：湖南文艺出版社，2012.

年因为社区或村里集体经济效益不理想，下降了 20%，大家都估计红包金额会减少 20% 甚至 30%。此时，大家心里都设定了 8000 元、最少也得 7000 元这个锚定。结果年底每位老年人只拿到了 5000 元红包，让老年人大失所望，感到失落、郁闷、不开心。

其实，社区管理者在已经做出决定要发放 5000 元红包的前提下，可以通过非正式渠道传递"今年集体收益不理想，可能不再发放红包"的消息，如此，老年人可能会锚定无红包，等到拿到 5000 元红包的时候，就属于意外惊喜，幸福感大大提升。管理学中有一个类似的经典案例，一家公司由于经营成果不甚理想，打算年底不再发放奖金，但是，如果直接说没有年终奖，肯定会怨声载道。管理者就利用锚定效应，私下发出公司经营困难、准备大批裁员的暗示性信息，结果人人自危，都锚定自己会失业。开年终大会的时候，大家都紧张地等待公布裁员名单。等到管理者一脸严肃地宣布，本来打算裁员，但考虑到大家为单位做出的贡献，于心不忍，所以临时决定不再裁员，但年终奖不再发放，希望大家与公司共渡难关。结果，大家长长舒了一口气，掌声雷动。再比如，假如某人考虑了公司利润减少情况，设置了年终奖 9 万元这个锚后，随后此人做出的调整远不够充分（假设他将年终奖预期调整到 8 万元），最终实际得到 6 万元。结果锚定效应和不充分调整引起了极度的失落和愤怒。

"朝三暮四"也可以用锚定效应来解释。如果早上给猴子发放四个栗子，那么它就会在心里锚定晚上也会发四个栗子，结果晚上发了三个栗子，那么，猴子就会不高兴。同样还是一天七个栗子，如果早上发放三个，那么猴子在心里就会锚定晚上也是三个栗子，结果晚上发了四个栗子，猴子就会很高兴。

锚定效应带来的启示就是，管理者无论是给老年人发放福利还是提供免费服务，都不宜提前画大饼，让老年人充满期待，因为，锚定效应可能会带来期望越大失望越大，严重影响老年人幸福感。

二、心理账户的应用

(一) 心理支出账户的应用

心理支出账户理论对我们的启示是，为了减轻意外支出对老年人幸福感的消极影响，可以为老年人的娱乐、就医等分别设置不同的账户。只要每项支出没有超出账户上限，特别是到年底还有结余，那么老年人就会感觉很开心。比如，没有设立旅游心理账户的时候，经济条件一般的老年人，或者节俭的老年人，可能因为怕花钱而不愿意外出旅游，即便后来在子女的动员之下出去旅游了，也认为是在乱花钱，花了不该花的钱，因为心疼花钱而降低了旅游带来的幸福感。相反，如果设立旅游心理账户，每年旅游费用预算 10000 元，那么旅游的时候老年人就不再或很少纠结，而且如果年底发现计划的 10000 元旅游预算费用没有用完，老年人可能会非常高兴。

(二) 心理收入账户 (赌场心理效应)

在小品、电影、电视剧等文艺作品中，我们经常看到的一个剧情就是，子女为了让老年人安心消费，往往会隐瞒商品的实际价格，将高价格说成低价格，就是利用了赌场心理效应。

对于提升老年人幸福感，赌场心理效应给我们的启示是，为了刺激老年人的消费，可以通过增加老年人的养老金，而不是通过补贴其子女的方式来减轻子女养老负担。如果直接向子女发放家庭照料补贴，子女再向老年人提供经济支持，老年人消费起来就会认为消费的是子女辛苦挣来的钱，于心不忍，会显著降低老年人的幸福感。

为提升老年人幸福感，我们可以为老年人设置心理收入账户。因为老年人对待不同数量金钱的态度不同，老年人常常会将一大笔钱放在谨慎、预防性的储蓄账户中，轻易不动，而将小钱放在机动、随意的零花钱账户中，花起来不心疼。一个常见的例子就是，子女如果一次性给老年人一年的生活费，比如 10000 元，那么老年人可能会把钱存起来，舍不得花。如果每个月以零花钱的形式给老年人，则老年人可能就不会存起来，而且花起来不心疼，不会影响其幸福感。

（三）心理运算账户

当老年人遭受损失时，尽量不要告诉他，否则会严重影响其幸福感。有一小品就是讲述了一位老年人被骗，骗子告诉老年人只要交了个人所得税就可以得到 10 万元奖金，老年人如数给骗子交了个人所得税，坐等 10 万元大奖。老年人的两个女婿发现老年人被骗的事实以后，怕其伤心就没有告知真相，而是给了老年人 10 万元，说是领取的奖金。但老年人并没有表现得特别兴奋，而是感觉那是他应得的。试想，如果老年人得知自己被骗了，损失了当初交给骗子的所谓所得税（即便这个数额远远低于 10 万元），老年人都会非常伤心。

心理账户具有相对性。老年人可能因为要交医疗保险而感觉不开心，那么，当他知道有些地方交的医疗保险费用更高时，老年人就感觉自己赚了，幸福感就会上升。

心理账户还具有递减性。比如，老年人花 50 元买了一件商品，而邻居花了 40 元买了件一模一样的商品，老年人就会很伤心，感觉吃大亏了。但是，假如老年人花 5000 元买了一件商品，而邻居花了 4990 元买了件一模一样的商品，和前述案例一样，老年人也是多花了 10 元，但是这 10 元相对于 5000 元微不足道，对老年人的幸福感几乎不会有影响，此谓价值函数递减性。

心理账户还具有非对称性。同一件事情，表述不同，对幸福感的影响不同。假如老年人生病了，留下后遗症的概率是 60%。告诉老年人完全康复的概率是 40%，与告诉其留下后遗症概率是 60% 相比，虽然二者的意思一样，但前者的表述更容易让老年人接受。

（四）禀赋效应

老年人因为晚年丧偶，为了解决孤独，可能会黄昏恋，但是，一旦开始了交往，寂寞消除了，就容易产生禀赋效应。如果将来因为子女反对，再分手就会发现已经难舍难分了，失去已有的东西会让老年人倍感痛苦。所以，为了老年人的幸福，老年人黄昏恋之前一定要把想法告诉子女，争取子女的支持，避免将来因为子女反对而分手，产生痛苦，子女也应尽量理解父母，条件合适情况下，尽量不要干涉，以提升老年人幸福感。

（五）收益与损失边际

收益分次原则，比如，子女每周看望 1 次父母，要比一个月集中 4 天和老年人在一起，让老年人更幸福。子女每天给父母打 10 分钟电话，要比一个周打 1 次电话，1 次打 70 分钟，更能带给老年人幸福感。同样，有多个好消息时，可以分多次告知老年人，而不是集中一次性告知，此谓幸福之细水长流。

合并损失原则，比如，当有一个大好消息和一个小坏消息时，应该一起告知，让坏消息带来的不开心淹没在好消息带来的幸福之中。当有一个很大的坏消息和一个较小的好消息时，应该先告知大的坏消息，让老年人深感绝望，此谓崩溃疗法，然后在适当时机告知小的好消息，让老年人感到天无绝人之路。

三、比较效应的应用

中国老年人的养老金，尤其农村老年人的养老金并不高，每个月 100 多元，但带给老年人的幸福感却很高，主要原因是多少年来，农村老年人第一次有机会领取养老金，而且无差别对待，同一地区，所有老年人的养老金基本一致，老年人感觉很公平。由此，从提升老年人幸福感角度，虽然平均主义未必具备效率，但具备公平正义，此时应当坚持当前的"公平优先，兼顾公平"政策。

（一）时间比较

即一个人的现在状况与过去状况比较，两者的数量大小决定了幸福和痛苦感觉的强弱。如果失能老年人感觉今天的状况较以前差,自然会感觉今不如昔、让人痛苦。

由此可知,如果一段时间内某个地方老年人的生存状况等各方面没有得到持续改进,这种停滞不前会让老年人的幸福感降低,可谓"逆水行舟,不进则退"。改革开放之前,尤其是新中国成立初期,中国人民的生活水平极低,温饱问题尚未解决,但是人们的幸福感很高。其中的原因可以归纳为两点:一是相比新中国成立前,人们的生活水平有了很大提高;二是当时的宣传工作发挥了作用,通过各种方式的忆苦思甜,形成今昔鲜明对比,无形中也提高了人们的幸福感。反观今天的宣传舆论工作,如果对未来的美好蓝图描绘太多,虽然可以鼓励大家努力奋斗,但也让人们对比发现今天的生活好像很差,离我们的理想生活还有很大差距,容易产生不满心理、幸福感下降。

(二) 社会比较

即将自己的生存状况与他人比较。攀比心理会严重影响老年人幸福感,因为在与他人攀比过程中,关心的不是自己拥有什么、不是拥有了不曾拥有的,而是关心自己拥有的他人是否同样拥有,或者谁拥有的更多更好。而且,很少进行精神享受的比较,一般喜欢进行物质财富的比较。比如,一位各方面条件都比周围邻居好的老年人,其幸福感可能很高,而这位老年人一旦搬到一个高档社区居住,周围老年人的条件都比他好,那么这位老年人的幸福感可能就会降低。这就为政府通过政策促进幸福提供了用武之地。2021 年,《中共中央　国务院关于支持浙江高质量发展建设共同富裕示范区的意见》发布,鼓励通过辛勤劳动和相互帮助最终达到丰衣足食的生活水平,实现消除两极分化和贫穷基础上的普遍富裕,对于提高全体公民的幸福感具有战略意义。

比较效应带给我们的启发是,老年人的幸福感容易受到外界信息的影响。如果各种媒体过多宣传经济社会发达、养老条件太好的、不具有普遍意义的事件,比如,某些地方政府或营利性质的养老机构将养老相关的宣传片做得非常精美,高端的住宿条件、诱人的美食、周到的服务、丰富的娱乐活动、老年人开心的笑容，会让看到宣传片的老年人通过对比，感觉自己生活的不幸福。进一步，今天老百姓的幸福感不高，和影视剧宣传的住大房子、开高档车、用奢侈品等价值观有关，无形中增加了观众的压力和焦虑感。

提高老年人的幸福感，应尽量选择向下比较，充分利用比较效应。这就要求基层管理者在送文化下乡等活动中，通过各种形式让老年人回忆过去的生活，多了解其他落后地区老年人的生存状态，通过对比感受自身幸福。一方面，回顾过去是老年人普遍存在的一种心理偏好。通过观察会发现，老年人扎堆聊天的时候，最主要的话题就是忆往昔，看今朝。另一方面，通过宣传其他地方老年人的幸福生活，除了徒增老年人的羡慕，自叹弗如之外，没有更多的意义。此类宣传材料适合给地方管理者看，给他们提供开阔眼界、发现差距、增加压力和动力的机会。

对于经济落后地区，可以给老年人提供更多的非明显性消费，能够带来的幸福感非常高，而且是长久的。比如，通过在社区或村里进行传统曲艺节目演出、提供老年人活动场所等增加老年人的社交活动。在新社区建设过程中，将养老院和幼儿园毗邻，可以让孩子定期到养老院与老年人游乐。也可以通过更有温度的日间照料中心让老年人走出孤独，日本在这方面做得就比较好。日本"工作型日间照料中心"让老年人、小孩互相帮助，在邻里陪伴下终老（吕理琪和黄文馨，2022）。

四、适应机制的应用

即生活需要变化，缺少变化的生活，人们会逐渐适应，感觉习以为常，麻木不仁，变得迟钝、僵化。适应机制启示照料者应适时调整老年人的生活环境、丰富老年人的生活内容。比如，经常变换老年人的房间布局，组织老年人开展文化娱乐活动，在不提前告知的情况下，给老年人安排生日活动以制造惊喜等。上述现象给我们的幸福启示就是，对于美好的事物，比如要给老年人增加养老金、要提供免费体检、免费旅

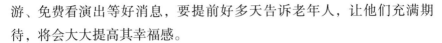

游、免费看演出等好消息，要提前好多天告诉老年人，让他们充满期待，将会大大提高其幸福感。

再比如，现在老年人到很多单位办理业务都面临智能产品的使用问题、排队时间久、浪费时间等问题，极大地影响了老年人幸福感。比如去医院看病，如果没有家人陪伴就很麻烦，挂号、缴费，很多地方要求用智能手机扫码等操作，还有些老年人根本不知道拿药、缴费的先后顺序和地点，到医院手足无措。抖音平台就曾发布一段视频，一位农村老年人到医院后，没有智能手机，也不知道求助何人，最后在门诊大厅崩溃大哭。而且，老年人腿脚一般不好，在医院不同楼层间跑来跑去，又要排队，焦躁、痛苦可想而知。无论去医院多少次，都很难适应这种环境，严重影响幸福感。而如果将资源用到医院进行设备、环境方面的适老化改造，必将极大提升老年人幸福感。

适应效应告诉我们，要提高幸福感，就要减少对积极事件的适应，增加对消极事件的适应。通过变化减少对积极事件的适应性。比如，给老年人经常创造惊喜，让其对生活保有一种新鲜感、新奇感、活力感。房间的摆设变一下，菜谱变一下，发型变一下，穿着变一下，广场舞的音乐变一下、广场舞的地点变一下，过生日的方式变一下都能带来新鲜感。

社会交往、探索未知等精神文化方面的消费，都是不容易适应的积极事件，可以让人获得长久幸福。卡尼曼对得克萨斯州900名妇女的调查表明，在15项日常活动中，幸福感排名最高的前4项分别是性爱、社交、放松、祈祷/礼拜/冥想；幸福感排名最低的三项是做家务、上班、通勤（熊毅，2016）。熊毅（2012）曾对400名学生做过"到目前为止，你认为最幸福的事是什么？"的调查，结果显示，家庭组织带来的幸福感极高，通过温馨的家庭组织还可以建立一个广泛的社会支持网络。相反，购物、吃饭等明显性消费很容易适应，带来的幸福感有限。为了诱导人们消费得更多，只能通过广告宣传。广告费用占了美国GDP的2.5%，"目的就是让女人不满足目前拥有的东西"（Walsh & Gillespie，1990），广告实际上是在制造痛苦（Yew-kwang Ng，2004）。

五、公平偏好的应用

公共政策的制定需要兼顾公平和效率，公平是目标，效率是手段，二者不属同一范畴，无法评价孰轻孰重。依据边际原理，作为国民幸福函数的投入，如果投入的公平和效率各自带来的边际幸福相等，就可实现国民幸福最大化。

心理学家奥利弗·詹姆斯认为，在不平等的国家，罹患精神疾病的人口比例也要更高。该现象和价值观有关，比如，看重物质财富和好面子等，容易让人抑郁、焦虑和人性扭曲。不平等的社会结构决定了大多数人处于社会地位的底端，不正确的价值观就会让大多数人感到焦虑和压抑。焦虑和缺乏安全感是社会压力的最主要原因。可以说，媒体高度发达的今天，对富人生活的曝光与宣传，是对大多数底层民众的一种伤害。

广告支出与不平等状况正相关。当今各大媒体的广告加剧了不公平感，在不平等程度较高的美国和新西兰，广告支出占 GDP 的比重是挪威和丹麦的 2 倍。① 不平等滋生了人们的攀比心理，广告则对人们的这种心理大加利用，鼓励嫉妒性攀比，使人们不满足于自己所拥有的一切，降低了社会的幸福感。

六、程序效用的应用

亦称过程效用，即制度实施过程给人民带来的幸福感，老年人幸福感的变化可能不是因为照料水平提升了，而是制度的公平性带来的。过程一样可以给我们带来幸福，甚至比结果更重要，"重在参与"享受的是过程，正直的人在乎的是结果的形成过程（Frey et al.，2002）。既然程序效用关注过程而非结果，那么程序效用的价值在于提醒我们程序公

---

① 熊毅. 幸福行为经济学［M］. 北京：经济科学出版社，2016.

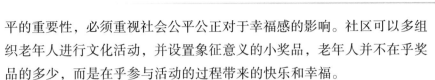

平的重要性，必须重视社会公平公正对于幸福感的影响。社区可以多组织老年人进行文化活动，并设置象征意义的小奖品，老年人并不在乎奖品的多少，而是在乎参与活动的过程带来的快乐和幸福。

七、记忆可得性偏差的应用

亦称为"快乐不对称"，人们对于积极情感和消极情感的记忆不同，进而影响人们的幸福感。人们对某项事情的记忆结果存在差异，比如，人们更容易记住未完成的工作（消极事件），更容易忘记已完成的工作（积极事件），也就是消极事件可以积累，积极事件却不能。老年人之所以感到烦恼、不幸福，就在于对消极事件老是耿耿于怀，对于给自己带来快乐的积极事件忘记得很快。老年人同样容易记住子女的不好，发生纠纷的时候如数家珍，可以一一列出，但对于子女的好却一时难以想起。记忆可得性偏差给管理者的启示就是要告诉老年人任何事情都有两面性，同时想方设法让老年人忘掉不开心的事情。

八、信息可得性偏差的应用

容易得到的信息，更容易给人留下印象，进而认为此类事件更容易发生。信息可得性偏差的存在可以解释这样两个事实：生动有趣的奇闻逸事往往比枯燥乏味的统计数据更易激起人们兴趣，更容易吸引人们关注，还会影响人们对负罪、遗憾、挫败和欣慰的体验，严重影响幸福感。这一现象给管理者的启示是，老年人幸福感的提升也可以通过社区开展的活动增加老年人的兴趣、给老年人留下深刻印象，比如组织老年人参与社区的公益活动，包括治安巡逻、卫生检查、交通协管等，这些有意义又新奇的事件会让老年人感到充实而幸福。

第六节 基于消除"数字鸿沟"的政策支持研究

养老供需联动机制的正常运行离不开智能产品的使用,因为互联网、大数据、人工智能深刻改变了生产生活方式,完全远离科技的生活几乎不可能,老年人借助智能产品能够更方便地表达照料需求。当今社会各种平台、App层出不穷,到了无智能手机寸步难行的地步,但中国许多老年人尤其农村老年人,由于文化水平低,或者视力不好等原因,他们不会上网、不会使用智能手机,这对于无论是出行、就医、消费,还是娱乐、与外界沟通、了解社会等各个方面都有诸多不便,不但无法享受智能产品的便利,反而让几十年来已经习惯的生活模式被彻底打乱,幸福感不升反降,而且,随着科技的进步,老年人面临的"数字鸿沟"问题会越来越严重,需要政府强制要求相关单位努力减少"数字鸿沟"给老年人带来的困扰。

2020年12月,为深入贯彻党中央、国务院关于老龄工作的决策部署,《国务院办公厅关于切实解决老年人运用智能技术困难的实施方案》要求帮助老年人跨越"数字鸿沟",为此,全国老龄办开展"智慧助老"行动,推动信息无障碍建设,提升老年人运用智能技术方面的获得感、幸福感、安全感。

一、推动基于大数据的社区照料中心信息服务平台建设

基于大数据的社区照料中心信息服务平台是整个供需联动机制的中枢,是智能终端能够发挥作用的基础、大脑和神经中枢,各社区都应当在国家政策支持下建设自己的老年人照料服务中心信息平台,并与区级、市级平台数据对接。平台应当能够提供老年人及其家人需要的养老资讯;能够推送老年助餐、喘息式服务、老年日托等养老服务资源;能够跟踪老年人参与社区活动频率等大数据,帮助政府、社区将养老补贴

资金、扶持政策向参与人数更多、服务需求更旺盛的养老服务点倾斜①。为方便老年人居家出行、健康管理和应急处置，互联网企业可以开发面向老年人的各种活动场景的监测提醒功能。为充分发挥智能产品在供需联动机制中的作用，应要求相关企业积极强化老年用品的科技支撑，让老年人及其家人了解智能产品，并帮助老年人跨越"数字鸿沟"。

对于生活能够自理的老年人，可能会自己前往医院或者各文体活动中心，获得医院的护理照料服务或者文体中心的精神慰藉服务。由此，为了让老年人获得更好的体验，有必要通过立法，积极推进身份证信息归集和数据互联互通，尽量减少一类业务一张卡现象，力争实现"一证通行"。各地应尽快建立、利用全国一体化政务服务平台，大力推进政务数据共享。尽快实现通过刷卡（包括身份证/社保卡/医保电子凭证）甚至人脸识别办理就医服务。

二、推进智能产品进行适老化改造

近年来，智慧养老已成为老龄产业领域的高频词汇，是投资方眼中的"香饽饽"。智慧养老是大势所趋，但如何保障智慧养老设备的适老性、高效性，值得关注。智慧养老领域存在"重技术、轻需求""重产品、轻服务""重概念、轻场景"现象。因此，亟待政府出台一批智能技术适老化改造标准，并积极推进互联网网站、移动互联网优化界面交互、操作提示、语音辅助、内容朗读等功能的适老化改造，加强"关怀模式""长辈模式"等无障碍改造。为保证上下游功能衔接，终端设备制造商、应用产品提供商、养老服务机构应当联动。

智能服务适老化是长效解决"数字鸿沟"难题的保障，智慧养老产品开发应以满足养老需求为导向。北京商报 2020 年 11 月 28 日报

---

① 姜泓冰. 老年人健康，有了智慧"卫士"［EB/OL］. 人民日报，2020 - 02 - 05. http：//health. people. com. cn/n1/2020/0205/c14739 - 31571875. html.

道，在第三届燕山养老论坛上，相关专家指出，智慧养老实操层面过度渲染技术，而服务的精准对接和有效落地、智能产品不适老等情况突出。智能养老产品和服务脱离中国老年人的消费习惯和消费特点，产品的亲情交互场景设计、产品的温度有待提高，且价格与老年人及其家庭的购买力脱节。比如，座椅式上楼器需要楼梯护栏作为依托，但部分老旧住宅楼的楼梯护栏承重不够以及如何降低老年人使用安全风险，生产厂家考虑不到位。养老产品和服务市场定位不准，产品设计缺乏以老年人为中心的理念，人性化、个性化、多样化不足。比如，可穿戴智能产品，存在功能单调、智能水平低、程序烦琐、操作复杂、利用率不高等问题，老年人体验感不佳，市场认可度不高。抖音平台有不少用户反映，给老年人购买的语音智能播放设备，根本无法识别普通话以外的语音，许多老年人点播豫剧"诸葛亮吊孝"片段，老年人反反复复说了很多遍，播放设备始终无法正确播放，让老年人心情变得烦躁。

优化"互联网＋政务服务"应用。当今社会，网络已经成了大部分人的主要娱乐方式，但老年人，尤其是农村老年人、文化程度较低的老年人对于网络应用较少，主要原因就是网络操作界面对老年人不友好，部分网站或应用平台的适老化改造流于形式。当今平台经济如火如荼，但这让很多老年人产生被孤立感，感觉与社会严重脱节，科技进步的获得感越来越弱。

三、开展老年人运用智能技术教育培训

养老供需联动机制的正常运行离不开智能产品的使用，但智能产品适老化改造存在技术与成本的瓶颈和天花板。为提高老年人应用智能养老产品的能力，长效解决"数字鸿沟"难题，应及时掌握老年人对智能产品的要求以及产品使用过程中存在的问题，实现产品供需两端积极联动，上下游功能衔接，并尽早出台智能技术适老化改造标准。

为了让更多的老年人"用得上、愿意用、用得好"智能技术，

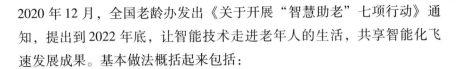

2020 年 12 月，全国老龄办发出《关于开展"智慧助老"七项行动》通知，提出到 2022 年底，让智能技术走进老年人的生活，共享智能化飞速发展成果。基本做法概括起来包括：

（一）让老年人认识到网络信息和智能技术对于提升生活质量的重要性

通过科普讲座、文艺作品、已经掌握智能技术的老年人现身说法等老年人喜闻乐见的形式，使老年人认识到智能技术对于提升生活质量的重要性，消除学习智能技术的畏难情绪。

（二）形成"智慧助老"常态化工作机制

广泛动员各方力量为老年人提供志愿培训服务。在重点行业服务场所通过志愿者指导老年人使用智能产品，发动社区工作人员、涉老社会团体开展面向老年人的智能技术培训。在公园、老年大学等老年人较多的地方，通过智能技术运用比赛等形式，动员老年人在智能技术方面互帮互助，先进帮助落后。

四、依靠线上线下业务"两条腿"走路进行兜底

前面讲到的智能产品适老化改造、智能技术教育培训仍然不能解决部分高龄老年人无法使用智能产品的问题，此时，各涉老单位要深刻认识到坚持传统服务与智能创新相结合势在必行，所有涉老服务都要尽量做到线上与线下互为补充。为了让老年人尽快融入人工智能，线上服务应将人性化放在第一位，理解老年人的习惯、困难，换位思考、设身处地为老年人着想。线下服务的流程能优化的尽量优化、能简化的尽量简化，不断改善老年人的服务体验，始终坚持线下服务的兜底保障地位。对生活缴费、医疗、社保、民政、金融等高频服务事项，政府应强制要求相关单位必须设置必要的线下渠道，保留人工窗口和电话专线，并保留一定数量的线下名额为老年人服务，推广"一站式"服务。对于老年人高频消费场所，要保留一定比例的直接人工服务，减少按语音提示进行操作的服务。

制定照料服务清单满足老年人自主选择需求。除了在智能产品中提供服务清单外，护理员为老年人提供上门照料服务时，也可提供服务清单，让老年人按照实际需求自己选择。毕竟，老年人最喜欢的并非冷冰冰的智能产品，而是"呼有所应""有求必应"、有人情味和安全感的聊天、陪伴式服务。

小　　结

幸福不仅是个人选择与经济发展的终极价值目标，同样也是衡量政府治理效能的终极价值标准，人民幸福应该是一切公共政策的出发点与归宿处。从全球治理经验看，各级政府是谋求人民幸福的关键主体，公共政策与制度设计是走向幸福国家治理的核心环节。

作为社会政策产品的老年照料政策必须通过嵌入到社会结构的一系列规范和社会关系中，实现政府责任回归和家庭照料的践行。中国人偏好家庭照料老年人的传统与中国的农耕经济、家庭私有制经济以及儒家孝道文化密切相关。计划经济时期，由于财力有限，资源匮乏，政府无力承担社会养老负担，农村家庭的养老几乎全部家庭承担，政府只负责无子女无养老依靠老年人的照料工作，政策中心是生存保障，服务于计划经济体制。

但中国失能老年人照料的庞大需求只能主要依赖家庭来解决。民政部养老服务司起草的《养老护理员培训大纲（征求意见稿）》将养老护理从业人员的"普通受教育程度"由"初中毕业"调整为"无学历要求"，反映出中国养老产业对护理员人力是需求量之大。若以预估中国有超过四千万失能及认知症老年人，将有高达1300多万名的护理员缺口，因此，家庭照料仍最为重要。

令人欣慰的是全社会已经深刻认识到家庭对于实现中国幸福老龄化

的重要性。2016 年 5 月，习近平总书记在"中共中央政治局就我国人口老龄化的形势和对策举行第三十二次集体学习"会议上要求将"制定家庭养老支持政策"作为着力完善老龄政策制度的重要内容之一。第 44 届联合国大会提出"家庭：变化世界中的动力与责任"，并将 1994 年确定为"国际家庭年"，意在强调家庭政策要引导照料"回归家庭"。对家庭的重视已经成为 21 世纪中国文化自信的标志之一。2022 年 5 月 7 日，《文史哲》杂志与《中华读书报》共同开展的 2021 年度"中国人文学术十大热点"评选揭晓，其中的第 4 个学术热点就是"从'毁家'到'回家'：依托'亲亲'文化对治'个体主义'弊病的思路渐成气候"。

中国老年照料政策的演变逻辑体现了政策紧跟时代发展脉搏：政策聚焦对象从"特殊"转向"一般"、照料责任由私域转向公域、照料内容从物质需求扩展到精神需求、照料对象从单向扶助到双向关怀、照料手段向人工智能转变。

老年照料政策具有政策问题的复杂性、政策主体多元化特征，政策制定需要关注老年照料政策之公众利益的平衡、老年照料政策之公众利益的确定、公众利益与公众代价、目标群体的利益偏好。为保证政策执行的顺利进行，首先需要做好一系列的准备工作，并通过先行"试点"获得政策执行的经验，借助宣传工作创造良好的舆论环境和动力。由于联动机制涉及各方利益，需要政府做好各种协调工作，并对政策执行和执行结果进行严格的监督、控制和考核。

营造老年友好型社会环境的政策支持，要重新审视经济发展与人类幸福的关系、政府善治与国民幸福、加强孝养制度与文化建设、加强孝养硬件建设、加强智慧养老建设、培育敬老爱老助老社会风尚、正确认识家庭照料者的贡献。家庭照料政策支持研究，要鼓励企业设计支持家庭照料的政策，推动政府设计税收与经济支持政策、住房支持政策、医疗护理支持政策、家庭照料者支持政策。

智慧养老健康发展的保障：智慧养老产品开发应以满足养老需求为导向；老年人照料服务中心信息平台建设是智能终端能够发挥作用的基

础;智能化服务适老化是长效解决"数字鸿沟"难题的保障;制定照料服务清单满足老年人自主选择需求。基于消除"数字鸿沟"的政策支持,要坚持"两条腿"走路,线上线下业务互为补充、推进数字平台进行适老化改造、开展老年人运用智能技术教育培训。

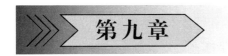

第九章

研究结论与政策建议

本章在第二章至第八章研究基础上，总结了所用数据情况、指标的选取以及方法学等内容，然后结合研究结果提出了本书的研究结论，并提出了相应的政策建议。

第一节　主要研究结论

本书研究得出如下主要研究结论：

一、"幸福老龄化"已成为多国国家治理的重要内容

随着居民幸福感提升缓慢以及全球人口老龄化现象的日益严重，"幸福老龄化"正逐步成为国家治理重要内容。国际社会对国民幸福的关注远远早于中国。美国加利福尼亚大学著名人口经济学家伊琳斯特是最早对主观快乐进行理论研究的当代经济学家。1976年，美国斯坦福大学经济学家西托夫斯基出版了最负盛名的《无快乐的经济》一书。20世纪末，荷兰的《幸福研究》杂志创刊，21世纪初，《牛津幸福手册》问世。

幸福是古今中外的共同追求，中国的经济发展取得了极大成就，国际影响力越来越大，但居民的幸福感并未同步提高，幸福悖论现象极其明显，特别是老年人的抑郁症患病率和自杀率逐渐提高，如何提升老年人幸福感、构建幸福老龄化社会，是摆在政府面前亟待解决的重大问题，是体现社会主义制度优越性必须解决的问题。幸福不仅是个人选择与经济发展的终极价值目标，同样也是衡量政府治理效能的终极价值标准，人民幸福应该是一切公共政策的出发点与归宿处。从全球治理经验看，各级政府是谋求人民幸福的关键主体，公共政策与制度设计是走向幸福国家治理的核心环节。

已有研究存在如下不足：（1）强调家庭照料的重要性，忽视老年人对家庭照料的真实需求及其对幸福感可能产生不利影响的研究。（2）缺乏如何通过联动机制解决照料困境的研究。家庭照料提供者"心有余而力不足"背景下，社区照料、机构照料与家庭照料之间可能存在可替代性或互补性，而已有文献缺乏对这一内容的研究。（3）重供给、轻需求，重物质、轻情感，重技术、轻体验。关注智慧养老等技术手段的研究，忽视老年人应用技术手段障碍导致的需求表达"边缘化"问题。（4）关于家庭照料制度安排的研究存在"一刀切"现象，缺少对重点人群以及照料者自身需求的识别与关注，并将养老和长期照料混为一谈带来政策焦点不清，政策导向出偏。（5）幸福具有主观性、非竞争性、非物质性特征，锚定效应、心理账户、比较效应、适应效应、公平偏好等心理行为的存在影响幸福感，也为提升幸福感提供了心理学思路，但已有研究没有从这一视角提出相应政策建议。

二、照料需求存在异质性，家庭照料举足轻重但功能式微

失能老年人的照料需求总体上存在异质性，失能老年人能否得到照料亦存在异质性，但社区照料需求不存在明显的群体差异。老年人的年龄、婚姻状况、经济状况等影响照料需求，自评健康状况越差，对照料需求越强烈，性别对照料需求没有显著影响。城镇户口的老年人对照料

需求远远高于农村老年人，年龄越大，越需要照料。已婚并与配偶同住的老年人对照料需求程度最低。与家人同住的老年人最需要帮助，同住的人越多，照料需求越低。上过学的老年人对照料的需求程度较低。家庭年收入越高，照料需求越强烈。得到子女经济支持越多，越需要照料。在能否得到照料方面：健康状况越差越容易得到照料、城市老年人更容易得到照料、年龄越大越容易得到照料、婚姻状况越差越容易得到照料、与家人同住更容易得到照料、收到子女经济支持越多，越容易得到照料。农村老年人的子女大多外出务工，老年人对视频聊天的应用能力及通信技术和设备方面又落后于城市，聊天解闷的机会较少，更渴望精神慰藉。社团组织能显著提升老年人的心理健康，并通过推动老年人社会参与进一步提升心理健康。

失能老年人照料需求远远高于社区提供的照料服务，供需严重失衡。其中，80%多的失能老年人有起居照料需求，但仅有18%左右的老年人所在社区提供该项照料服务。23个省、自治区、直辖市在提供社区照料服务方面存在明显差异。一般来说，经济越发达或社会发展越好的地区，提供社区照料服务的概率越高。

50%左右的受访者过去一年提供了照料，在照料需要因素方面：34%的照料者全年提供照料，22%以上的照料者每周提供8小时以上的照料。绝大部分照料者（78%）过去一年仅照料一位老年人。但中国家庭养老功能式微：中国平均家户人口数已经从1953年的4.33人下降到了2020年2.62人，家庭核心化趋势明显，老年人口抚养比由2011年的12.3%上升到2019年的17.8%。中国人口城镇化率由1953年的13.26%增加到2020年的63.89%，弱化了家庭的养老功能。照料者存在异质性。就"谁更可能提供照料"而言，女性、高学历者、分居和离异者更可能提供高强度照料。

三、照料活动未能提升老年人幸福感，并具有部分可替代性

提供的11项照料活动，都没有能够显著提升失能老年人的幸福感。

洗澡、管钱、打电话照料活动能显著提升失能老年人幸福感。获得洗澡、管钱、打电话照料的失能老年人，其幸福感较未获得该项照料的失能老年人分别提升 16.8%、16.9%、17.4%。穿衣、吃饭、起床、上厕所、做家务、吃药、做饭 7 项照料服务反而降低失能老年人的幸福感。其中，穿衣的回归系数在 10% 水平显著。2018 年失能老年人"幸福感"最高的依次为新疆、上海、安徽、山东、青海、广西等省、自治区、直辖市，排名靠后的依次有辽宁、重庆、广东、湖北等省市。全国"幸福感"加权因子值 6.50，为最大值 14.65 的 44%，表明全国失能老年人的"幸福感"高于中等水平。上述研究发现说明，中国的老年照料服务质量仍有较大的提升空间。

对于低度失能的老年人，获得子女经济支持可以减少对子女日常照料的需求。精神慰藉与日常照料间存在互补效应。原因在于，日常照料的提供者，往往会同时提供一定的精神慰藉。不同照料模式的可替代性检验表明，从提升老年人幸福感角度，其他照料模式难以替代家人朋友的照料，家人朋友照料可以替代社会服务照料。保姆照料和养老机构照料则不具备替代社会服务照料的功能。家人朋友照料能够替代保姆照料，但社会服务照料和养老机构照料则不具备此功能。家人朋友照料不能替代养老机构照料，但保姆照料可以一定程度上替代养老机构照料。

四、养老保险未能提升老年人对养老服务的利用水平

可能的原因是养老保险增强了老年人代际互换能力，对于经济情况好、养老金数额高的老年人，养老保险可以增强老年人向子女进行代际转移的能力，从而更易获得子女的照料。中国是一个注重家庭养老的国家，老年人希望得到子女的照料而不是社会养老服务。在老年人看来，子女照料体现的是子女的孝顺，是很体面的事情，这也是大部分老年人不愿意去养老机构的原因之一。尤其是城市部分退休老年人，不但有社会养老保险，还可能有商业养老保险，加上退休金，足以弥补子女因照料老年人产生的机会成本。除此之外，养老保险未能显著增强养老服务

需求者的支付能力，对于经济条件差、养金数额低的老年人，养老保险无法支付昂贵的养老服务费用，这一特征在农村地区表现得尤为明显。当前农村老年人"新农保"发放的养老金偏低，基本在 100～200 元，所以，其对社会养老服务的替代效应并不明显，只能依赖家庭提供照料。但是，对于广大农村青壮年来说，如果在家照料失能父母的导致家庭经济损失较大，那么其转而求助社会养老服务的可能性就会增加。

五、文化建设能一定程度替代子女的精神慰藉

在中国快速城镇化的大背景下，大量农村青壮年人口离开农村到城市去工作和生活，留下大量"留守老年人""空巢老年人"在农村孤独地生活。如何改善农村老年人的处境、提升他们的心理健康成为中国农村社会转型的热点问题。党的十九大提出的"乡村振兴战略"为解决这一现实困境提供了政策支持。健身娱乐设施未能提升甚至降低了老年人的生活满意度，可能的原因是已有的大部分设施不适合老年人而更适合中青年人，比如篮球场、乒乓球台等。甚至这些设施影响了老年人的娱乐活动，比如有媒体报道，老年人因为跳广场舞占据篮球场而和青年人发生纠纷，这些事件的发生会降低老年人的生活满意度。社团组织对于减轻老年人的抑郁程度有显著作用，可能的原因是中国是一个熟人社会特征特别明显的国家，尤其在农村，串门、聊天是农村老年人最喜欢的活动方式，在路边、院子门口经常会有不少老年人在一起打牌、打麻将、聊天，而舞蹈队、老年人协会为老年人的聚集提供了机会。这些交流活动都有利于老年人心情愉悦，减少抑郁症状的发生。

六、供需联动机制能够缓解照料供需失配现象

可以通过供需联动机制满足老年人照料需求，并通过替代品解决照料资源不足难题。照料供给与需求联动机制构建原则包括目标导向原则、效率原则、整体性原则、激励相容原则、环境适应原则。联动机制

的运行机制包括信息共享机制、协调对接机制、风险预警机制。需求表达存在的问题包括：缺少需求表达的渠道、缺少需求表达的意识、缺乏表达需求信息的代言组织。需求发现过程中存在的问题包括：数字基建薄弱、信息不对称、数据壁垒严重、问卷设计不严谨、学术研究重理论轻实践。

社区照料服务中心信息平台通过基于离散选择实验（DCE）的调查问卷、大数据及时发现老年人的照料需求，并将该信息及时发送给指定的照料供给主体，照料供给主体根据接受的照料信息及时提供照料服务。照料供给主体提供照料过程中，通过与照料需求主体的交流，也可以发现失能老年人的照料需求，并将该需求信息反馈给信息平台，由平台统一发布需求信息给相应供给主体。

供需联动机制的运行需要配套政策的支持。中国老年照料政策的演变逻辑：政策聚焦对象从"特殊"转向"一般"、照料责任由私域转向公域、照料内容从物质需求扩展到精神需求、照料对象从单向扶助到双向关怀、照料手段向人工智能转变。老年照料政策问题极其复杂性，需兼顾各方利益，供需联动机制的有效运行需配套政策的支持。

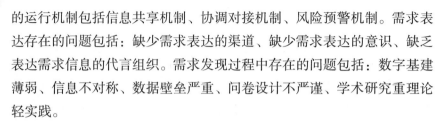

第二节 政 策 建 议

基于以上研究结论，本书提出如下政策建议：

一、充分认识建设幸福老龄化社会的必要性

对幸福的追求是人类永恒的主题和终极目标，是政府和学者关注的热点话题。英国顶尖经济学家莱亚德在《不幸福的经济学》中指出："边沁认为最好的社会就是其中的公民最幸福的社会。也因此，最好的政策就是能产生最大幸福的政策。""幸福感"作为一种主观感受，反映了政治、经济、社会、文化对人们的影响，被广泛用来评价医疗卫

生、社会福利等方面的政策效果，能够引导政策的设计与制定。比如，新加坡政府在 2016 年 8 月就推出了"幸福老龄化行动计划"。

进入 21 世纪，"经济有增长，幸福无提高"现象引起中国各方关注，学界与政界开始重视幸福问题的研究。为中国人民谋幸福、为中华民族谋复兴是中国共产党人的初心和使命，但联合国 2012 年发布的首份《世界幸福报告》中，中国幸福指数列第 121 位，该份报告涵盖 2005～2011 年 7 年时间，调查了 156 个国家；2013 年发布的第二份报告中中国排名上升至第 93 位。而 2018～2020 年的报告显示，中国居民幸福感排名连续三年下降，在参与排名的 156 个国家中，这三年的排名依次为第 86 名、第 93 名和第 94 名。令人欣慰的是，2021 年和 2022 年中国排名分别上升至第 84 位和第 72 位。

提高中国国民幸福指数有很多政策选项，构建幸福老龄化社会是其中既有现实紧迫性，又具可行性的策略之一。因为中国老龄化现象严重，老年人口基数大、比例高，如果能在解决人口老龄化问题的同时，注重老年人幸福感的提升，那么，就可以既保障老年人晚年生命质量，又能提高国民的整体幸福指数。但近年来，中国因照料"供需失配"等原因出现了"幸福悖论"现象：各方养老投入持续增加，老年人幸福感却没有提升，甚至出现下降，亟须构建基于中国制度和文化传统的照料模式。

二、充分认识影响幸福感的核心问题在于主体性需求的满足

必须认识到养老的核心问题是失能老年人照料，照料需求存在显著的"空间结构""类别结构"和"供求结构"差异，并因需求表达机制严重缺失导致供需失衡，影响了老年人的幸福感。2000 年，世界卫生组织（WHO）发布《建立老年人长期照顾政策的国际共识》报告，就已经提出对于失能老年人提供"长期照料"的过程中要优先满足其照料偏好，尽最大可能提高其生活质量，使其能够实现独立、自主、参与、个人充实和人类尊严。对于失能老年人尚且要求提供上述照料服

务，对于非失能老年人更要考虑其高质量生活需求。

"老年人的情绪感受"已经成为国际照料服务的四大目标之一。目前，国际上常用的照料学模式为照料服务设定了 4 项行动目标：老年人身体功能提升、康复目标达成、日常积极情绪增加、心理压力降低。要实现幸福老龄化，可以从 5 个维度实施幸福生命管理，挖掘生命潜力。这 5 个维度分别是：（1）关注老年人的观念、目标与梦想；（2）激发老年人的生命激情、乐观的生活态度、亲和力和正能量；（3）给予老年人为社会做贡献的机会；（4）扩大生命的影响力；（5）提高老年人的健康品质和生命长寿。

要充分认识到影响老年人幸福感的核心问题不在于"养"的缺位，而在于主体性需求的满足。关注照料需求的异质性，照料供给政策应避免"一刀切"，主张"雪中送炭式"而非"锦上添花式"供给，实现"好钢用在刀刃上"、养老资源边际效用最大化。

三、通过"再家庭化"，提升家庭照料意愿与照料能力

西方人口老龄化国家的"再家庭化"做法值得我们借鉴。20 世纪70 年代初，福利国家的经济下滑限制了国家对家庭的介入。面对家庭核心化趋势越来越明显、离婚率、不婚率、不育率越来越高、老年人人口率和抚养比越来越高等家庭问题日趋严重，第 44 届联合国大会提出"家庭：变化世界中的动力与责任"，并将 1994 年确定为"国际家庭年"，意在强调家庭政策要引导照料"回归家庭"。

要正确认识照料的经济价值。家庭应该是经济生产率的真正核心，它支援一切其他部门的经济活动并使其运作成为可能，家庭不只是消费单位，它更是一个生成单位，家庭生成的最重要的产品就是人，这一产品在后工业经济中是最为重要的，而"高质量的人力资本"是企业最重要的财富。

要正确计量照料的经济价值。借鉴联合国《人类发展报告》、"重新定义进步"和"卡尔费特—亨德森生活质量指标"、联合国国家收支

系统（SNA，即国民收入计算的国际标准）中对于家庭等其他无报酬工作的统计方法，正确计量照料的经济价值。

要重视家庭照料者的价值。政府应当通过宣传媒介、学校通过对学生进行照料技能的培训等方式让公众认识到在文化上忽视照料活动已经给经济理论、政策和措施带来不利影响，认识到我们需要一个重视照料职业的市场经济，这对于健全的社会和经济非常重要。政府应当将照料活动的价值纳入 GDP/GNP 核算，构建重视和支持照料的文化观念和体制。

要加大家庭照料支持政策的立法。通过税收与经济等多种手段保障供需联动各方利益，制定家庭照料支持政策，科学设计救助对象救助标准，实现精准救助。国家的救助和补贴应杜绝平均主义和"摊大饼"，应向失能老年人家庭、女性照料者家庭、分居和离异者家庭倾斜。

要从社会性别视角设计家庭老年人照料者支持政策。在中国，女性是家庭照料的主角，是工作—家庭平衡关系最紧张的群体，在工作—家庭平衡政策中应特别关注女性的需求。通过"带薪照料假"、为照料者提供喘息服务、成立"照料者协会"等非营利组织，向家庭照料者提供照料方面的信息与技能支持。

四、加强幸福行为经济学理论在照料政策设计与执行中的应用

幸福感具有比较效应、适应机制、程序效用、记忆可得性偏差、信息可得性偏差、反事实思维等特征，政策制定者、社区管理者及老年人家人在照料政策设计、政策执行及照料服务，尤其是精神慰藉提供等方面应充分利用这些理论，帮助提升老年人幸福感。

锚定效应要求管理者无论是给老年人发放福利还是提供免费服务，都不宜提前画大饼，让老年人充满期待，因为，锚定效应可能会期望越大失望越大，严重影响老年人幸福感。

心理支出账户理论要求管理者为了减轻意外支出对老年人幸福感的消极影响，可以为老年人的娱乐、就医等分别设置不同的账户。只要每

项支出没有超出账户上限，特别是到年底还有结余，那么老年人的幸福感就会提升。心理收入账户理论要求管理者为了刺激老年人的消费，可以通过增加老年人的养老金，而不是通过补贴其子女的方式来减轻子女养老负担。如果直接向子女发放家庭照料补贴，子女再向老年人提供经济支持，老年人消费起来就会认为消费的是子女辛苦挣来的钱，于心不忍，会显著降低老年人的幸福感。

比较效应要求管理者对于同一地区，所有老年人的养老金应该基本一致，老年人就会感觉很公平，由此，从提升老年人幸福感角度，虽然平均主义未必具备效率，但具备公平正义，此时应当坚持当前的"公平优先，兼顾公平"政策。时间比较效应提醒管理者如果一段时间内某个地方老年人的生存状况等各方面没有得到持续改进，这种停滞不前会让老年人的幸福感降低，可谓"逆水行舟，不进则退"。社会比较效应带给我们的启发是，老年人的幸福感容易受到外界信息的影响。如果各种媒体过多宣传经济社会发达、养老条件太好的、不具有普遍意义的事件，会降低老年人幸福感。

适应效应告诉我们，要提高幸福感，就要减少对积极事件的适应，增加对消极事件的适应。通过变化减少对积极事件的适应性。比如，给老年人经常创造惊喜，让其对生活保有一种新鲜感、新奇感、活力感。房间的摆设变一下，菜谱变一下，发型变一下，穿着变一下，广场舞的音乐变一下、广场舞的地点变一下，过生日的方式变一下都能带来新鲜感。

公平偏好理论要求管理者公共政策的制定需要兼顾公平和效率，公平是目标，效率是手段，二者不属同一范畴，无法评价孰轻孰重。依据边际原理，作为国民幸福函数的投入，如果投入的公平和效率各自带来的边际幸福相等，就可实现国民幸福最大化。

程序效用理论要求管理者要关注过程而非结果，提醒管理者程序公平的重要性，必须重视社会公平公正对于幸福感的影响。社区可以多组织老年人进行文化活动，并设置象征意义的小奖品，老年人并不在乎奖品的多少，而是在乎参与活动的过程带来的快乐和幸福。

信息可得性偏差理论要求管理者可以通过社区开展的活动增加老年

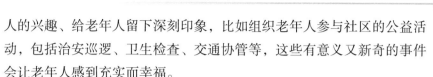

人的兴趣、给老年人留下深刻印象，比如组织老年人参与社区的公益活动，包括治安巡逻、卫生检查、交通协管等，这些有意义又新奇的事件会让老年人感到充实而幸福。

五、构建供需联动机制，实现老年照料供需匹配

通过供需联动机制缓解老年人照料需求表达与需求发现中存在的问题，科学识别老年人的真实需求，实现供需匹配，提升老年人幸福感。

联动机制的构建过程中应坚持目标导向原则、效率原则、整体性原则、激励相容原则、环境适应原则。联动机制的运行机制包括信息共享机制、协调对接机制、风险预警机制。信息共享机制要求利用互联网的信息集成和挖掘功能，摸底调查老年人的照料需求，建立照料需求信息库。依托手机 App 和个人计算机客户端，实现供求信息交换。协调对接机制要求各联动主体基于满足老年人照料需求、提升老年人幸福感的目的，及时在各联动主体间、各司其职地传递信息并达成协议的过程。风险预警机制要求在收集信息的基础上，通过识别潜在风险而及早采取行动，以避免或减少风险。老年人照料供需联动机制中的风险包括未能精准识别老年人的真实照料需求、未能精准提供照料服务、提供的照料服务未达到约定标准、照料服务被投诉、照料服务给老年人造成伤害，等等。

政府作为联动机制中的政策供给与监管主体，负责联动机制的构建与政策支持，是整个系统高效、正常运行的保障。政府结合人口老龄化发展情况、老年人照料需求情况、各地照料主体照料供给情况进行照料支持政策制定、大数据等基础设施建设、照料标准制定、照料服务监管评估、照料供需联动机制构建。

六、制定照料供需联动的支持政策

老年照料政策具有政策问题的复杂性、政策主体多元化特征，政策

制定需要关注老年照料政策之公众利益的平衡、老年照料政策之公众利益的确定、公众利益与公众代价、目标群体的利益偏好。为保证政策执行的顺利进行,首先需要做好一系列的准备工作,并通过先行"试点"获得政策执行的经验,借助宣传工作创造良好的舆论环境和动力。由于联动机制涉及各方利益,需要政府做好各种协调工作,并对政策执行和执行结果进行严格的监督、控制和考核。

改变依靠社会养老保险解决养老的习惯思维;鼓励开发差异化商业养老服务保险产品;建立兜底式基本养老服务制度势在必行;养老服务应体现城乡差别和灵活性。

营造老年友好型社会环境的政策支持,要重新审视经济发展与人类幸福的关系、政府善治与国民幸福、加强孝养制度与文化建设、加强孝养硬件建设、加强智慧养老建设、培育敬老爱老助老社会风尚、正确认识家庭照料者的贡献。家庭照料政策支持研究,要鼓励企业设计支持家庭照料的政策,推动政府设计税收与经济支持政策、住房支持政策、医疗护理支持政策、家庭照料者支持政策。

要加强智慧养老的保障作用。智慧养老产品开发应以满足养老需求为导向;老年人照料服务中心信息平台建设是智能终端能够发挥作用的基础;智能化服务适老化是长效解决"数字鸿沟"难题的保障;制定照料服务清单满足老年人自主选择需求。基于消除"数字鸿沟"的政策支持,要坚持"两条腿"走路、线上线下业务互为补充、推进数字平台进行适老化改造、开展老年人运用智能技术教育培训。

要关注老年照料政策之公众利益的平衡、老年照料政策之公众利益的确定、公众利益与公众代价、目标群体的利益偏好。为保证政策执行的顺利进行,首先需要做好一系列的准备工作,并通过先行"试点"获得政策执行的经验,借助宣传工作创造良好的舆论环境和动力。由于联动机制涉及各方利益,需要政府做好各种协调工作,并对政策执行和执行结果进行严格的监督、控制和考核。结合《"健康中国2030"规划纲要》《关于加强心理健康服务的指导意见》等文件要求,充分认识到构建老年人心理健康服务体系的重要性,注重农村文化活动团体的建设。

参 考 文 献

［1］阿马蒂亚·森．正义的理念［M］．王磊，李航译．北京：中国人民大学出版社，2012.

［2］［美］埃莉诺·奥斯特罗姆．公共事务的治理之道［M］．上海：上海译文出版社，2012.

［3］爱德华兹．如何与经济学家争辩［M］．黄胜强，许铭原译．北京：中国社会科学出版社，2006.

［4］昂利·圣西门．圣西门选集（第一卷）［M］．王燕生等译．北京：商务印书馆，1979.

［5］巴斯夏．和谐经济论（上、下册）［M］．章爱民译．北京：机械工业出版社，2010.

［6］伯恩斯坦．财富的诞生［M］．易晖等译．北京：中国财政经济出版社，2007.

［7］伯纳德·曼德维尔．蜜蜂的寓言：私人的恶魔，公众的利益［M］．肖聿译．北京：中国社会科学出版社，2002.

［8］陈岱云，陈希．人口新常态下服务于老年人社会参与问题研究［J］．山东社会科学，2015（7）：114－119.

［9］陈惠雄，蒲德祥．幸福经济学导论［M］．北京：中国社会科学出版社，2020.

［10］陈晶莹．老年人之长期照料［J］．台湾医学，2003（3）：404－413.

［11］陈林荣．我国企业应对反倾销的会计联动机制研究［D］．长沙：中南大学，2010.

［12］陈强．高级计量经济学及 Stata 应用（第二版）［M］．北京：高等教育出版社，2013．

［13］陈卫，段媛媛．中国人口的幸福预期寿命［J］．人口研究，2018（11）：87－99．

［14］成志刚，卢婷．中国照料福利的"差距格局"与平衡发展［J］．学术交流，2021（9）：133－145．

［15］程令国，张晔，刘志彪．"新农保"改变了中国农村居民的养老模式吗？［J］．经济研究，2013，48（8）：42－54．

［16］崔巍，邱丽颖．户籍身份、社会分割与居民幸福感——基于不同影响机制的实证研究［J］．经济学家，2019（1）：80－86．

［17］大卫·休谟．休谟经济论文选［M］．陈玮译．北京：商务印书馆，1984．

［18］［美］戴维·伊斯顿．政治体系［M］．北京：商务印书馆，1993．

［19］戴卫东．中国长期护理制度建构的十大议题［J］．中国软科学，2015（1）12：28－34．

［20］戴卫东．中国家庭老年照料的功能变迁与价值转向［J］．安徽师范大学学报（人文社会科学版），2021，49（1）：64－73．

［21］丹尼尔·卡尼曼．思考，快与慢［M］．胡晓姣，李爱民，何梦莹译．北京：中信出版社，2012．

［22］党俊武．中国要抓紧研究制定应对人口老龄化的国际战略［J］．老龄科学研究，2018，6（5）：3－13．

［23］邓大松，杨晶．养老保险、消费差异与农村老年人主观幸福感——基于中国家庭金融调查数据的实证分析［J］．中国人口科学，2019（4）：43－55，127．

［24］邓先奇．社会幸福论［D］．武汉：华中科技大学，2012．

［25］狄金华，韦宏耀，钟涨宝．农村子女的家庭禀赋与赡养行为研究——基于 CGSS2006 数据资料的分析［J］．南京农业大学学报（社会科学版），2014，14（2）：35－43．

［26］第 48 次《中国互联网络发展状况统计报告》［EB/OL］. 中国互联网络信息中心，2021 － 09 － 15. http：//www. cnnic. cn/hlwfzyj/hl-wxzbg/hlwtjbg/202109/t20210915_71543. htm.

［27］丁建定，倪赤丹. 试论当代西方国家老年照护服务的新趋势［J］. 学术研究，2021（11）：102 － 106，2，178.

［28］丁雪萌. 中国老年人长期照护服务的供需研究［D］. 北京：对外经济贸易大学，2020.

［29］杜鹏，孙鹃娟，张文娟，等. 中国老年人的养老需求及家庭和社会养老资源现状——基于 2014 年中国老年社会追踪调查的分析［J］. 人口研究，2016，40（6）：49 － 61.

［30］加尔布雷思. 富裕社会［M］. 赵勇译. 南京：江苏人民出版社，2009.

［31］风笑天. "四二一"：概念内涵、问题实质与社会影响［J］. 社会科学，2015（11）：71 － 81.

［32］冯俊科. 西方幸福论——从梭伦到费尔巴哈［M］. 北京：中华书局，2011.

［33］冯永豪. 家庭老年照料对中老年照料者健康的影响研究［D］. 上海：华东理工大学，2021.

［34］傅红春，蒲德祥，黄曦. 幸福经济学选读欧美（1900 － 2010）分册［M］. 北京：知识产权出版社，2018.

［35］傅红春，蒲德祥. 幸福经济学选读——欧美（前 400 － 1900）分册［M］. 北京：知识产权出版社，2014.

［36］傅立叶. 傅立叶选集（第一卷）［M］. 赵俊欣等译. 北京：商务印书馆，1979.

［37］广州市老年人照顾需求等级评定指引（试行）［EB/OL］. 广州市居家养老服务指导中心. 2017 － 05 － 23. http：//www. yanglaocn. com/shtml20170523/1495532985110757. html.

［38］郭斌，杜曙光. 新基建助力数字经济高质量发展：核心机理与政策创新［J］. 经济体制改革，2021（3）：115 － 121.

［39］郭金来．中国家庭养老服务支持政策：需求、评估与政策体系构建［J］．广州大学学报（社会科学版），2021，20（2）：61－70．

［40］郭其友，李宝良．机制设计理论：资源最优配置机制性质的解释与应用——2007年度诺贝尔经济学奖得主的主要经济学理论贡献述评［J］．外国经济与管理，2007（11）：1－8，17．

［41］郭芮绮，胡依，闵淑慧，等．1990—2019年中国居民抑郁疾病负担及变化趋势分析［J］．现代预防医学，2022，49（6）：981－985，1031．

［42］郭志刚．中国的低生育率与被忽略的人口风险［J］．国际经济评论，2010（6）：112－126，5－6．

［43］郭志刚．中国高龄老年人的居住方式及其影响因素［J］．人口研究，2002（1）：37－42．

［44］何建华．公平正义：中国特色社会主义的核心理念［J］．浙江社会科学，2010（6）：47－52，126．

［45］贺晓丽．美国联邦大数据研发战略计划述评［J］．行政管理改革，2019（2）：85－92．

［46］贺雪峰．如何应对农村老龄化——关于建立农村互助养老的设想［J］．中国农业大学学报（社会科学版），2019，36（3）：58－65．

［47］洪源．村级公共品供给模式创新——建立公共品需求偏好表达机制［J］．山西财政税务专科学校学报，2004（3）：63－66．

［48］胡洪曙，鲁元平．公共支出与农民主观幸福感——基于CGSS数据的实证分析［J］．财贸经济，2012（10）：23－33．

［49］胡锦涛文选：第2卷［M］．北京：人民出版社，2016．

［50］胡税根，齐胤植．大数据驱动的公共服务需求精准管理：内涵特征、分析框架与实现路径［J］．理论探讨，2022（1）：77－85，2．

［51］黄昕．"人工智能＋养老"服务模式探究［J］．西安财经大学学报，2020，33（5）：35－42．

［52］建设上海市老年照料统一需求评估体系研［EB/OL］．上海市人民政府发展研究中心．2016－07－11．http：//www．fzzx．sh．gov．cn/

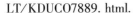

LT/KDUCO7889. html.

［53］姜泓冰. 老年人健康，有了智慧"卫士"［EB/OL］. 人民日报，2020－02－05. http：//health. people. com. cn/n1/2020/0205/c14739－31571875. html.

［54］蒋德谊. https：//mp. weixin. qq. com/s?＿＿biz＝MzA5NTMyMTM3NQ＝＝&mid＝2649823145&idx＝2&sn＝0822aea49d31610f6f746c9d85277d3c#rd.

［55］今日头条. 异域：新加坡推出30亿"幸福老龄化行动计划"［EB/OL］. https：//www. toutiao. com/article/6262107813980406274/.

［56］景跃军，李元. 中国失能老年人构成及长期护理需求分析［J］. 人口学刊，2014（2）：55－63.

［57］李春顶，刘园婷. 南财快评之专家看两会：新基建应更多布局数字乡村建设［EB/OL］. 21财经网，2020－05－29. https：//m. 21jingji. com/article/20200529/herald/6ad73e086116259b2c6196f57ace3523. html? layer＝2.

［58］李俊. 支持非正式照料者：发达国家老年福利制度新动向及其对中国的启示［J］. 学海，2018（4）：80－86.

［59］李克强. 深化简政放权放管结合优化服务推进行政体制改革转职能提效能——在全国推进简政放权放管结合优化服务改革电视电话会议上的讲话［N］. 人民日报，2016－05－23（01）.

［60］李强，董隽含，张欣. 子女数量和子女质量对父母自评幸福度的影响［J］. 华东师范大学学报（哲学社会科学版），2021，53（4）：150－165，184.

［61］李宗华. 近30年来关于老年人社会参与研究的综述［J］. 东岳论丛，2009，30（8）：60－64.

［62］理安·艾斯勒. 国家的真正财富——创建关怀经济学［M］. 北京：社会科学文献出版社，2009.

［63］廖小利. 农村失能老年人长期照护服务需求及影响因素分析——基于湖南的实证［J］. 人口与发展，2019，25（1）：119－128.

[64] 林宝. 养老服务供给侧改革: 重点任务与改革思路 [J]. 北京工业大学学报 (社会科学版), 2017, 17 (6): 11-16.

[65] 刘二鹏, 张奇林. 失能老年人子女照料的变动趋势与照料效果分析 [J]. 经济学动态, 2018 (6): 92-105.

[66] 刘华安. 农村公共产品供给: 现实困境与机制创新 [J]. 国家行政学院学报, 2009 (3): 56-59.

[67] 刘岚, 齐良书. 中国城市家庭代际支持及相关因素研究 [J]. 西北人口, 2020, 41 (4): 1-14.

[68] 刘仁刚, 龚耀先. 老年人主观幸福感及其影响因素的研究 [J]. 中国临床心理学杂志, 2000, 8 (2): 73-78.

[69] 刘蓉, 黄洪. 我国地方公共品的需求表达与决策机制研究——一个政治经济学的分析视角 [J]. 当代经济研究, 2011 (11): 58-63.

[70] 刘威, 刘昌平. 社会保险与农村老年健康: 参保会提升老年人健康水平吗?——基于多元有序 Logistic 模型的实证研究 [J]. 社会保障研究, 2018 (2): 47-53.

[71] 刘西国, 刘晓慧. 基于家庭禀赋的失能老年人照料模式偏好研究 [J]. 人口与经济, 2018 (3): 56-66.

[72] 刘西国, 刘晓慧. 社会保障影响老年人居住偏好实现的实证检验 [J]. 统计与信息论坛, 2017, 32 (7): 95-101.

[73] 刘西国, 刘晓慧. 我国失能老年人长期照护需求困境解析 [J]. 上海商学院学报, 2017, 18 (5): 93-100.

[74] 刘西国, 赵莹. 基于照料需求视角的我国老龄问题的反思与重构 [J]. 老龄科学研究, 2020, 8 (11): 49-56.

[75] 刘西国, 赵莹. 家人照料会让失能老年人更幸福吗?——基于"中国健康与养老追踪调查"的实证研究 [J]. 湖南农业大学学报 (社会科学版), 2020, 21 (2): 49-56.

[76] 刘岩, 刘威. 从"公民参与"到"群众参与"——转型期城市社区参与的范式转换与实践逻辑 [J]. 浙江社会科学, 2008 (1):

86 - 92.

［77］［法］卢梭. 社会契约论［M］. 北京：商务印书馆，1980.

［78］卢梭著. 民约论（社会契约论）［M］. 何兆武译. 北京：法律出版社，1958.

［79］陆杰华，李月，郑冰. 中国大陆老年人社会参与和自评健康相互影响关系的实证分析——基于 CLHLS 数据的检验［J］. 人口研究，2017，41（1）：15 - 26.

［80］罗伯特·达尔. 现代政治分析［M］. 上海：上海译文出版社，1987.

［81］罗津. 深度老龄化背景下城市社区居家养老的治理机制［J］. 上海交通大学学报（哲学社会科学版），2021，29（4）：63 - 70，129.

［82］马尔萨斯·人口原理［M］. 朱泱，胡企林，朱和中译. 北京：商务印书馆，1996.

［83］［加］马克·安尼尔斯基著. 幸福经济学：创造真实财富［M］. 北京：社会科学文献出版社，2010.

［84］马少勇，徐金萍，都芳. 我国城镇失能老年人长期照护模式及影响因素分析［J］. 佳木斯职业学院学报，2018（11）：436，438.

［85］孟祥林. 乡村公共文化内卷化困境与对策［J］. 西北农林科技大学学报（社会科学版），2019，19（5）：40 - 47.

［86］米塞斯. 人类行为的经济学分析（上、下卷）［M］. 聂薇，裴艳丽译. 广州：广州经济出版社，2010.

［87］苗国强. 家庭代际团结对城市老年人主观幸福感的影响研究——基于河南省的调查［J］. 中国软科学，2020（1）：104 - 111.

［88］穆光中. 挑战孤独：空巢家庭［M］. 北京：人民出版社，2002.

［89］穆光宗，姚远. 探索中国特色的综合解决老龄问题的未来之路——"全国家庭养老与社会化养老服务研讨会"纪要［J］. 人口与经济，1999（2）：58 - 64.

［90］穆瑞·牛顿·罗斯巴德. 人、经济与国家［M］. 董子云等译.

杭州：浙江大学出版社，2015.

［91］那索·威廉·西尼尔.政治经济学大纲［M］.蔡受百译.北京：商务印书馆，1977.

［92］庞春雨，李鼎淳.场景理论视角下社区老年文化建设探索［J］.学术交流，2017（10）：168－177.

［93］裴晓梅，等.老年长期照料导论［M］.北京：社会科学文献出版社，2010.

［94］彭华茂，尹述飞.城乡空巢老年人的亲子支持及其与抑郁的关系［J］.心理发展与教育，2010，26（6）：627－633.

［95］彭希哲，胡湛.当代中国家庭变迁与家庭政策重构［J］.中国社会科学，2015（12）：113－132，207.

［96］蒲德祥.古典经济学幸福内核的理论诠释与实证检验［D］.上海：华东师范大学，2015.

［97］秦立建，童莹.医养结合养老模式的支付意愿影响因素研究［J］.统计与信息论坛，2017，32（9）：107－114.

［98］全国推进简政放权放管结合优化服务改革电视电话会议，http：//news.fznews.com.cn/fuzhou/20160515/5737c7b097e4f.shtml.

［99］任强，唐启明.中国老年人的居住安排与情感健康研究［J］.中国人口科学，2014（4）：82－91，128.

［100］任勤.完善和创新农村公共产品的需求表达机制与决策机制［J］.福建论坛（人文社会科学版），2007（9）：29.

［101］赛德拉切克.善恶经济学［M］.曾双全译.长沙：湖南文艺出版社，2012.

［102］色诺芬.经济论雅典的收入［M］.张伯健，陆大年译.北京：商务印书馆，1961.

［103］尚潇滢.中国城市独生子女家庭养老模式选择意愿及影响因素分析［J］.宁夏社会科学，2014（3）：64－72.

［104］盛见.社会养老服务有效需求不足的根源分析与破解路径［J］.中州学刊，2019（12）：28－34.

［105］施巍巍．发达国家老年人长期照料制度研究［M］．北京：知识产权出版社，2012．

［106］施文辉．幸福的本质及其现实建构研究［D］．南昌：南昌大学，2014．

［107］石人炳．美国远距离老年照料及其借鉴意义［J］．人口研究，2008（4）：73－78．

［108］史薇，李伟旭．城市失能老年人照料资源分布及照料满意度的实证研究——以北京市西城区为例［J］．北京社会科学，2014（11）：29－37．

［109］斯蒂格里茨．自由市场的坠落［M］．李俊青，杨玲玲等译．北京：机械工业出版社，2011．

［110］宋璐，李树茁．代际交换对中国农村老年人健康状况的影响：基于性别差异的纵向研究［J］．妇女研究论丛，2006（4）：14－20，46．

［111］宋志颖．从美国养老培训的宗旨看中国养老教育的方向和使命．第一届全国养老产业与职业教育对话论坛［R］．北京，2014．

［112］宋志颖．从幸福科学看国际老年照护的新趋势［J］．中国护理管理，2019，19（2）：178－181．

［113］宋志颖．幸福科学与医养融合//中国老年学和老年医学学会三十周年学术大会医养结合论坛［R］．北京，2016．

［114］宋志颖．学来的幸福［M］．北京：中国科学出版社，2007．

［115］苏群，彭斌霞，陈杰．我国失能老年人长期照料现状及影响因素——基于城乡差异的视角［J］．人口与经济，2015（4）：69－76．

［116］孙金明．中国失能老人照料需求及照料满足感研究——基于中国老年健康影响因素跟踪调查［J］．调研世界，2018（5）：25－31．

［117］孙意乔，高丽，李树茁．农村老年人子女提供日常照料的影响因素研究——基于安徽省农村老年人福利状况调查［J］．中国农村观察，2019（1）：81－97．

［118］泰勒·本——沙哈尔．幸福的方法［M］．北京：当代中国

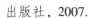
出版社，2007.

[119] 唐金泉. 代际支持对老年人主观幸福感的影响——基于年龄组的差异性分析 [J]. 南方人口，2016，31（2）：60 – 70.

[120] 唐钧. 失能老年人护理补贴制度研究 [J]. 江苏社会科学，2014（2）：77 – 81.

[121] 田晓航. 我国老年人口抚养比为 19.70% [EB/OL]. https：//www. 360kuai. com/pc/921ffcc017bc54cc？cota = 3&kuai_so = 1&tj_url = so_vip&sign = 360_57c3bbd1&refer_scene = so_1. 2021 – 10 – 19.

[122] 汪志芳. 农村公共产品需求表达机制研究 [D]. 武汉：华中科技大学，2006.

[123] 王惠琳，张瑜，牛晓丹，等. 国内外老年综合评估工具研究进展 [J]. 护理学报，2019，26（8）：26 – 30.

[124] 王梦怡，彭华民，朱慧劼. 双重福利获得与老年人社会参与的关系研究——基于中国适度普惠社会福利数据库的实证分析 [J]. 社会科学，2018（9）：101 – 109.

[125] 王希华，周华发. 老年人生活质量，孤独感与主观幸福感现状及相互关系 [J]. 中国老年学杂志，2010，30（5）：676 – 677.

[126] 王秀花，夏昆昆. 农村老年人生活满意度及抑郁的影响因素分析 [J]. 社会福利（理论版），2021（9）：55 – 61.

[127] 王艳萍. 幸福经济学研究新进展 [J]. 经济学动态，2017（10）：128 – 144.

[128] 王玉龙，王佃利. 需求识别、数据治理与精准供给 [J]. 学术论坛，2018（2）：147 – 154.

[129] [英] 威廉·汤普逊. 最能促进人类幸福的财富分配原理的研究 [M]. 何慕李译. 北京：商务印书馆，1986.

[130] 温家宝. 政府工作报告 2010 年 3 月 5 日在第一届全国人民代表大会第三次会议上 [N]. 新华每日电讯，2010 – 03 – 16（002）.

[131] 吴帆. 中国家庭老年人照料者的主要特征及照料投入差异——基于第三期中国妇女社会地位调查的分析 [J]. 妇女研究论丛，

2017（2）：5 – 13.

[132] 伍海霞．快速老龄化时期城乡老年人的家庭养老照料负担 [J]．人口研究，2022，46（3）：74 – 87.

[133] 伍海霞，王广州．快速老龄化过程中中国独生子女家庭照料负担研究 [J]．中国软科学，2021（7）：152 – 163.

[134] William. D. Berry．因果关系模型 [M]．吴晓刚主编．上海：上海格致出版社，上海人民出版社，2011.

[135] 西斯蒙第．政治经济学新原理 [M]．何钦译．北京：商务印书馆，2007.

[136] 西斯蒙第．政治经济学研究 [M]．胡尧步，李直，李玉民译．北京：商务印书馆，1989.

[137] 西托夫斯基．无快乐的经济学：人类获得满足的心理学 [M]．高永平译．北京：中国人民大学出版社，2008.

[138] 习近平．习近平谈治国理政 [M]．北京：外文出版社，2014.

[139] 习近平在河北承德考察时强调 贯彻新发展理念弘扬塞罕坝精神 努力完成全年经济社会发展主要目标任务 [N]．人民日报，2021 – 08 – 26.

[140] 习近平．在会见第一届全国文明家庭代表时的讲话（2016年12月12日）．论党的宣传思想工作 [M]．北京：中央文献出版社，2020.

[141] 席勒．金融与好的社会 [M]．束宇译．北京：中信出版社，2012.

[142] 夏金华．从不丹"国民幸福总值"看中国的环境保护与经济发展 [J]．毛泽东邓小平理论研究，2007（5）：65.

[143] 肖云，随淑敏．中国失能老年人机构养老意愿分析——基于新福利经济学视角 [J]．人口与发展，2017，23（2）：92 – 99.

[144] 谢海雁，刘宇，裴晓梅．国际居民评估工具（interRAI）在老年学和老年医学中的应用 [J]．中国护理管理，2019，19（2）：

165 - 167.

［145］谢立黎，汪斌．积极老龄化视野下中国老年人社会参与模式及影响因素［J］．人口研究，2019，43（3）：17 - 30.

［146］邢占军，张羽．社会支持与主观幸福感关系研究［J］．社会科学研究，2007（6）：9 - 14.

［147］熊毅．幸福行为经济学［M］．北京：经济科学出版社，2016.

［148］徐凤莉．当代中国人幸福观的变迁与培育［D］．沈阳：辽宁大学，2015.

［149］许琳，唐丽娜．残障老年人居家养老服务需求影响因素的实证分析——基于西部六省区的调查分析［J］．甘肃社会科学，2013（1）：32 - 37.

［150］许敏兰．我国不同类型老年人幸福感的比较研究［D］．济南：山东大学，2019.

［151］亚当·斯密．道德情操论［M］．蒋自强等译．北京：商务印书馆，1972.

［152］闫志民等．日益孤独的中国老年人：一项横断历史研究［J］．心理科学进展，2014，22（7）：1084 - 1091.

［153］阳义南．结构方程模型及 Stata 应用［M］．北京：北京大学出版社，2021.

［154］杨帆．中国健康与养老追踪调查数据库介绍［J］．实证社会科学，2017，3（1）：115 - 122.

［155］杨明旭，陈晓珊，傅文欣，等．中国农村中老年人抑郁症状现状及性别差异分析［J］．中国慢性病预防与控制，2022，30（3）：161 - 166，171.

［156］杨团．中国长期照护的政策选择［J］．中国社会科学，2016（11）：87 - 110，207.

［157］杨永恒．激发内生动力 建设和谐美好农村文化［J］．行政管理改革，2019（5）：30 - 32.

［158］［美］伊斯特布鲁克著．美国人何以如此郁闷：进步的悖论［M］．喻文中，黄海燕译，北京：中国商务出版社，2005．

［159］银发经济数据分析：2020 年中国失能/半失能老年人口占比为17%［EB/OL］．艾媒资讯．2020 – 12 – 03. https：//k. sina. com. cn/article_1850460740_6e4bca4402000qh8o. html．

［160］袁笛，陈滔．老年照料对子女心理健康的影响：基于时间、收入的中介效应分析［J］．南方人口，2019，34（6）：50 – 64．

［161］约翰·格雷．人类幸福论［M］．张草纫译．北京：商务印书馆，1963．

［162］约翰穆勒．政治经济学原理［M］．赵荣潜，等译．北京：商务印书馆，1991．

［163］曾毅，陈华帅，王正联．21 世纪上半叶老年家庭照料需求成本变动趋势分析［J］．经济研究，2012，47（10）：134 – 149．

［164］战捷．高龄老年人临终前完全需要他人照料状况研究［J］．中国人口科学，2004（S1）：123 – 125．

［165］张保利，宋亚军，李相桦，等．北京市城市社区老年人心理健康状况及其相关因素分析［J］．中国临床保健杂志，2010，13（4）：404 – 406．

［166］张川川，李雅娴，胡志安．社会养老保险、养老预期和出生人口性别比［J］．经济学（季刊），2017，16（2）：749 – 770．

［167］张国庆．公共政策分析［M］．上海：复旦大学出版社，2010．

［168］张红凤，罗微．养老服务资源对老年人社会养老服务需求的影响研究［J］．中国人口·资源与环境，2019，29（4）：168 – 176．

［169］张建伟．我国老年居民主观幸福感影响因素研究［D］．济南：山东大学，2014．

［170］张娜．欠发达中小城市老年人社区参与影响因素分析——基于开封市的调查［J］．社会保障研究，2015（2）：23 – 27．

［171］张苏，王婕．养老保险、孝养伦理与家庭福利代际帕累托改进［J］．经济研究，2015，50（10）：147 – 162．

[172] 张文娟，魏蒙. 城市老年人的机构养老意愿及影响因素研究——以北京市西城区为例 [J]. 人口与经济，2014 (6)：22 – 34.

[173] 张兴祥，钟威，洪永淼. 国民幸福感的指标体系构建与影响因素分析：基于 LASSO 的筛选方法 [J]. 统计研究，2018，35 (11)：3 – 13.

[174] 张晔，程令国，刘志彪. "新农保"对农村居民养老质量的影响研究 [J]. 经济学（季刊），2016，15 (2)：817 – 844.

[175] 张屹山. 社会公平与经济公平 [N]. 吉林日报，2007–07–13 (5).

[176] 张翼. 中国老年人口的家庭居住、健康与照料安排——第六次人口普查数据分析 [J]. 江苏社会科学，2013 (1)：57 – 65.

[177] 张盈华. 老年长期照护制度的筹资模式与政府责任边界 [J]. 老龄科学研究，2013，1 (2)：27 – 35.

[178] 张运平，黄河，李奇伦. 智慧养老实践 [M]. 北京：人民邮电出版社，2020.

[179] 张韵，陆杰华. 正式照料抑或非正式照料：照料模式对高龄老年人临终照料成本的影响 [J]. 南方人口，2021，36 (1)：68 – 80.

[180] 张召华，王蕾，罗宇溪. 新农保可以替代农村家庭养老吗？——基于子女结构差异的断点回归 [J]. 经济经纬，2018，35 (4)：23 – 29.

[181] 张志雄，陈琰，孙建娥. 老年人长期照护服务模式研究现状和反思 [J]. 老龄科学研究，2015，3 (8)：25 – 34，53.

[182] 赵静. 养老保险替代了家庭养老吗？[J]. 现代经济探讨，2018 (1)：1 – 12，50.

[183] 赵蒙蒙，罗楚亮. 预期生活照料的可获得性与生活满意度：基于 CHARLS 数据的经验分析 [J]. 劳动经济研究，2017，5 (5)：63 – 81.

[184] 甄炳亮. 发展养老服务亟须政府发挥好五种职能 [J]. 社会福利，2016 (5)：20.

［185］郑也夫．后物欲时代的来临［M］．北京：中信出版社，2016．

［186］郑志丹，郑研辉．社会支持对老年人身体健康和生活满意度的影响：基于代际经济支持内生性视角的再检验［J］．人口与经济，2017（4）：63－76．

［187］中共国家卫生健康委党组．谱写新时代人口工作新篇章［J］．求是，2022（15）．

［188］中共中央宣传部理论局编．中国梦：我们的梦［M］．北京：学习出版社，2013．

［189］中共中央政治局就我国人口老龄化的形势和对策举行第三十二次集体学习［EB/OL］．http：// www. gov. cn/xinwen/2016 － 05/28/content_5077706. htm. 2016－05－28/2020－02－5.

［190］中国老龄工作委员会办公室．中国首部养老机构发展研究报告［R］．2015－07－11.

［191］中国新闻网．统计：2040 年日本獨居家庭將達四成［EB/OL］．http：//japan. people. com. cn/BIG5/n1/2018/0113/c35421 － 29762789. html. 2018－01－13.

［192］中华人民共和国国民经济和社会发展第十四个五年规划和2035 年远景目标纲要［EB/OL］．新华社，2021－03－13. http：//www. gov. cn/xinwen/2021－03/13/content_5592681. htm.

［193］仲亚琴，高月霞，管神艺．失能老年人居家照顾者对喘息服务的需求——基于离散选择实验的分析［J］．老龄科学研究，2019，7（11）：29－37．

［194］周鹏．隔代抚育的支持者特征研究［J］．北京社会科学，2020（3）：90－101．

［195］周素红，彭伊侬，柳林，等．日常活动地建成环境对老年人主观幸福感的影响［J］．地理研究，2019，38（7）：1625－1639．

［196］朱浩．西方发达国家老年人家庭照顾者政策支持的经验及对中国的启示［J］．社会保障研究，2014（4）：106－112．

［197］祝云昭．社区工作介入半失能老人居家养老服务的研究［D］．大庆：东北石油大学，2021.

［198］总报告起草组，李志宏．国家应对人口老龄化战略研究总报告［J］．老龄科学研究，2015（3）：4－38.

［199］左冬梅，李树茁．基于社会性别的劳动力迁移与农村留守老年人的生活福利：基于劳动力流入地和流出地的调查［J］．公共管理学报，2011，8（2）：93－100，127.

［200］Abiiro G A，Leppert G，Mbera G B，et al. Developing attributes and attribute-levels for a discrete choice experiment on micro health insurance in rural Malawi［J］. Bmc Health Services Research，2014，14（1）：1－15.

［201］Ali Falahati；Robab Sahaf；Ahmad Ali Akbari Kamrani；Yadollah Abolfathi Momtaz；Mehdi Rassafiani；Gerda Fillenbaum. Validity and Reliability of OARS Multidimensional Functional Assessment Questionnaire in Iranian Elderly［J］. Iranian Rehabilitation Journal，2018，16（2）：169－176.

［202］Allen Susan，Vincent Mor. The Prevalence and Consequences of Unmet Need：Contrasts between Older and Younger Adults with Disability［J］. Medical Care，1997，35（11）：41－46.

［203］American Associated of Retried Persons. Facts & Statitics for for Ageng in place［EB/OL］. http：//www. iyhusa. com/AgentinPlace-Facts-Data. htm.

［204］Argyle M. The psychology of happiness［M］. London：Methuen，1987.

［205］Becker K，Zweifel P. Age and choice in health insurance：evidence from a discrete choice experiment［J］. Patient-patient Centered Outcomes Research，2008，1（1）：27－40.

［206］Black，Douglas，Jerry Morris，et al. Inequalities in Health：Report of a Research Working Group［M］. London：Department of Health and Social Security, 1980.

[207] Blieszner R, Mancinija. Enduring ties: Older adults, parental role and responsibilities [J]. Family Relations, 1987, 36 (2): 20 –25.

[208] Bokman A. & Kimbrel D. Families and Elder Carre in the two Twenty – First Center [J]. The Four of Childhood, 2011, 21 (2).

[209] Brau R, Lippi – Bruni M. Eliciting the demand for long-term care coverage: A discrete choice modelling analysis [J]. Health Economics, 2008, 17 (3): 411 –433.

[210] Bruce, Judith, and Cynthia B. Lloyd. Finding the Ties That Bind: Beyond Headship and Household in Lawrence Haddad, John Hoddinott, and Harold Alderman. Intrahousehold Resources Allocation in Development Countries: Methods, Models, and Policies. Baltimore: International Food Policy Research [M]. Institute and Johns Hopkins University Press, 1997.

[211] Bryk A S, Raudenbush, Hierarchical S W. Linear models (applications and data analysis methods [M]. Sage Publications, New York, 1992.

[212] Centre for For Polly on On Age. Chingling Family Structures and Thearer Impact on theth Care of Of Older People [EB/OL]. http://www.Ageuk. org. uk/Docutions/EN-GB/For-professions/Research/CPA-Changing_family_structures. pdf?dtrk = true.

[213] Chambers M, Ryan A A, Connor S L. Exploring the emotional support needs and coping strategies of family careers [J]. Journal of Psychiatric & Mental Health Nursing, 2001, 8 (2): 99 –106.

[214] Cheng L, Liu H, Zhang Y, et al. The Heterogeneous Impact of Pension income on Elderly Living Arrangements: Evidence from China New Rural Pension Scheme [J]. Journal of Population Economics, 2017 July: 1 –38.

[215] Chen, Ren, John Copeland et al. A Meta – Analysis of Epide-

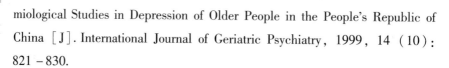

miological Studies in Depression of Older People in the People's Republic of China [J]. International Journal of Geriatric Psychiatry, 1999, 14 (10): 821 –830.

[216] Chen X. Old – Age Pension and Intergenerational Living Arrangements: A Regression Discontinuity Design [J]. Review of Economics of the Household, 2017, 15 (2): 455 –476.

[217] Costa D L. A House of Her Own: Old Age Assistanceand the Living Arrangements of Older Non-married Women [J]. Journal of Public Ecouomics, 1999, 72 (1): 39 –59.

[218] Costa D L. Displacing the Family: Union Army Pensions and Elderly Living Arrangements [J]. Journal of Political Economy, 1997, 105 (6): 1269 –1292.

[219] Cowgill D O. The Aging of Populations and Societies [J]. Annals of the American Academy of Political & Social Science, 1974, 415 (1): 1 –18.

[220] Davis R. The Value of Outdoor Recreation: An Economic Study of The Marine Woods [M]. PhD Thesis, Harvard University, 1963.

[221] Diener E, Ryan K. Subjective well-being: A general overview [J]. South African Journal of Psychology, 2009, 39 (4): 391 –406.

[222] Diener E. Subjective well-being [J]. Psychological Bulletin, 1984, 95 (3): 542 –575.

[223] Duncan Thomas. Intra – Household Resourse Allocation [J]. Journal of Human Resources, Fall 1990, 25 (4): 635.

[224] Emmanouil Mentzakis. Allowing for heterogeneity in monetary subjective well-being valuations [J]. Health Economics, 2011, 20 (3): 331 –347.

[225] Engelhardt G V, Gruber J, Perry C D. Social Security and Elderly Living Arrangements: Evidence from the Social Security Notch [J]. Journal of Humuu Resources, 2005, 40 (2): 354 –372.

［226］ Frey B, Stutzer A. Happiness and Economics ［M］. New Jersey: Princeton University Press, 2002.

［227］ Fujii S, Kitamura R, Suda H. Contingent valuation method can increase procedural justice ［J］. Journal of Economic Psychology, 2004 (25): 877 - 889.

［228］ Gibson Mary, Satyendra K. Verma, Just Getting by: Unmet Need for Personal Assistance Services among Persons 50 or Older with Disabilities ［R］. AARP Public Policy Institute, 2006, 1 - 10.

［229］ Hamlin A P. Procedural Individualism and Outcome Liberalismin F. A. Hayek: Critical Assessments ［J］. J. C. Wood and R. N. Woods, Routledge, 1991, 4: 19.

［230］ Hamoudi A, Thomas D. Pension Income and the Well - Being of Children and Grandchildren: New Evidence from South Africa ［M］. In California Center for Population Research WorkiIng Paper Series, 2005.

［231］ Harold D. Lasswell, A Pre-view of Policy Sciences ［M］. New York: American Elsevier Pub. Co. , 1971.

［232］ Helliwell J, Layard R & Sachs J. World Happiness Report 2017, New York: Sustainable Development Solutions Network, 2017.

［233］ Hogan P, Hogan L. Stages of senior care, your step-by-step guide to making the best decision. ［2018 - 12 - 01］. http: //www. doc88. com/p - 4327722867047. html/.

［234］ Ju Moon Park. Equity of access under Korean national long-term care insurance: implications for long-term care reform ［J］. Park International Journal for Equity in Health, 2015, 14 (82): 1 - 9.

［235］ Kahneman D, Miller D. Norm theory: Comparing Reality to Its Alternatives ［J］. Psychological Review, 1986, 93: 136 - 153.

［236］ Kohli M, Kunemund H. and Vogel C. Intergenerational Family Transfers in Europe: A Comparative Analysis ［R］. Paper for the Research Network on Ageing at the 7th European Sociological Association (CESA)

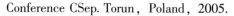

Conference CSep. Torun, Poland, 2005.

[237] Lambert C. The science of happiness [J]. Time magazin. 2005. [2018 - 12 - 01]. https: //www. mendeley. com/catalogue/science - happinesspsychology - explores - humans - best/.

[238] Layard R. Happiness: lessons from a new science [J]. Journal of Bioeconomics, 2008, 10 (1): 97 - 99.

[239] Leea C K, Han S Y. Estimating The Use and Preservation Values of National Parks' Tourism Resources Using a Contineent Valuation Method [J]. Tourism Management, 2002, 23: 531 - 540.

[240] Lei, Xiaoyan, Xiaoting Sun, et al. Depressive Symptoms and SES Among the Mid - Aged and Elderly in China: Evidence from the China Health and Retirement Longitudinal Study National Baseline [J]. Social Science & Medicine, 2014 (120): 224 - 232.

[241] Levine C, Albert S M, Hookstad A, et al. This Case Is Closed: Familiy Cargivers and the Termination of Home Home Care Carrier Services Forster Street Partitions [J]. Milban Qurartery, 2006, 84 (2).

[242] Li D, Zhang D-j, Shao J-j, et al. A meta-analysis of the prevalence of depressive symptoms in Chinese older adults [J]. Archives of Gerontology and Geriatrics, 2014, 58 (1): 1 - 9.

[243] Lima, Julie & Susan Allen. Targeting Risk for Unmet Need: Not Enough Help Versus No Help at All [J]. The Journals of Gerontology: Series B, 2001, 56 (5), S302 - S310.

[244] Loewenstein G, Small D A. The Scarecrow and the Tin Man: The Vicissitudes of Human Sympathy and Caring [J]. Review of General Psychology, 2007 (11): 112 - 126.

[245] Luis Jose Iparraguirre. Reductions in Local Government Spending on Community-based Social Care and Unmet Social Care Needs of Older People in England [J]. The Journal of the Economics of Ageing, 2017, 36 (7): 122 - 132.

［246］ Lund F. "Crowding in" Care, Security and Micro – Enterprise Formation: Revisiting the Role of the State in Poverty Reduction and in Development ［J］. Jnurrzal of Irzterrzatemzal Devellopmerzt, 2002, 14 （6）: 681 – 694.

［247］ Ma S, Wen F. Who coresides with parents ananalysis based on sibling comparative advantage ［J］. Demography, 2016, 53 （3）: 52 – 63.

［248］ Mc Garry K, Schoeni R F. Social Security, Economic Growth, and the Rise in Elderly Widows Independence in the Twentieth Century ［J］. Demography, 2000, 37 （2）: 221 – 236.

［249］ Merz, Eva – Maria &Nathan Consedine. The Association of Family Support and Wellbeing in Later Life Depends on Adult Attachment Style ［J］. Attachment & Human Development, 2009: 11 （2）: 203 – 221.

［250］ Michael R, Befit I D. The Costs and Rewards of Care Giving Among Aging Spouses and Adult Children ［J］. Family Relations, 2004: 317 – 325.

［251］ Minnetonka, Minn. The Most Important Work/Life – Related Studies ［M］. Word & Family Connection, 2005.

［252］ Nieboer A P, Koolman X, Stolk E A. Preferences for long-term care services: willingness to pay estimates derived from a discrete choice experiment ［J］. Social Science & Medicine, 2010, 70 （9）: 1317 – 1325.

［253］ Office for National Standards （ONS）. Measuring National Wallel-being-Households and Families ［EB/OL］. http: //www. ons. gov. uk/ ons/dcp171766 – _259965. pdf.

［254］ Organisation for Economic, Co – Operation and Development. The DECD Health Project, Lmag – Term Care for Older People ［DB/OL］. http : //www. euro. centre. org/data/12168 15268 _61772. pdf.

［255］ Pickard L, et al. Care by spouses, care by children: Projections of informal care for older people in England to 2031 ［J］. Social Policy and Society, 2007, 6 （3）: 353 – 366.

[256] Pinquart, Martin & Silvia Sorensen. Influences of Socioeconomic Status, Social Network, and Competence on Subjective Well – Being in Later Life: A Meta Analysis [J]. Psychology and Aging, 2000, 15 (2): 187 –224.

[257] Richard A. Easterlin. Will raising the incomes of all increase the happiness of all? [J]. Journal of Economic Behavior and Organization, 1995 (1): 36 –49.

[258] Richards N M, King J. Three Paradoxes of Big Data [J]. Social Science Electronic Publishing, 2013 (66): 41.

[259] Roberto K A & Jarrott S E. Family Carriers of Old Adjectives: A Life Span Perspective [J]. Family Relations, 2008, 57 (1).

[260] Ronald H, Gayle C & Lori A. Impact of Senior Center Friend-ships on Aging Women Who Live Alone [J]. Journal of Women & Aging, 2006 (1): 57 –73.

[261] Rysamb E Harris J R, Magnus P, et al. Subjective well-being: Sex-specific effects of genetic and environmental factors [J]. Personality & Individual Differences, 2002, 32 (2): 211 –223.

[262] Sagner A, R Z Mtati. Politics of Pension Sharing in Urban South Africa [J]. Ageing and Society, 1999, 19 (4): 393 –416.

[263] Samuelson P A. Economics: An introductory analysis (7th ed.) [M]. New York: McGraw – Hill Book Company, 1967.

[264] Scitovsky T. The Joyless Economy: The Psychology of Human Satisfaction [M]. New York: Oxford University Press, 1976.

[265] Scott A, Watson M S. Eliciting preferences of the community for out of hours care provided by general actitioners: A stated preference discrete choice experiment [J]. Social Science & Medicine , 2003, 56 (4): 803 – 814.

[266] Seeman T E, Berkman L F. Structual charac-teristics of social networks and their relationship with social support in the elderly: who pro-vides support [J]. Social Science and Medicine, 1996, 26 (26).

［267］ Seemante, Berkmanlf. Structual characteristics of social networks and their relationship with social support in the elderly: Who provides support ［J］. Social Science and Medicine, 1996, 26 (26): 36 –42.

［268］ Seligman MEP. Authentic happiness ［M］. New York: Cheers Publishing, 2010.

［269］ Seligman MEP. Flourish, a visionary new understanding of happiness and well-being ［M］. New York: Cheers Publishing, 2012.

［270］ Snijders T A B, Bosker R J. Multilevel Analysis. An Introduction to Basic and Advanced Multilevel Modeling ［M］. Sage, London, 1999.

［271］ Stepper, Sabine, Strack, et al. Proprioceptive determinants of emotional and nonemotional feelings ［J］. Journal of Personality and Social Psychology, 1993, 64 (2).

［272］ Stone R, Caferta G L., Sangl J. Cargivers of the Fraction Elderly: A National Proof ［J］. The Gerontologist, 1987, 27 (5).

［273］ Vander Weele T J, Hawkley L C, Cacioppo J T. On the reciprocal association between loneliness and subjective ell-being ［J］. American Journal of Epidemiology, 2012, 176 (9): 777 –784.

［274］ Van Houtvcn C & Norton E. Informal care and health care use of older adults ［J］. Journal of Health Economics, 2004, 23 (6): 1159 –1180.

［275］ Wantrup C. Capital Returns from Soil Conservation Practices ［J］. Journal of Farm Economics, 1947, 29: 1181 –1196.

［276］ Waterman, Schwartz, Zamboanga, et al. The Questionnaire for Eudaimonic Well – Being, QEWB., 2010.

［277］ Wolff, Jennifer & Judith Kasper. Caregivers of Frail Elders: Updating a National Profile ［J］. The Gerontologist, 2006, 46 (3): 344 –356.

［278］ World Health Organization, Organization. Preventing suicide: A global imperative ［M］. World Health, 2014.

［279］ Yang K, Victor C R. The prevalence of and risk factors for loneliness among older people in China ［J］. Ageing and Society, 2008, 28 (3): 305 – 328.

［280］ Zhao, Yaohui, John Strauss, et al. China Health and Retirement Longitudinal Study Wave 4 User's Guide, National School of Developmen ［M］. Peking University, 2020.